CLINICAL QUESTION

糖尿病治療薬
クリニカルクエスチョン 120

―多様な薬剤をうまく使いこなすために―

| 編集 | 横浜市立大学大学院医学研究科分子内分泌・糖尿病内科学 教授
寺内康夫
横浜市立大学大学院医学研究科分子内分泌・糖尿病内科学
田島一樹
横浜市立大学大学院医学研究科分子内分泌・糖尿病内科学
近藤義宣

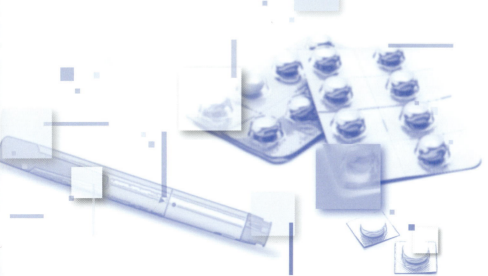

診断と治療社

発刊にあたって

　糖尿病患者の増加は世界的な大問題である．日本においても，糖尿病患者数が950万人，予備群が1,100万人と推定されており，まさに国民病となりつつある．糖尿病は合併症も含め，その社会的影響が大きく，糖尿病診療の重要性はますます高まっている．糖尿病診療では食事療法，運動療法，体重管理，禁煙指導など生活習慣に関わる総合的な対策が基本となるが，それだけでは不十分で，薬物療法が必要となる場合が多い．およそ20年前まで実質的にスルホニル尿素薬とインスリン製剤に限られていた糖尿病治療薬は，近年ではDPP-4阻害薬やSGLT2阻害薬などの新薬の開発がめざましく，またその臨床効果が大きいことから，糖尿病治療がパラダイムシフトしつつあると感じている臨床医も多いことであろう．ただ，その一方で，これだけ多くの薬剤があると十分に使いこなせないとの声もよく聞かれる．このように糖尿病治療薬の使い方が劇的に多様化してきている現状に鑑み，本書ではこれら治療薬の有効活用法に焦点をあてた．

　本書は臨床現場の声を反映したクリニカルクエスチョン(CQ)形式で，基礎知識から臨床応用までをコンパクトに解説するよう企画された．したがって，臨床上の疑問に応えられる内容とし，臨床医が適切な治療を進めるために必要な情報を提供している．

　本書の構成は，まず経口糖尿病治療薬の基本知識，糖尿病治療薬(インスリン，GLP-1受容体作動薬)の基本知識を確認し，その後に各薬剤の特徴と有効な使用法を俯瞰的にまとめている．そして最後に，様々な状況下での薬物療法の工夫についての項目を置いた．

　各項目は，糖尿病臨床のエキスパートにそれぞれの専門分野のノウハウを駆使して患者に最善の治療を行えるよう，注意すべき点，そのコツとピットフォールなどをあますところなく解説している．教科書的な記載やガイドラインの説明だけにとどまらず，執筆者自身の日常臨床の経験を反映した「エキスパート・オピニオン」として踏み込んで記述していただいた．

　本書の読者対象は，糖尿病診療に携わる医師(研修医，糖尿病を専門としない実地医家等)，メディカルスタッフなどを想定している．内容はそれほど易しいものではないと企画・編集した私自身が感じているが，だからこそ逆に，自分自身の糖尿病診療のレベルアップを図りたいと考える読者にふさわしい書籍に仕上がったと思う．目次や巻末のキーワードから，読者自身のCQを検索してほしい．あなたの糖尿病治療が今日から変わると確信している．

2016年5月

横浜市立大学大学院医学研究科分子内分泌・糖尿病内科学　教授
寺内康夫

CONTENTS

発刊にあたって ………………………………………………………… 寺内康夫　iii
執筆者一覧 …………………………………………………………………………… viii

Chapter I　経口糖尿病治療薬の基礎知識

- **Q1**　経口糖尿病治療薬の種類を教えてください. …………………………………… 2
- **Q2**　経口糖尿病治療薬の選択・併用の基本を教えてください. ……………………… 4
- **Q3**　経口糖尿病治療薬以外の薬物治療への変更・追加のタイミングを教えてください. …… 8
- **Q4**　若年やせ型，若年肥満型患者での経口糖尿病治療薬の選び方を教えてください. …… 9
- **Q5**　高齢やせ型，高齢肥満型患者での経口糖尿病治療薬の選び方を教えてください. …… 11

Chapter II　糖尿病注射製剤（インスリン，GLP-1 受容体作動薬）の基礎知識

- **Q6**　インスリン製剤の種類を教えてください. ………………………………………… 16
- **Q7**　インスリンデバイスの特徴を教えてください. …………………………………… 19
- **Q8**　インスリンの治療組み立ての基本を教えてください. …………………………… 21
- **Q9**　インスリンに併用する経口糖尿病治療薬を教えてください. …………………… 22
- **Q10**　GLP-1 受容体作動薬の種類を教えてください. ………………………………… 24
- **Q11**　GLP-1 受容体作動薬デバイスの特徴を教えてください. ……………………… 26
- **Q12**　GLP-1 受容体作動薬の治療組み立ての基本を教えてください. ……………… 28
- **Q13**　GLP-1 受容体作動薬に併用する経口血糖降下薬とインスリンを教えてください. …… 30

Chapter III　ビグアナイド（BG）薬を活用する

- **Q14**　BG 薬の作用機序を教えてください. ……………………………………………… 34
- **Q15**　BG 薬のエビデンスを教えてください. …………………………………………… 36
- **Q16**　BG 薬が効果的な患者像を教えてください. ……………………………………… 38
- **Q17**　BG 薬の標準的な処方例を教えてください. ……………………………………… 39
- **Q18**　BG 薬の高用量処方のコツを教えてください. …………………………………… 40
- **Q19**　BG 薬を基本とした併用のコツを教えてください. ……………………………… 42
- **Q20**　BG 薬の注意すべき副作用とその対策を教えてください. ……………………… 44
- **Q21**　BG 薬の抗腫瘍効果を教えてください. …………………………………………… 46

Chapter IV　DPP-4 阻害薬を活用する

- **Q22**　DPP-4 阻害薬の作用機序を教えてください. ……………………………………… 50
- **Q23**　DPP-4 阻害薬のエビデンスを教えてください. …………………………………… 52
- **Q24**　DPP-4 阻害薬の血糖降下作用の特徴と予測因子を教えてください. …………… 53
- **Q25**　DPP-4 阻害薬が血圧，検査値に与える効果を教えてください. ………………… 55
- **Q26**　DPP-4 阻害薬の標準的な処方例を教えてください. ……………………………… 58
- **Q27**　DPP-4 阻害薬の注意すべき副作用とその対策を教えてください. ……………… 60
- **Q28**　DPP-4 阻害薬を基本とした併用のコツを教えてください. ……………………… 61
- **Q29**　DPP-4 阻害薬を第一選択薬に用いる医師が多くなってきたようですが，
  理由を教えてください. ………………………………………………………………… 63

Q30	DPP-4 阻害薬間の違いを教えてください.	65
Q31	DPP-4 阻害薬と併用する薬剤の選択おける留意点を教えてください.	66
Q32	インスリンに DPP-4 阻害薬を併用するメリットと留意点を教えてください.	68

Chapter V　スルホニル尿素(SU)薬を活用する

Q33	SU 薬の作用機序を教えてください.	72
Q34	SU 薬が第一選択薬となる患者像を教えてください.	73
Q35	SU 薬のエビデンスを教えてください.	75
Q36	SU 薬の標準的な処方例を教えてください.	76
Q37	SU 薬を基本とした併用のコツを教えてください.	77
Q38	SU 薬の注意すべき副作用とその対策を教えてください.	79
Q39	SU 薬の二次無効を防ぐ併用方法を教えてください.	80
Q40	SU 薬のグルカゴンに対する影響を教えてください.	82

Chapter VI　チアゾリジン(TZD)薬を活用する

Q41	TZD 薬の作用機序を教えてください.	86
Q42	TZD 薬のエビデンスを教えてください.	87
Q43	TZD 薬が効果的な患者像を教えてください.	89
Q44	TZD 薬の標準的な処方例を教えてください.	91
Q45	TZD 薬を基本とした併用のコツを教えてください.	92
Q46	BG 薬と同じインスリン抵抗性改善薬ですが,その使い分けを教えてください.	94
Q47	TZD 薬の注意すべき副作用とその対策を教えてください.	96
Q48	TZD 薬と膀胱癌,骨折,認知症との関連を教えてください.	97

Chapter VII　SGLT2 阻害薬を活用する

Q49	SGLT2 阻害薬の作用機序を教えてください.	102
Q50	SGLT2 阻害薬のエビデンスを教えてください.	104
Q51	SGLT2 阻害薬の血糖降下作用の特徴を教えてください.	106
Q52	SGLT2 阻害薬服用に際して患者に行う指導を教えてください.	108
Q53	SGLT2 阻害薬が血圧,検査値に与える効果を教えてください.	109
Q54	SGLT2 阻害薬が体組成(脂肪組織,筋,骨)に与える効果を教えてください.	110
Q55	SGLT2 阻害薬が第一選択薬となる患者像を教えてください.	112
Q56	SGLT2 阻害薬の標準的な処方例を教えてください.	114
Q57	SGLT2 阻害薬の注意すべき副作用とその対策を教えてください.	115
Q58	SGLT2 阻害薬を基本とした併用のコツを教えてください.	117

Chapter VIII　α-グルコシダーゼ阻害薬(α-GI)を活用する

Q59	α-GI の作用機序,インクレチンとの関係を教えてください.	122
Q60	α-GI のエビデンスを教えてください.	123
Q61	α-GI が効果的な患者像を教えてください.	125
Q62	α-GI の血糖降下作用はあまり強くなくても,第一選択薬となるのか教えてください.	127

Q63	α-GI は食直前，毎食前に内服しないと効果がないのか教えてください.	129
Q64	α-GI の標準的な処方例を教えてください.	130
Q65	α-GI を基本とした併用のコツを教えてください.	132
Q66	α-GI の注意すべき副作用とその対策を教えてください.	133

Chapter IX 速効型インスリン分泌促進薬を活用する

Q67	速効型インスリン分泌促進薬が効果的な患者像を教えてください.	138
Q68	速効型インスリン分泌促進薬の標準的な処方例を教えてください.	139
Q69	食事が不規則な患者には，速効型インスリン分泌促進薬とα-GI のどちらがよいのか教えてください.	141
Q70	速効型インスリン分泌促進薬の注意すべき副作用とその対策を教えてください.	143
Q71	速効型インスリン分泌促進薬間に違いはあるのか教えてください.	144

Chapter X 配合薬を活用する

| Q72 | 配合薬の種類を教えてください. | 148 |
| Q73 | 配合薬を使用するメリットとデメリットを教えてください. | 149 |

Chapter XI インスリン製剤を活用する

Q74	インスリン製剤のエビデンスを教えてください.	152
Q75	超速効型インスリン製剤の有効活用を教えてください.	153
Q76	持効型インスリン製剤が効果的な患者像を教えてください.	155
Q77	インスリン自己注射指導と血糖自己測定指導のコツを教えてください.	157
Q78	インスリン自己注射に対する患者心理と拒否する患者への対処法を教えてください.	158
Q79	インスリン導入時の投与方法と投与量，その後の調整法を教えてください.	160
Q80	CSII のフル活用を教えてください.	161

Chapter XII GLP-1 受容体作動薬を活用する

Q81	GLP-1 受容体作動薬の作用機序を教えてください.	166
Q82	GLP-1 受容体作動薬のエビデンスを教えてください.	168
Q83	GLP-1 受容体作動薬が効果的な患者像を教えてください.	169
Q84	short acting, long acting GLP-1 受容体作動薬の有効活用を教えてください.	171
Q85	GLP-1 受容体作動薬の血糖下降作用，体重減少効果の持続性について教えてください.	172
Q86	GLP-1 受容体作動薬と慢性膵炎，膵癌，脈拍数増加を教えてください.	175

Chapter XIII 多様な患者への薬物療法のコツ

Q87	腎機能障害がある場合の薬剤選択を教えてください.	178
Q88	肝機能障害がある場合の薬剤選択を教えてください.	179
Q89	心機能低下がある場合の薬剤選択を教えてください.	181
Q90	ステロイド薬を使用している場合の薬剤選択を教えてください.	182
Q91	認知症患者の薬物療法で考慮すべきことを教えてください.	184
Q92	服薬アドヒアランスの悪い患者の薬物療法を教えてください.	186
Q93	うつ病がある場合の薬物療法で注意すべきことを教えてください.	187

Q94	妊娠の可能性がある場合の薬物療法で注意すべきことを教えてください.	188
Q95	妊娠糖尿病，糖尿病合併妊娠におけるインスリン療法で注意すべきことを教えてください.	190
Q96	体調不良で食事・水分摂取が十分できない場合(シックデイ)の経口糖尿病治療薬, 注射薬の投与方法を教えてください.	192
Q97	インスリン導入後も血糖コントロールが改善しない症例はどうしたらよいでしょうか, 教えてください.	194
Q98	点滴投与時，経腸栄養剤使用時のインスリン使用方法を教えてください.	197
Q99	周術期のインスリン製剤による管理を教えてください.	199
Q100	周術期にインスリン製剤以外の薬剤による血糖コントロールが可能かどうか教えてください.	200
Q101	免疫チェックポイント阻害薬ニボルマブ使用患者の血糖コントロールを教えてください.	202
Q102	免疫抑制薬使用中の患者の血糖コントロールを教えてください.	205
Q103	分子標的治療薬使用中の患者の血糖コントロールを教えてください.	207

Chapter XIV 合併症・併発症の管理に必要な薬物療法のコツ

Q104	糖尿病患者の血圧管理目標値とその根拠を教えてください.	210
Q105	糖尿病患者の降圧薬の使用順番とその量の調節を教えてください.	212
Q106	糖尿病患者の脂質管理目標値とその根拠を教えてください.	213
Q107	糖尿病患者の脂質異常症治療薬の使用順番とその量の調節を教えてください.	215
Q108	糖尿病患者における抗血小板薬のエビデンスを教えてください.	217
Q109	糖尿病患者における抗血小板薬の使い方を教えてください.	219
Q110	NAFLD/NASHの診断と経過フォローの方法を教えてください.	221
Q111	NAFLD/NASHの薬物療法を教えてください.	223
Q112	糖尿病患者の睡眠障害の特徴を教えてください.	225
Q113	糖尿病患者の睡眠障害に用いる薬剤を教えてください.	227
Q114	糖尿病患者の消化管機能障害と便通障害について教えてください.	229
Q115	糖尿病患者の消化管機能障害と便通障害に用いる薬剤を教えてください.	230
Q116	血圧の変動が大きい場合の降圧薬の調整法を教えてください.	231
Q117	腎症4期で血圧が下がらない患者の降圧薬の使用法を教えてください.	232
Q118	LDL-コレステロールが低下しないときの脂質異常症治療薬の使い方を教えてください.	234
Q119	CKが上昇しやすい患者の脂質異常症治療薬の使い方を教えてください.	236
Q120	便秘・下痢が不規則に起こる患者の薬物療法を教えてください.	238

付録
- 付録1：主な糖尿病治療薬一覧 ... 242
- 付録2：本書に出てくる主な試験・研究名 ... 243
- 付録3：本書に出てくる主な略語一覧 ... 244

索引 ... 245

執筆者一覧

■編　集

寺内　康夫	横浜市立大学大学院医学研究科分子内分泌・糖尿病内科学 教授
田島　一樹	横浜市立大学大学院医学研究科分子内分泌・糖尿病内科学
近藤　義宣	横浜市立大学大学院医学研究科分子内分泌・糖尿病内科学

■執　筆（執筆順）

寺内　康夫	横浜市立大学大学院医学研究科分子内分泌・糖尿病内科学
藤城　　緑	日本大学医学部糖尿病代謝内科学分野
石原　寿光	日本大学医学部糖尿病代謝内科学分野
江藤　一弘	帝京大学医学部内科学講座内分泌代謝・糖尿病
高橋　　諭	帝京大学医学部内科学講座内分泌代謝・糖尿病
布施友紀恵	東邦大学医学部内科学講座糖尿病・代謝・内分泌学分野
弘世　貴久	東邦大学医学部内科学講座糖尿病・代謝・内分泌学分野
松田　昌文	埼玉医科大学総合医療センター内分泌・糖尿病内科
浜口　朋也	市立伊丹病院糖尿病センター
佐藤　智己	市立伊丹病院糖尿病センター
貞廣　克彦	市立伊丹病院糖尿病センター
三好　秀明	北海道大学大学院医学研究科免疫・代謝内科学分野 内科Ⅱ
太田　明雄	聖マリアンナ医科大学東横病院代謝・内分泌内科
田中　　逸	聖マリアンナ医科大学病院代謝・内分泌内科
林　　道夫	NTT東日本関東病院糖尿病・内分泌内科
山辺　瑞穂	村上記念病院内科
三玉　康幸	村上記念病院内科
田島　一樹	横浜市立大学大学院医学研究科分子内分泌・糖尿病内科学
山田祐一郎	秋田大学大学院医学系研究科内分泌・代謝・老年内科学
久保田　章	向ヶ丘久保田内科
前田　　一	H.E.Cサイエンスクリニック
金森　　晃	かなもり内科
野見山　崇	福岡大学医学部内分泌・糖尿病内科
松葉　育郎	松葉医院
瀧端　正博	三浦中央医院
麻生　好正	獨協医科大学内科学（内分泌代謝）
北村　忠弘	群馬大学生体調節研究所代謝シグナル解析分野
駒津　光久	信州大学医学部内科学第四教室（糖尿病・内分泌代謝内科）
能登　　洋	聖路加国際病院内分泌代謝科
佐倉　　宏	東京女子医科大学東医療センター内科
鈴木　路可	順天堂大学医学部附属順天堂医院糖尿病・内分泌内科
宮塚　　健	順天堂大学医学部附属順天堂医院糖尿病・内分泌内科
綿田　裕孝	順天堂大学医学部附属順天堂医院糖尿病・内分泌内科
植木浩二郎	東京大学大学院医学系研究科分子糖尿病科学講座
小林　正稔	東京大学大学院医学系研究科分子糖尿病科学講座

執筆者一覧

浜口 哲矢	神戸大学大学院医学研究科糖尿病・内分泌内科学	
廣田 勇士	神戸大学大学院医学研究科糖尿病・内分泌内科学	
小川 渉	神戸大学大学院医学研究科糖尿病・内分泌内科学	
岡田 洋右	産業医科大学医学部 第1内科学講座	
朴木 久恵	富山大学医学部第一内科診療部門代謝・内分泌内科	
戸邉 一之	富山大学医学部第一内科診療部門代謝・内分泌内科	
薄井 勲	富山大学医学部第一内科診療部門代謝・内分泌内科	
絵本 正憲	大阪市立大学大学院医学研究科代謝内分泌病態内科学	
大西俊一郎	総合病院国保旭中央病院糖尿病内科	
横手幸太郎	千葉大学大学院医学研究院細胞治療内科学／糖尿病・代謝・内分泌内科	
越坂 理也	千葉大学医学部附属病院臨床試験部／糖尿病・代謝・内分泌内科	
安孫子亜津子	旭川医科大学内科学講座病態代謝内科学分野	
羽田 勝計	旭川医科大学内科学講座病態代謝内科学分野	
成田 琢磨	秋田大学大学院医学系研究科内分泌・代謝・老年内科学	
遅野井 健	那珂記念クリニック	
青木 一孝	神奈川歯科大学内科	
間中 英夫	山形県立中央病院内科（糖尿病内分泌代謝）	
森 豊	東京慈恵会医科大学附属第三病院糖尿病・代謝・内分泌内科	
加藤 浩之	聖マリアンナ医科大学代謝・内分泌内科	
井上 雅寛	笹塚井上クリニック	
河合 俊英	慶應義塾大学医学部内科学講座 腎臓内分泌代謝内科	
伊藤 裕	慶應義塾大学医学部内科学講座 腎臓内分泌代謝内科	
松久 宗英	徳島大学糖尿病臨床・研究開発センター	
大工原裕之	坂出市立病院糖尿病内科	
岸本美也子	山王病院内科	
益子 茂	神保町代謝クリニック	
原島 伸一	京都大学大学院医学研究科糖尿病・内分泌・栄養内科学	
竹下有美枝	金沢大学医薬保健研究域医学系包括代謝学分野	
篁 俊成	金沢大学医薬保健研究域医学系包括代謝学分野	
根本 憲一	滋賀医科大学内科学講座（糖尿病・腎臓・神経内科）	
前川 聡	滋賀医科大学内科学講座（糖尿病・腎臓・神経内科）	
森 保道	虎の門病院内分泌代謝科（糖尿病・代謝部門）	
井上 達秀	静岡県立総合病院糖尿病・内分泌内科	
佐々木敦美	岩手医科大学医学部内科学講座（糖尿病・代謝内科分野）	
石垣 泰	岩手医科大学医学部内科学講座（糖尿病・代謝内科分野）	
八代 諭	岩手医科大学医学部内科学講座（糖尿病・代謝内科分野）	
吉岡 成人	NTT東日本札幌病院糖尿病内分泌内科	
宮野有希恵	NTT東日本札幌病院糖尿病内分泌内科	
福山 貴大	熊本赤十字病院内科	
清水 一紀	心臓病センター榊原病院糖尿病内科	
細井 雅之	大阪市立総合医療センター糖尿病内分泌センター糖尿病内科	
薬師寺洋介	大阪市立総合医療センター糖尿病内分泌センター糖尿病内科	
上野 宏樹	大阪市立総合医療センター糖尿病内分泌センター糖尿病内科	
郷内めぐみ	関東労災病院糖尿病・内分泌内科	
浜野久美子	関東労災病院糖尿病・内分泌内科	

枡澤　政広	亀田総合病院糖尿病内分泌内科
中村　昭伸	北海道大学大学院医学研究科免疫・代謝内科学分野　内科Ⅱ
田村　功一	横浜市立大学医学部循環器・腎臓内科学教室
山川　　正	横浜市大附属市民総合医療センター内分泌・糖尿病内科
五郎川伸一	星ヶ丘医療センター糖尿病内科
高橋　　務	星ヶ丘医療センター脳卒中内科
松本　昌泰	星ヶ丘医療センター
山本　憲彦	三重大学大学院消化器内科学
竹井　謙之	三重大学大学院消化器内科学
成澤　　元	東京医科大学睡眠学講座
井上　雄一	睡眠総合ケアクリニック代々木
中村　真樹	睡眠総合ケアクリニック代々木
冬木　晶子	横浜市立大学肝胆膵消化器病学
中島　　淳	横浜市立大学肝胆膵消化器病学
大久保秀則	横浜市立大学肝胆膵消化器病学
菅原　真衣	東京大学医学部附属病院腎臓・内分泌内科
南学　正臣	東京大学医学部附属病院腎臓・内分泌内科
池脇　克則	防衛医科大学校抗加齢血管内科
遠藤　康弘	防衛医科大学校抗加齢血管内科
内山　詩織	横浜市立大学肝胆膵消化器病学

Chapter I

経口糖尿病治療薬の基礎知識

経口糖尿病薬の種類を教えてください．

 現在わが国で使用可能なのは，インスリン抵抗性改善系2種類，インスリン分泌促進系3種類，糖吸収・排泄調節系2種類の合計7種類です．

　日本糖尿病学会は，経口血糖降下薬を作用機序ごとに，糖尿病の各病態に応じて図1[1]）のように分類している．図2[2]）に，日本における販売の歴史を示す．

● インスリン抵抗性改善系

1） ビグアナイド（BG）薬

　肝臓からの糖放出抑制，筋肉や脂肪組織など末梢での糖取り込みの促進，消化管からの糖吸収抑制などにより，血糖降下作用を発揮する．副作用の乳酸アシドーシスは，多くがリスクファクターを有する症例で起きていることから，投与に際しては，これらの症例を除外することが最も重要である．肝機能・腎機能・心機能障害のある患者，アルコール多飲者では禁忌である．また，ヨード造影剤を用いる場合や手術前後は一時的に休薬する必要がある．

2） チアゾリジン（TZD）薬

　脂肪細胞の核内転写調節因子であるPPARγのアゴニストで，肥大化した脂肪細胞のアポトーシス誘導や脂肪細胞の分化を誘導し，TNFα産生の抑制や，アディポネクチン産生の亢進により，インスリン抵抗性改善作用を発揮する．水・Naの貯留作用があるため，副作用としてしばしば体重増加がみられる．特に女性でその傾向が強いため，女性では少量から開始することが推奨される．心不全の既往がある患者では禁忌である．

● インスリン分泌促進系

1） スルホニル尿素（SU）薬

　膵β細胞にあるSU受容体と結合し，ATP感受性Kチャネルを閉鎖して細胞膜の脱分極を

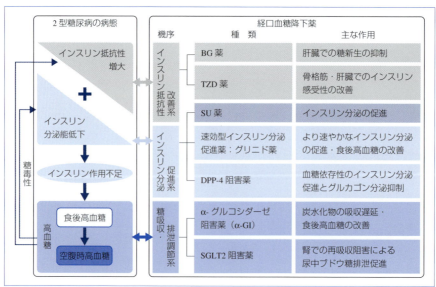

図1 病態に合わせた経口血糖降下薬の選択

（文献1より引用）

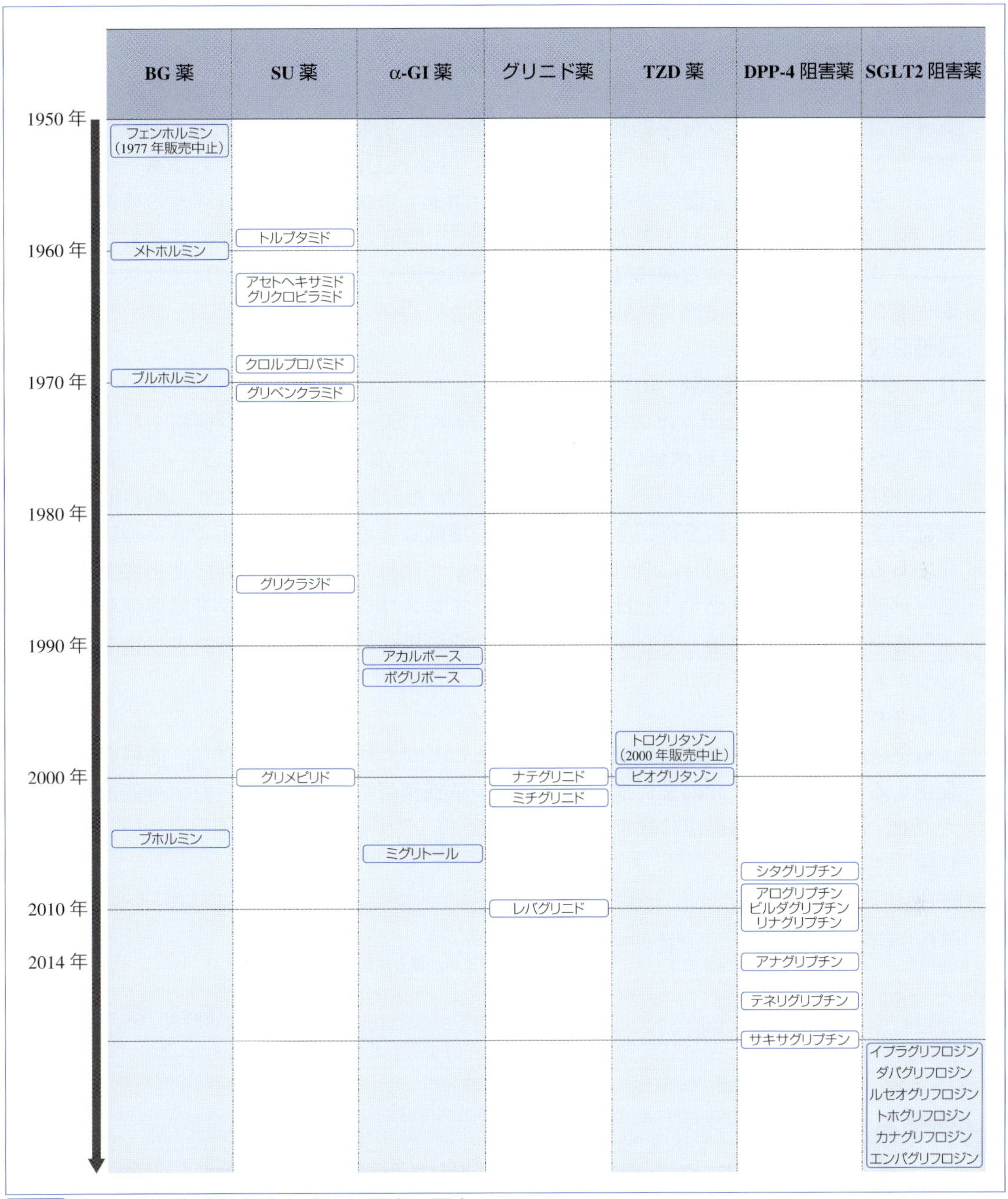

Q1 経口糖尿病薬の種類を教えてください．

	BG薬	SU薬	α-GI薬	グリニド薬	TZD薬	DPP-4阻害薬	SGLT2阻害薬
1950年	フェンホルミン（1977年販売中止）						
1960年	メトホルミン	トルブタミド					
		アセトヘキサミド グリクロピラミド					
1970年	ブホルミン	クロルプロパミド					
		グリベンクラミド					
1980年							
		グリクラジド					
1990年			アカルボース				
			ボグリボース				
					トログリタゾン（2000年販売中止）		
2000年		グリメピリド		ナテグリニド	ピオグリタゾン		
				ミチグリニド			
	ブホルミン		ミグリトール				
						シタグリプチン	
2010年				レパグリニド		アログリプチン ビルダグリプチン リナグリプチン	
2014年						アナグリプチン	
						テネリグリプチン	
						サキサグリプチン	イプラグリフロジン ダパグリフロジン ルセオグリフロジン トホグリフロジン カナグリフロジン エンパグリフロジン

図2 経口血糖降下薬の日本における販売の歴史

（文献2より引用改変）

きたすことで，電位依存性Caチャネルより細胞外Caの流入を促しインスリンの分泌を促進する．1型糖尿病や膵疾患に伴う糖尿病などでは無効である．血糖値によらずインスリン分泌が促進されるため，低血糖に注意が必要である．

2）速効型インスリン分泌促進薬

SU構造は持たないが，膵β細胞のSU受容体と内向き整流Kチャネルからなる ATP 感受性Kチャネルを抑制することにより，インスリン分泌を促進する．効果発現までの時間と

インスリン分泌持続時間が短いため，食後高血糖の改善効果が期待できる．

3）DPP-4 阻害薬

GLP-1 は小腸の L 細胞から分泌されるインクレチンホルモンで，血糖依存性のインスリン分泌促進，グルカゴン分泌抑制，胃内容排出遅延，動物モデルにおける β 細胞量の維持・増加など多様な作用があるといわれているが，分泌後 DPP-4（CD26）により速やかに分解される．そこで，DPP-4 を阻害することにより，GLP-1 の血中濃度を上昇させる薬剤である．SU 薬によるインスリン分泌（惹起経路）とは異なり，細胞内 cAMP を上昇させることによりインスリン分泌を促進する増幅経路を介した作用であり，低血糖状態ではインスリンの分泌が促進されないため，単独では低血糖をきたさない．

● 糖吸収・排泄調節系

1） α-グルコシダーゼ阻害薬（α-GI）

食事により摂取したデンプンや多糖類は，α-アミラーゼによって少糖類または二糖類に分解され，α-GI により単糖類にまで分解されてから，体内に吸収される．α-アミラーゼや α-GI の作用を競合的に阻害して，単糖類への分解を抑制することにより，糖の消化・吸収を遅延させ，食後過血糖を抑制する．唯一，耐糖能障害の段階でも使用できる経口血糖降下薬である．食事開始と同時に服用しなければ効果が期待できないため，服薬指導が重要となる．単独で低血糖をきたすことはまずないが，インスリンやインスリン分泌促進薬などを併用している場合，低血糖をきたすことがあり，その場合は単糖類であるブドウ糖を服用する必要がある．

2）SGLT2 阻害薬

近位尿細管でのブドウ糖の再吸収を抑制することで，尿糖排泄を促進し，血糖低下作用を発揮する．インスリン分泌を促進しないため，単独使用では低血糖をきたす可能性が低い．ただし，脱水や尿路感染症に注意が必要である．

文献

1) 日本糖尿病学会：糖尿病治療ガイド 2014-2015. 文光堂，2014；29.
2) 稲垣暢也：ヴィジュアル糖尿病臨床のすべて．荒木栄一（編）：糖尿病治療の最前線．中山書店，2011.

（藤城　緑・石原寿光）

経口糖尿病治療薬の選択・併用の基本を教えてください．

A 成因（発症機序）や病態（病期）と血糖コントロール増悪因子を適切に評価し，絶対的インスリン欠乏でないことを確認したうえで，インスリン分泌低下と，インスリン抵抗性増大のいずれが主病態かを見極めることが重要です．

 2 型糖尿病治療のアルゴリズム

米国糖尿病学会（ADA）/欧州糖尿病学会（EASD）による基本方針（図 1，図 2）[1]では，生活習慣の改善だけで効果不十分の場合，禁忌がなく，忍容性があれば，長期の効果や安全性が

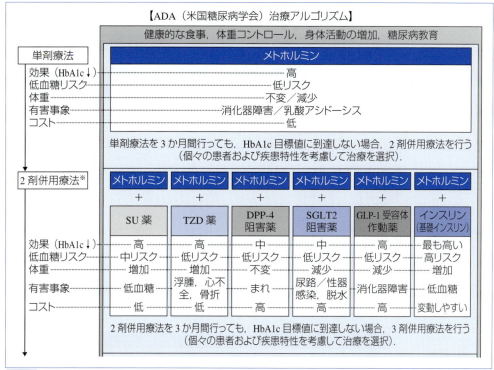

図1 2型糖尿病患者の血糖降下療法アルゴリズム①

※：HbA1c≧9%の場合，2剤併用療法による治療開始を考慮．

(文献1より引用)

確立しているだけでなく，低価格であり心血管イベント抑制効果も期待されるメトホルミンの開始を推奨しているが，わが国では，2型糖尿病の病態や生活習慣が異なるため，病態に応じた最適な薬剤選択を推奨している．個々の病態に適した作用機序，合併症抑制のエビデンス，患者背景，禁忌事項に当てはまらないことなどを考慮するとともに，患者への説明と同意のもとに開始する．

糖尿病治療の目標は，良好な血糖コントロールを保つことによって，糖尿病に特有の細小血管合併症や糖尿病に合併することが多い動脈硬化性疾患などの合併症の発症または進展を阻止することで，健康な人と変わらない日常生活の質を維持することである．過去の大規模臨床試験[2〜4]の成績から，合併症予防のためにはHbA1c 7%未満を達成することが望まれるが(図3)[5]，血糖コントロール目標は患者の年齢や病態などを考慮して患者ごとに設定することが重要である(図4)[5]．

●具体的な使い方

Q1で示したように，わが国では7系統の経口血糖降下薬が使用可能である．急激な血糖コントロールに伴う生体への悪影響や，薬物による副作用を最小限に抑えるために，第一選択薬は単独で少量から開始する．具体的には，罹病期間が短く食後高血糖が主体の例では糖吸収・排泄調節系薬が，痩せ型でインスリン分泌能低下が主病態の例ではインスリン分泌促進系薬が，内臓脂肪蓄積を伴うインスリン抵抗性が主病態の例ではインスリン抵抗性改善系薬が，第一選択薬になり得る．約3か月後に効果判定を行い，効果不十分な場合には，同一薬を増量するか，作用機序が異なる他の経口薬の併用を考慮する．2型糖尿病の病態は多様

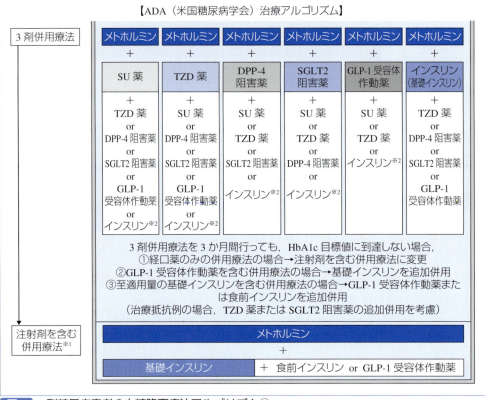

図2 2型糖尿病患者の血糖降下療法アルゴリズム②

※1：血糖値≧300〜350 mg/dLおよび/またはHbA1c≧10〜12%の場合，注射剤を含む併用療法による治療開始を考慮(特に症候性あるいは異化亢進がみられる場合，基礎インスリン＋食前インスリンによる治療開始を考慮).
※2：通常，基礎インスリン.

(文献1より引用)

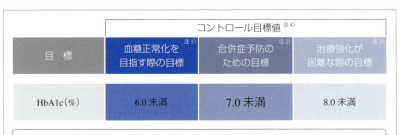

治療目標は年齢，罹病期間，臓器障害，低血糖の危険性，サポート体制などを考慮して個別に設定する.

注1) 適切な食事療法や運動療法だけで達成可能な場合，または薬物療法中でも低血糖などの副作用なく達成可能な場合の目標とする.
注2) 合併症予防の観点からHbA1cの目標値を7%未満とする．対応する血糖値としては，空腹時血糖値130mg/dL未満，食後2時間血糖値180mg/dL未満をおおよその目安とする.
注3) 低血糖などの副作用，その他の理由で治療の強化が難しい場合の目標とする.
注4) いずれも成人に対しての目標値であり，また妊娠例は除くものとする.

図3 血糖コントロール目標

(文献5より引用)

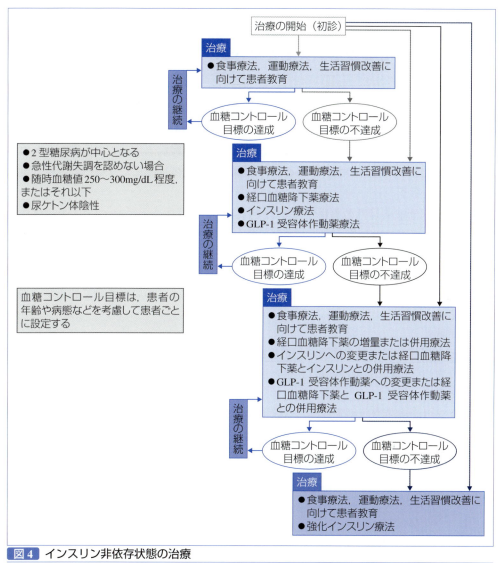

図4 インスリン非依存状態の治療

（文献5より引用改変）

であり，作用機序の異なる経口薬の併用を常に考慮に入れることが重要である．

文献

1) ADA position statement：Standards of medical care in diabetes. *Diabetes Care* 2015；**38**（suppl1）：1-94.
2) DCCT study Group：The effect of intensive treatment of diabetes on the development and progression of long-term complications in insulin-dependent diabetes mellitus. carch Group. *N Engl J Med* 1993；**329**：977-986.
3) UK Prospective Diabetes Study（UKPDS）Group：Intensive blood-glucose control with sulphonylureas or insulin compared with conventional treatment and risk of complications in patients with type 2 diabetes（UKPDS 33）．UK Prospective Diabetes Study（UKPDS）Group. *Lancet* 1998；**352**：837-853. Erratum in：*Lancet* 1999；**354**：602.
4) Wake N, et al.：Cost-effectiveness of intensive insulin therapy for type 2 diabetes：a 10-year follow-up of the Kumamoto study. *Diabetes Res Clin Pract* 2000；**48**：201-210.
5) 日本糖尿病学会：糖尿病治療ガイド 2014-2015．文光堂，2014．

（藤城　緑・石原寿光）

経口糖尿病治療薬以外の薬物治療への変更・追加のタイミングを教えてください．

 まず，絶対的・相対的なインスリンの適応を把握したうえで，インスリンの導入について考慮します．GLP-1受容体作動薬に関しては，患者がインスリン依存状態にまで至っていないことが適用に際して必須の要件であり，経口糖尿病治療薬での血糖コントロールが不十分で，かつ，肥満の合併があるか，食事摂取や食欲抑制に対する行動変容が困難なときに考慮します．

経口糖尿病治療薬以外の薬物治療としては，インスリンもしくはGLP-1受容体作動薬の皮下注射療法が選択の対象となる．インスリンポンプによる治療に関しては本項の趣旨から外れるため割愛する．

絶対的適応と相対的適応

まずインスリンの適応としては，絶対的適応と相対的適応のいずれかに該当するのかを判断する必要がある．

1）絶対的適応

①1型糖尿病，②糖尿病昏睡，③重症感染症の併発，④中等度以上の外科手術（全身麻酔施行例など），⑤糖尿病合併妊娠（食事・運動療法で管理困難な場合）．

2）相対的適応

①インスリン非依存状態であっても著明な高血糖を認める，②十分量の経口糖尿病薬投与

表1 インスリン依存状態を判断する目安となる検査値

検査項目	インスリン依存状態であることを考慮すべき値
IRI（μU/mL）	5以下
HOMA-β	40以下
血中CPR（ng/mL）	0.6以下
尿中CPR（μg/日）	20以下
CPI	1以下

$$\text{HOMA-}\beta = \frac{360 \times \text{空腹時IRI}(\mu\text{U/mL})}{\text{空腹時血糖値}(\text{mg/dL}) - 63}$$

CPI＝100×血中CPR（ng/mL）／血糖値（mg/dL）

（文献1より引用改変）

表2 2型糖尿病において良好なコントロールを達成するためにインスリン治療を必要とするCPR/CPI指標のカットオフ値

検査項目	最適値	特異度90%値
空腹時血清CPR（ng/mL）	1.75	1.00
CPI（ng/mg）	1.1	0.7

最適値における感度は70%，特異度は66%である．
特異度90%値はこの値以下であればほとんどの場合インスリンを必要とするカットオフ値を示す．

（文献1より引用）

でも良質な血糖コントロールが得られない，③やせ型で栄養状態が低下している，④副腎皮質ステロイド投与中に高血糖を認める，⑤糖毒性を積極的に解除する目的がある．

絶対的適応の場合には，すぐさま躊躇なくインスリン導入することが必須である．相対的適応の場合のタイミングであるが，2013年発表の熊本宣言以降，個々の症例における個別的管理目標値を設定することが推奨されており，著明な高血糖（例えば空腹時血糖 250 mg/dL 以上，随時血糖 350 mg/dL 以上）においては，糖尿病性昏睡や好ましくないメタボリックメモリーなど様々な弊害が出現する可能性があり，早期にインスリン治療を行うことが望ましい．2015年の米国糖尿病学会（ADA）のガイドラインにおいてもファーストラインの薬剤こそメトホルミンであるが，セカンドラインの一角として早くも基礎インスリンの補充が推奨例にあげられている．また，発症後比較的早期（～5年程度）での基礎インスリン導入の効果と安全性を確認しえた ORIGIN 試験の結果も踏まえると，基礎インスリンの早期導入をためらう必要は減じている．

● インスリン依存状態の判断

臨床上，糖尿病の病態がインスリン依存状態かどうかを判断する材料としては IRI（Immunoreactive insulin），HOMA-β や CPR（C peptide immunoreactivity），CPI（CPR インデックス）などを用いる（**表1**，**表2**）[1]．日常臨床では IRI や CPR はルーティンとして測定されていないため，適切なタイミングでの検査実施とその評価を心がける必要がある．

GLP-1 受容体作動薬はインクレチン作用の底上げや，残存する膵 β 細胞機能の改善作用，グルカゴン分泌抑制作用や種々の膵外作用など多面的な作用により血糖を改善するとされている．より健全な β 細胞が多く存在している発症初期，あるいは軽症の糖尿病にとどまる時期であればより効果的とされている．また，膵外作用としての食欲抑制作用や胃内容物排出遅延作用などがあるため，食欲が高じて食事療法が遵守できない肥満患者，体重管理が困難な患者にはよい適応となる．

文献
1) 日本糖尿病学会：糖尿病専門医研修ガイドブック．改訂第6版．診断と治療社，2014；101-102．

（江藤一弘・高橋　諭）

若年やせ型，若年肥満型患者での経口糖尿病治療薬の選び方を教えてください．

やせ型ではインスリン分泌刺激薬，肥満型ではインスリン抵抗性改善薬や糖吸収・排泄調節薬をファーストライン薬剤として治療の組み立てを考えます（Q1- 図1 参照）[1]．

● やせ型の場合

日本人のインスリン分泌能は肥満の顕著な欧米人と比較して低いことが知られており，やせ型患者での治療の中心はかつてインスリン分泌刺激薬の一種であるスルホニル尿素（SU）薬であった．低血糖の発生や肥満の助長に注意し，これらを防止しながら最小限の適量を使

表1 インスリン抵抗性の指標

① HOMA-IR ＝空腹時血糖値(mg/dL)×空腹時インスリン値(μU/mL)÷405
　→1.6以下で正常，2.5以上でインスリン抵抗性を考慮する．
　※空腹時血糖値が140 mg/dL以上の場合，インスリン分泌能の低下を伴っている可能性があり，正しく評価できない．

②空腹時インスリン値≧15(μU/mL)

③ BMI≧25(あるいは腹囲：男性≧85 cm，女性≧90 cm)の肥満で，高血圧症や高中性脂肪(トリグリセリド)血症や低HDL-C血症を合併している患者

④ QUICKI＝1÷{log10(空腹時血糖値(mg/dL))＋log10(空腹時インスリン値(μU/mL))}
　→0.33以下でインスリン抵抗性を考慮する．

⑤ ISI composite＝10,000÷√(空腹時血糖値(mg/dL))×空腹時インスリン値(μU/mL)×平均血糖値(mg/dL)×平均インスリン値(μU/mL)
　→2.5以下でインスリン抵抗性を考慮する．

※：①，②，④，⑤はインスリン使用者には用いられない．

用できれば現在でも極めて有効な薬剤である．しかしながら，高用量使用での低血糖事例が非常に少なくなったとは言い切れず，近年これに替わる地位を占めてきたのがDPP-4阻害薬である．DPP-4阻害薬は顕著な肥満例では効果が減弱することが報告されているが，やせ型から中等度肥満例まで幅広い有用性を示す．また，DPP-4阻害薬は2型糖尿病の基本病態の一つとも目されるようになってきたグルカゴン過剰分泌も抑制する．メトホルミンはやせ型患者であっても肥満者と同等の血糖降下作用を有するので，候補薬からはずす必要はない．

●肥満の場合

肥満型患者において血糖上昇をもたらす主たる病態は肝臓や骨格筋，脂肪におけるインスリン抵抗性であり，ビグアナイド(BG)薬，チアゾリジン(TZD)薬の使用を考慮するにあたってはインスリン抵抗性指数(表1)のいずれかを評価しておきたい．ADA/EASDガイドラインにおけるメトホルミン使用の優越性の考え方は日本においても確実に浸透してきている．メトホルミンは高用量に至るまで用量依存性の血糖降下作用を発揮する．副作用としては高用量での消化器症状出現に注意する．TZD薬は体重増加，体液貯留作用が使用を制約する要因となりうる．また，インクレチン関連薬の中でもGLP-1受容体作動薬は膵外作用としての食欲抑制作用があり，β細胞機能残存度が高い若年肥満者にはよい適応となる．

●体型に関わらない場合

なお，体型に関わらず，インスリン分泌不全とインスリン抵抗性の両方の病態が関与している場合には，DPP-4阻害薬とBG薬を早期に併用の形に持ち込んでおくことも意義があろう．どちらが先であるべきかを論ずるよりも，両方が入った状態にすることのほうが意味を持つ，とするのが現実的な考え方かもしれない．

α-グルコシダーゼ阻害薬(α-GI)は，服薬アドヒアランスの点で劣るという問題はあるものの，食後過血糖が目立つ患者では有効であり，インスリン分泌能ややせ/肥満にとらわれず使用できる．同様に食後過血糖に対しては速効型インスリン分泌促進薬も有効である．空腹時血糖をしっかり管理できるほか，経口薬や基礎インスリン製剤が登場してきたことで，食後過血糖改善に特化して寄与しうるこれら両薬の意義が再評価されてこよう．

副作用発現の実態や長期的エビデンスなどについての発売後間もないところから来るところの情報不足はあるものの，SGLT2阻害薬は尿糖排泄を増加させることにより，膵負荷を避け，インスリン作用に依存せず，かつ抗肥満作用を発揮しながら血糖コントロールが図れ

ることから，若年肥満型患者の早期管理に向けた有用性が期待される．病態背景の最上流に位置するとも考えられる内臓肥満に直接アタックしうることから，薬剤選択における付加価値は使用経験の蓄積とともに上位にシフトしていく可能性がある．

文献

1) 日本糖尿病学会：糖尿病治療ガイド2014-2015．文光堂，2014；29．

（江藤一弘・高橋　諭）

Q5 高齢やせ型，高齢肥満型患者での経口糖尿病治療薬の選び方を教えてください．

A 高齢者糖尿病治療も若年者同様に食事・運動療法を基本とし，血管合併症を予防することに主眼が置かれます．体型に関わらず共通していえることは，老年症候群は進行の個人差が大きく，認知症の有無や居住状態（独居か，親族の支援が得られるか），治療アドヒアランスなどが治療の成否に大きく関わってきます．あくまで個別患者のリスクを熟慮した上での管理目標とするのが望ましいのです（Q2-図3参照）[1]．

●高齢者

高齢者では生活背景や服薬アドヒアランスの問題などもあり，基本的には1日1回で，かつ低血糖リスクの少ない薬剤を選択する．配合錠を利用するのもよいが，錠剤の大きさから嚥下への影響には注意を払う必要がある．高齢者では高血糖，低血糖ともに無自覚のことが多く，特に低血糖の症状が非典型的であり無自覚のことも多い．異常行動などにより認知症と間違われていることもあるので注意が必要である．低血糖はうつ症状，QOL低下などの心理状態の悪化や転倒をきたすリスクであり，さらに重症な低血糖は一度でも発症すれば認知症の危険因子となりうることが知られている．リスクを避けるため，新規開始薬剤に関しては，基本的に最小量から開始することが望ましい．

●高齢やせ型

やせ型患者において主となるのはインスリン分泌刺激薬であることは若年者と同様であるが，その中でも特にスルホニル尿素薬は腎機能低下による作用遷延に注意を要する．高齢者では潜在的な腎機能低下をきたしており，きわめて細心の注意が必要である．基本的にはグリベンクラミドの使用は避け，少量（0.5〜1 mg/日）のグリメピリドか短時間作用型のグリクラジドを使用する．

近年ではその作用機序から低血糖リスクの少ないDPP-4阻害薬が高齢者においても安全で，アドヒアランスの面でも秀でている薬剤として評価されており，スルホニル尿素（SU）薬よりも優先して考慮される．その中でも，腎機能に応じた用量調節の必要がない胆汁排泄型のDPP-4阻害薬は高齢のやせ型患者の管理において有用であろう．

高齢かつやせ型患者の場合で，特に罹病期間が長い場合には内因性インスリン分泌が枯渇傾向にあることがあり，少量の基礎インスリンが適する，ないしは必須の症例があることには留意したい．

表1 高齢者糖尿病における総合機能評価（CGA）

1. 身体機能
1)基本的 ADL：食事，排泄，移動，更衣，整容，入浴 　2)手段的 ADL：交通機関を利用した外出，買い物，調理，家事，金銭管理，服薬管理 　3)視力，聴力，筋力やバランス能力，歩行能力
2. 認知機能
MMSE や改訂長谷川式知能検査などで評価
3. 心理機能
うつ状態，不安，糖尿病負担感など
4. 社会的状況
キーパーソン，家族構成，家族や友人のサポート状況，社会サービス状況，家族の介護負担，居住環境，施設入所の有無，経済的状況
5. その他の老年症候群の評価：排尿問題，低栄養，疼痛，多薬物併用など
6. 治療に対する患者の希望，治療の意欲
7. 併発疾患とその重症度
8. 糖尿病の状態
病型，罹病期間，血糖コントロール（高血糖，低血糖），動脈硬化の危険因子，合併症の状態など

（文献 2 より引用）

高齢肥満

　肥満型患者ではインスリン抵抗性改善薬や糖吸収調節薬が選択される．ビグアナイド（BG）薬は腎機能低下や肝機能低下，習慣的な大量飲酒がある患者では処方不適となる．また，シックデイなどで脱水が想定される場合には，いったん中止させるなどの療養指導を施しておく必要がある．乳酸アシドーシスのリスクを考慮し，原則として 75 歳以上での新規投与は避けることが望ましいが，暦年齢ばかりではなく臓器年齢にそった投与の適否判断を意識したい．使用継続に関しては一定の見解はなく，筆者らはアドヒアランスの問題や他リスクが回避できていれば eGFR 40 mL/ 分 /1.73 m^2 以上で少量慎重投与としている．

　チアゾリジン薬は管理困難な心不全や，骨折のリスクがなければ，単回投与で，かつ単剤での低血糖リスクが低い薬剤として投与を検討する．体液貯留のベーシック評価には胸部 X 線写真や血中 NT-proBNP 値を用いる．

　α-グルコシダーゼ阻害薬（α-GI）は，高齢者では腸閉塞のリスクがない患者であればやせ・肥満を選ばず使用できる．消化器系副作用，特に慢性下痢により全身状態不良をきたすことがあるので留意する．

　尿糖排泄調節薬である SGLT2 阻害薬は，因果関係が明らかではないものがあるものの，脱水やケトアシドーシス，重症低血糖，脳梗塞などへの懸念もあり現状での高齢者への投与は推奨されていない．一方，現代の日本では高齢者の若返りが指摘されているところでもあり，"肉体的に若い"高齢者では全身状態を吟味したうえで肥満者への使用はありうる．この場合，サルコペニアの悪化に注意して，可能であればレジスタンス運動を処方したい．

　高齢者では，患者の状態に応じた個別的な治療目標設定が必要である．表1[2)]に示すような年齢や罹病期間，慢性合併症の発症に要する年月などを考慮したうえで，Q2-図3 を参考に 0.5% 刻みでの HbA1c 値コントロールの目標を策定することが望ましい．空腹時血糖と食

後随時血糖の管理目標も状況に応じた緩和が必要なことはいうまでもない．また，これらの管理目標は患者だけではなく，その家族，支援者，ケア・介護担当者とも共有すべきである．

文献
1) 日本糖尿病学会：糖尿病治療ガイド 2014-2015．文光堂，2014；25．
2) 日本糖尿病学会：糖尿病専門医研修ガイドブック．改訂第 6 版．診断と治療社，2014；163．

（江藤一弘・高橋　諭）

Chapter II

糖尿病注射製剤
(インスリン,GLP-1受容体作動薬)
の基礎知識

インスリン製剤の種類を教えてください．

インスリン製剤は，その作用動態から超速効型・速効型・中間型・混合型・持効型の5種類に分類されます．

●インスリン製剤の種類

　インスリン製剤にはヒトインスリン製剤とインスリンアナログ製剤が存在し，生体のインスリンと同じ構造を持つものをヒトインスリン，ヒトインスリンのアミノ酸配列の一部を変更したり，脂肪酸などの修飾基をつけることで作用時間の調節が可能になった製剤をインスリンアナログという．

　1923年インスリン製剤の発売当初はブタの膵臓から抽出したブタインスリンであったが，遺伝子組み換え技術によりヒトインスリンが誕生し治療の中心となった．さらに，より生理的なインスリン分泌動態を実現するためにインスリンアナログ製剤の開発が行われた．技術の進歩によりインスリンアナログ製剤も多様化し，現在では**表1**[1)]に示すとおり作用動態の違いから超速効型，中間型，混合型，持効型に分類されている．同じ超速効型や持効型に分類されるインスリン製剤でもそれぞれに少しずつ作用時間が異なっており，個々の患者背景や病態に合わせた治療が可能となってきている．特にこの10年では持効型インスリン製剤の開発が進み，今後も新たな持効型製剤が追加予定である．

　また，現在使用されているヒトインスリン製剤を**表2**[1)]に示す．

文献

1) 弘世貴久：もう迷わない！外来インスリン療法マスターブック．南江堂，2013．

（布施友紀恵・弘世貴久）

Q6 インスリン製剤の種類を教えてください.

表1 インスリンアナログ製剤一覧
ディスポーザブル型製剤
（2015年10月時点）

	薬剤名	製造販売会社	規格・単位	薬価（円）	作用動態 0 4 8 12 16 20 24 28	作用発現時間	最大作用発現時間	作用持続時間
超速効型	アピドラ®注ソロスター®	サノフィ・アベンティス	300単位1キット	2,301		15分以内	0.5～1.5時間	3～5時間
	ヒューマログ®注ミリオペン®	日本イーライリリー	300単位1キット	1,953		15分以内	0.5～1.5時間	3～5時間
	ノボラピッド®注フレックスペン®	ノボ ノルディスク ファーマ	300単位1キット	2,351		10～20分	1～3時間	3～5時間
	ノボラピッド®注イノレット®	ノボ ノルディスク ファーマ	300単位1キット	2,211				
混合型	ノボラピッド®30ミックス注フレックスペン®	ノボ ノルディスク ファーマ	300単位1キット	2,352		10～20分	1～4時間	約24時間
	ノボラピッド®50ミックス注フレックスペン®	ノボ ノルディスク ファーマ	300単位1キット	2,352		10～20分	1～4時間	約24時間
	ノボラピッド®70ミックス注フレックスペン®	ノボ ノルディスク ファーマ	300単位1キット	2,351		10～20分	1～4時間	約24時間
	ヒューマログ®ミックス25注ミリオペン®	日本イーライリリー	300単位1キット	1,953		15分以内	0.5～6時間	18～24時間
	ヒューマログ®ミックス50注ミリオペン®	日本イーライリリー	300単位1キット	1,953		15分以内	0.5～4時間	18～24時間
中間型	ヒューマログ®N注ミリオペン®	日本イーライリリー	300単位1キット	1,976		0.5～1時間	2～6時間	18～24時間
持効型	ランタス®注ソロスター®	サノフィ・アベンティス	300単位1キット	2,525		1～2時間	ピークなし	約24時間
	インスリングラルギンBS注ミリオペン®「リリー」	日本イーライリリー	300単位1キット	1,031				
	レベミル®注フレックスペン®	ノボ ノルディスク ファーマ	300単位1キット	2,601		約1時間	3～14時間	約24時間
	レベミル®注イノレット®	ノボ ノルディスク ファーマ	300単位1キット	2,401				
	トレシーバ®注フレックスタッチ®	ノボ ノルディスク ファーマ	300単位1キット	2,619		該当なし（定常状態）	明らかなピークなし	42時間以上
	ランタス®XR注ソロスター®	サノフィ・アベンティス	450単位1キット	3,102				24時間以上

（文献1より引用改変）

Ⅱ 糖尿病注射製剤（インスリン・GLP-1受容体作動薬）の基礎知識

Chapter II 糖尿病注射製剤（インスリン，GLP-1受容体作動薬）の基礎知識

表2 ヒトインスリン製剤一覧

ディスポーザブル型製剤 （2015年10月時点）

	薬剤名	製造販売会社	規格・単位	薬価（円）	作用動態 0 4 8 12 16 20 24 28	作用発現時間	最大作用発現時間	作用持続時間
速効型	ヒューマリン®R注ミリオペン®	日本イーライリリー	300単位1キット	1,788		0.5～1時間	1～3時間	5～7時間
	ノボリン®R注フレックスペン®	ノボノルディスクファーマ	300単位1キット	2,044		約30分	1～3時間	約8時間
混合型	ヒューマリン®3/7注ミリオペン®	日本イーライリリー	300単位1キット	1,831		0.5～1時間	2～12時間	18～24時間
	ノボリン®30R注フレックスペン®	ノボノルディスクファーマ	300単位1キット	2,072				
	イノレット®30R注	ノボノルディスクファーマ	300単位1キット	1,997				
中間型	ヒューマリン®N注ミリオペン®	日本イーライリリー	300単位1キット	1,843		1～3時間	8～10時間	18～24時間
	ノボリン®N注フレックスペン®	ノボノルディスクファーマ	300単位1キット	2,067		約1.5時間	4～12時間	約24時間

カートリッジ交換型製剤 （2015年10月時点）

	薬剤名	製造販売会社	規格・単位	薬価（円）	作用動態 0 4 8 12 16 20 24 28	作用発現時間	最大作用発現時間	作用持続時間
速効型	ヒューマリン®R注カート	日本イーライリリー	300単位1筒	1,369		0.5～1時間	1～3時間	5～7時間
混合型	ヒューマリン®3/7注カート	日本イーライリリー	300単位1筒	1,369		0.5～1時間	2～12時間	18～24時間
中間型	ヒューマリン®N注カート	日本イーライリリー	300単位1筒	1,369		1～3時間	8～10時間	18～24時間

バイアル製剤 （2015年10月時点）

	薬剤名	製造販売会社	規格・単位	薬価（円）	作用動態 0 4 8 12 16 20 24 28	作用発現時間	最大作用発現時間	作用持続時間
速効型	ヒューマリン®R注100単位/mL	日本イーライリリー	100単位1mLバイアル	330		0.5～1時間	1～3時間	5～7時間
	ノボリン®R注100単位/mL	ノボノルディスクファーマ	100単位1mLバイアル	346		約30分	1～3時間	約8時間
混合型	ヒューマリン®3/7注100単位/mL	日本イーライリリー	100単位1mLバイアル	355		0.5～1時間	2～12時間	18～24時間
中間型	ヒューマリン®N注100単位/mL	日本イーライリリー	100単位1mLバイアル	352		1～3時間	8～10時間	18～24時間

（文献1より引用改変）

インスリンデバイスの特徴を教えてください．

 プレフィルド型（キット型）製剤，カートリッジ交換型製剤，バイアル製剤があり，それぞれの利点・欠点を理解し，各患者に合ったデバイスの選択をしましょう．

3タイプのデバイス

インスリン製剤には，①バイアル製剤，②カートリッジ交換型製剤，③プレフィルド型（キット型）製剤と呼ばれる3タイプがあり，それぞれの利点と欠点を表1にあげる．各製剤の一部を図1，図2に示す．

わが国ではバイアル製剤は病棟での医療従事者による使用がほとんどである．現在の主流はプレフィルド型製剤であるが，薬価の問題やインスリンとはわからない外見に工夫されている点からカートリッジ交換型製剤を好む患者も少なくない．

またインスリン自己注射時には，製剤使用の簡便さだけでなく，患者の身体機能も考慮したデバイス選択を行いたい．プレフィルド型製剤においては，使いやすさを求めてインスリン製剤メーカー各社が改良を重ねている．従来の注射器では単位数が多いほど注入ボタンがせり出し，また親指でそれを真っ直ぐ押し込む力でインスリンを注入するため，握力が弱い高齢者や関節リウマチなどで手指の可動域制限や疼痛がある患者において自己注射手技に難渋することもある．2013年に発売となった新型注入器フレックスタッチ®はそれらの課題を踏まえて，単位数に関わらず注入ボタンは伸びない仕組みになっており（図2），インスリン注入に際しては親指の力ではなく注入器に内蔵されたトルクスプリングによるため軽い力での注入が可能となっている．その他にも，手の震えがあり片手でうまく操作ができない患者向けにイノレット®などもある．

文字盤の見えにくさや従来のペンで注入ボタンが長く押しにくい場合には，ペンに装着する拡大鏡や補助具も用意されているため活用したい．

患者自身が使いやすいと感じるデバイスを選択していくことが，QOLの向上，よりよい糖尿病治療につながると考える．

表1 バイアル製剤，カートリッジ交換型製剤，プレフィルド型（キット型）製剤の利点と欠点

バイアル製剤	利点	安価
	欠点	専用のプラスチック製注射器へ必要量をその都度充填し注射を行う作業を要する
カートリッジ交換型製剤	利点	比較的安価 ペンに使い捨て注射針を装着するのみで簡便 外見が工夫されている
	欠点	専用のペンへカートリッジの入れ替えが必要
プレフィルド型（キット型）製剤	利点	ペンに使い捨て注射針を装着するのみで簡便 空になったら注射器ごと廃棄可能
	欠点	製剤の中では最も高価

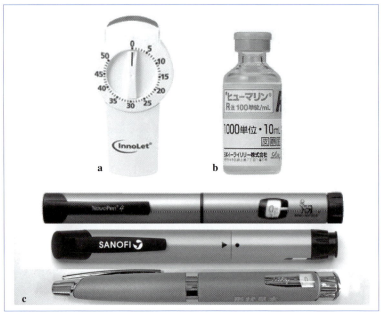

図1 バイアル製剤，カートリッジ交換型製剤
a：イノレット®，b：バイアル製剤，c：カートリッジ交換型製剤の一部

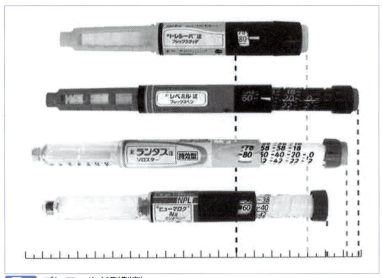

図2 プレフィルド型製剤
プレフィルド型製剤の一部．
従来のプレフィルド製剤は単位数が多いほど注入ボタンがせり出していたが，フレックスタッチ®（図の1番上）は単位数に関わらず注入ボタンは伸びない．

（文献1より引用）

文献

1) 朝倉俊成，他．：日本人糖尿病患者および医療従事者を対象としたプレフィルド型インスリン注入器フレックスタッチ®，ソロスター®，ミリオペン®の有用性および選好性の評価．くすりと糖尿病 2014；**3**：147-156．

（布施友紀恵・弘世貴久）

Q8 インスリンの治療組み立ての基本を教えてください．

A 目標血糖を定め，朝食前血糖をターゲットとした基礎分泌補充，食事量に応じた追加分泌補充を行い，さらに必要であれば血糖値による補正を追加します．

● 組み立ての3要素

基礎分泌補充，食事（や点滴）による追加分泌補充，血糖値による補正の3つを区別し組み立てる．膵β細胞が十分インスリンを分泌できるなら血糖が上昇するわけがない．血糖が上昇している場合には適切なインスリンを補充することで糖尿病患者の血糖を正常化する（図1）．

目標血糖をまず設定する．目標血糖として肝臓からのブドウ糖産生と全身の糖利用が釣り合っている早朝空腹時血糖（FPG）と，食後に吸収された食物内のブドウ糖による上昇した食後血糖値（PPG）を設定する．健常者のFPGは90 mg/dL程度だが，妊婦では正常でも70 mg/dL前半となる．血糖自己測定（SMBG）を行い，非妊婦では90〜120 mg/dL，妊婦では食前99 mg/dL以下（可能ならFPGは95 mg/dL未満）という設定をする．食後（食べ始めから2時間）は妊婦では119 mg/dL以下とするが，一般には毎食ごと前後にSMBGはしないので，HbA1cを目標範囲内にするのが一般的であろう．

● 基礎分泌補充

1日以上作用する持効型インスリンを1日1回使用（朝血糖を測定した後がよい）するか（14時間作用の場合は1日2回が基本），インスリンポンプでは基礎補充率を設定しFPGを目標値になるように投与量や注入速度を設定する．内因性インスリン分泌が残存している可能性を考慮し1日6〜12単位や0.25〜0.5単位/時間程度から開始するのがよいであろう．入院設定でなければ3日に一度程度，インスリン量を1日0〜2単位分ほど前日に打った量から増減していき調節していくのがよいであろう．

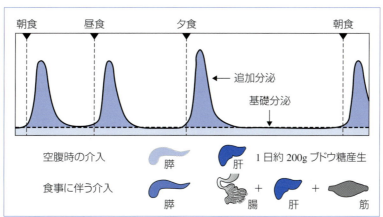

図1 生理的なインスリン分泌補充
直接インスリン作用を受けブドウ糖濃度を変化させる臓器：肝臓と筋肉
1日を通して肝臓からのブドウ糖産生：基礎分泌補充
1日分の食事によるブドウ糖流入は肝臓からのブドウ糖産生量に匹敵：追加分泌補充

●食事による追加分泌補充

　脳はブドウ糖のみを唯一のエネルギー源とし1日120gのブドウ糖を使用し，肝臓は1日約200g(2.2 mg/kg・分)のブドウ糖産生を行う．食事からの糖質摂取からのブドウ糖も3食合わせるとほぼ同じ程度である．3食で同じ程度の糖質を摂取すると仮定すれば，最初は基礎補充に応じてその1/3を毎食の食事による追加分泌補充にあてる(持効型9単位であれば毎食前3単位)．朝の血糖が高いと1日中血糖は高くなるので，基礎インスリン分泌補充が安定するまでは追加分泌補充は微調節をしない．基礎インスリン分泌量の変化に応じて合計がほぼ同じになるように変更していく．その後に食事の糖質量による調節や食後の運動による調節をしていく．毎日は無理であろうが，日内血糖変動(毎食前後)をSMBGや持続血糖モニター(CGM)で確認し食後血糖が目標値となるようにする．点滴などでブドウ糖が入る場合は5〜10gのブドウ糖に1単位インスリンを混注しておく．

●血糖値による補正

　血糖が高い場合にはインスリンを余分に打って血糖を低下させたくなる．一般には水分補充が十分であれば尿糖としてブドウ糖が排泄されるので，余分にインスリンを打つことをしないのがよい．基礎分泌補充と追加分泌補充を行ったうえで，血糖による補正を行う．1型糖尿病の場合には毎食前に血糖を測定することもよくあり，食事用の追加分泌補充量に補正量を追加することがある．日本人では超速効型インスリン1単位で血糖は50 mg/dL程度低下する．1,500ルールや1,800ルールについては文献[1]を確認していただきたい．ステロイドのように血糖上昇が予測される場合にはプレドニン1 mgで1単位の割合(最大20単位)でインスリンデテミルを朝に使用し調節する方法もある．

文献

1) 松田昌文：病棟血糖管理マニュアル―理論と実践．第2版．金原出版，2014．

（松田昌文）

インスリンに併用する経口糖尿病治療薬を教えてください．

 病態を考え，最も適した経口糖尿病治療薬を選択します．

●併用の基本

　インスリンを周術期や妊娠を伴う理由で用いる場合には，基本的に経口糖尿病治療薬は用いない．また1型糖尿病の場合には現在添付文書のうえではα-グルコシダーゼ阻害薬(α-GI)が併用を認められているのみである．

　2型糖尿病の病態には7つの臓器が関係するという．膵，肝，腎，脳，腸，筋肉，脂肪組織である．膵臓はα細胞とβ細胞の2つに分け8つの組織という言い方もする．膵β細胞からのインスリン分泌を補うインスリン治療単独ではなく，他臓器の病態を改善させる経口血糖治療薬を併用することは血糖の正常化に寄与できるはずである．ADA/EASDの推奨アルゴリズムではメトホルミンから治療を開始し，血糖が十分に管理できなければインスリンを

Q9 インスリンに併用する経口糖尿病治療薬を教えてください．

表1 インスリンに併用する経口糖尿病治療薬

併用対象インスリン経口薬	基礎インスリン		食後追加インスリン	
	有用性	減量効果	有用性	減量効果
SU薬	○	○	◎	○
グリニド薬	◎	△	×	△
DPP-4阻害薬	◎	○	△	○
メトホルミン	○	○	○	○
ピオグリタゾン	○	◎	○	◎
α-GI	◎	△	◎	○
SGLT2阻害薬	△	◎	○	△

◎：理論的に推奨される，○：可能と思われる，△：意義は少ないと思われる，×：意義はない．

併用することとなっている．この場合に基礎インスリン補充との併用をまず行う．しかし，日本の臨床ではこのような順序は特に重要視はされていない．病態に応じて担当医師がインスリンと経口糖尿病との併用を患者と相談していくこととなる（表1）．

● スルホニル尿素（SU）薬とインスリンの併用

SU薬とインスリンの併用については昔から議論されてきた．欧米の文献では朝にSU薬を服用し12時間程度の作用のインスリンを眠前に用いる方法が有用であることが示されてきた．ただし，この方法（bedtime insulin追加）は日本ではあまり用いられることはなかったと感じる．糖質摂取の多い日本では夜間の肝臓からの糖産生よりも食後の血糖上昇に対応するインスリンの追加分泌補充が重要視されたからかもしれない．インスリン補充をすればSU薬が必要ないかというと，SU薬の有用性は門脈のインスリン濃度を末梢よりも高く保てる点が皮下注射によるインスリン投与とは異なるため，併用に一定の意義を認める専門家も存在した．腎機能障害のある場合には，SU薬やメトホルミンをはじめとし経口薬の中に制限のある薬物もあるので注意が必要である．

現在用いられる持効型インスリンによる基礎分泌補充は1日1回（特に朝）の皮下注射で達成できるので，その状態で経口糖尿病治療薬を併用することが多いと考えられる．BOT（basal supported oral therapy）と呼ばれることがある．その場合に食後の血糖上昇に対応できる薬物であるα-GI，グリニド薬，DPP-4阻害薬との単独や複数の併用は効果を上げやすいと考えられる．空腹時血糖を基礎インスリン補充により正常化することが前提である点に注意が必要である．

メトホルミンやSGLT2阻害薬は肥満を伴う場合に，ピオグリタゾンは脂肪肝を伴う場合や動脈硬化性疾患を併発する場合にもともと併用されていることがよくある．その場合にはそのままインスリンを追加し治療を継続することが多い．

● 併用上の注意

ところで，2型糖尿病という適用が確立された糖尿病治療薬では基本的にインスリンとの併用は認められていると解釈される．ただしインスリンとの併用治験を行っていない薬物もあるために実際の使用には慎重に行わなければならない．すでにインスリン治療を行っているときに経口糖尿病治療薬を加えると，インスリンの減量効果とそれに伴い低血糖の減少が期待できる．この場合にインスリンの減量を適切に行わないと逆に低血糖が増加する可能性がある．特にSGLT2阻害薬の場合に服用した直後からすぐに効果が発現するので，特に基

礎インスリン補充量をあらかじめ約20％ほど減量しておくことが妥当であるといわれている．

（松田昌文）

GLP-1受容体作動薬の種類を教えてください．

 血中半減期の長短によって臨床効果に特徴が認められることから，短時間作用型と長時間作用型に分類されて使い分けられます．

●市販・開発製剤

　GLP-1受容体作動薬は，消化管ホルモンであるGLP-1の受容体活性を亢進させて，膵β細胞からのインスリン分泌作用を促進するほか，膵α細胞からのグルカゴン分泌を抑制する作用も有している．さらに本製剤は，胃からの食物排出速度の遅延や中枢の食欲抑制作用により体重に対して抑制的に作用し，低血糖もきたしにくく，主に肥満2型糖尿病患者での単独使用，もしくは他の糖尿病薬との併用で有効性が認められている．現在，リラグルチド，エキセナチド，エキセナチドlong-acting release（LAR），リキシセナチドがわが国で処方可能となっているほか，デュラグルチドも臨床応用が決まっており，海外でアルビグルチドが用いられているなど，新たな製剤の開発が続いている．

●分子構造上の分類

　これらの製剤は，分子構造上，まずヒトGLP-1アナログ型かexendin-4型に分類できる．exendin-4はアメリカ毒トカゲの唾液腺から抽出されたペプチドで，ヒトGLP-1とはアミノ酸で53％の相同性を示し，やはりGLP-1受容体を活性化する作用がある．exendin-4型に属するのはエキセナチドLARおよびリキシセナチドであり，他はGLP-1アナログ型製剤である．特にアミノ酸構造が大きく異なるexendin-4型製剤では投与後の抗体産生が高率に認められることから，臨床効果への影響が懸念された．しかし現在までのところ，長期の治療経過中に抗体価は低下していく傾向が認められており，低抗体価症例での効果減弱は認められないことが報告されている[1]．

●作用持続時間

　こうした分子構造以上に臨床効果に影響を与える因子として，製剤の作用持続時間が注目されるようになっている．GLP-1受容体作動薬の血中半減期は，エキセナチドで1.3～1.4時間，リキスミアでは2.12時間（10μg投与時）～2.45時間（20μg投与時）と短いのに比べて，リラグルチドは約13～15時間と長く，そのため半減期の短いエキセナチドは1日2回の皮下注射を必要としている．また，週1回製剤であるデュラグルチドは半減期が4.5日とさらに長く，エキセナチドLARも製剤の徐放化により作用持続時間が延長されている．この作用持続時間の長短は，製剤の投与頻度を決定するだけでなく，薬力学的な作用にも密接に影響することが知られるようになった．

　短時間作用型（エキセナチド，リキシセナチド）と長時間作用型（リラグルチド，エキセナチドLAR，その他の週1回製剤）を対比した場合の臨床効果を表に示す（表1）[2]．両者の違

表1 短時間型および長時間型 GLP-1 受容体作動薬製剤の薬力学的作用比較

		短時間型 GLP-1 受容体作動薬	長時間型 GLP-1 受容体作動薬
製剤		エキセナチド, リキシセナチド	リラグルチド, エキセナチド LAR, デュラグルチド
半減期		2〜5 時間	12 時間〜数日
臨床効果	空腹時血糖値の改善	弱い	強い
	食後高血糖の改善	強い	弱い
	空腹時インスリン分泌促進	弱い	強い
	食後インスリン分泌	低下	上昇
	グルカゴン分泌	抑制	抑制
	胃内容排出遅延	強い	弱い
	血圧	低下	低下
	心拍数	不変またはわずかに上昇	上昇
	体重減少	−1〜5 kg	−2〜5 kg
	悪心の頻度	20〜50%	20〜40%

(文献 2 より引用改変)

いは,前者が主に胃内容の排出遅延作用によって食後の高血糖を是正する作用が強く認められるのに対して,後者はむしろ空腹時血糖値をはじめとした日中の血糖値を平均的に低下させることである.作用持続時間によって臨床効果に差が生じる現象には tachyphylaxis(脱感作)と呼ばれる機序が関係しており,GLP-1 を持続静注すると迷走神経の活性化レベルが速やかに低下して,胃内容の排出遅延効果が失われる.そのため,長時間作用型に比べて短時間作用型では悪心・嘔吐などの消化器症状がやや多く認められるものの,食後の血糖上昇を抑制する作用が強いことが知られている.この特徴を活用して,持効型インスリン製剤とGLP-1 受容体作動薬の併用による新たな注射療法も広く試みられるようになっている.

文献

1) Fineman MS, et al.:Clinical relevance of anti-exenatide antibodies:safety, efficacy and cross-reactivity with long-term treatment. *Diabetes Obes Metab* 2012;**14**:546-554.
2) Meier JJ:GLP-1 receptor agonists for individualized treatment of type 2 diabetes mellitus. *Nat Rev Endocrinol* 2012;**8**:728-742.

(浜口朋也・佐藤智己)

Chapter Ⅱ 糖尿病注射製剤(インスリン，GLP-1 受容体作動薬)の基礎知識

Q11 GLP-1 受容体作動薬デバイスの特徴を教えてください．

A GLP-1 受容体作動薬デバイスは，各製剤の用法用量に応じた特徴があり，それぞれのデバイスの特徴を正しく理解して使用する必要があります(図1)．

● 用量変更

　リラグルチド(ビクトーザ®)に用いられるデバイスは，同メーカーのフレックスペンタイプの注入器を活用し，用量を 0.3 mg，0.6 mg，0.9 mg と漸増できるように設計されている．リラグルチドの1日通常量は 0.9 mg とされるが，投与開始の際に用量を少量から漸増することで悪心や嘔吐などの消化器症状を低減できる．この消化器症状は用量依存性であるため，各患者での効果とあわせて考慮しながら，同じ1本のペンで適宜，用量を増減して用いる．リキシセナチド(リキスミア®)も同様に，ソロスタータイプの注入器を使用し，用量を 10 μg，15 μg，20 μg と漸増できるように設計されている．10 μg から開始して，1日通常量である 20 μg を目標に，効果と消化器症状などの副作用を考慮しながら用量調節する点ではリラグルチドと同様である．

　一方，エキセナチド(バイエッタ®)に用いられるデバイスは，通常の1回使用量である 5 μg タイプと，患者の状態に応じて増量する 10 μg タイプの2種類のデバイスが準備されており，用量に応じて使い分けるようになっている．用量変更の際にはデバイスを交換する必要があるが，いずれも単一用量なので投与量の間違いは起こりにくい．これらはいずれも

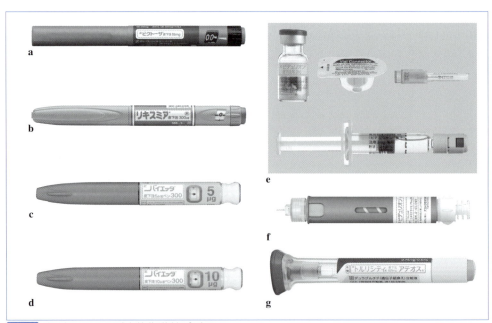

図1 各種の GLP-1 受容体作動薬デバイス
a：リラグルチド，b：リキシセナチド，c：エキセナチド 5 μg，d：エキセナチド 10 μg，e：エキセナチド LAR キット，f：エキセナチド LAR ペン，g：デュラグルチド．

従来のインスリン製剤に用いられる注入器を活用した製剤であり，デバイスに対する信頼性が高く，また用いる注射針も従来のインスリン製剤に用いられるペンニードル等の注射針を同じく使用する．

●使用性

エキセナチドLAR（ビデュリオン®）皮下注用には，当初，単一用量である2 mgのバイアルタイプのキット製剤が準備されていた．そのため，週1回の投与時には，専用懸濁液を用いてバイアル内の薬剤を溶解して，ふたたびシリンジ内に吸引するなど，多段階の準備作業が必要であった．特に高齢者などで煩雑な手技の習得が困難で，過誤が懸念されていた．最近，このエキセナチドLARに皮下注用の2 mgペンが新たに開発された．新しいビデュリオンペンのシステムでは，やはり薬剤の用時溶解作業（混和）を要するものの，1回使い切りでバイアルを省略した分だけ準備作業の手順が非常に簡略化され，患者自身が実施しやすくなっている．ただし，本製剤では製剤を徐放化する目的でマイクロスフェアの技術を用いており，使用時に十分な混和作業を必須としている．混和が不十分な場合に，効果が不安定となる可能性がある．また，一度混和した薬剤は速やかに注射する必要があり，混和したまま放置するとシリンジ内で固まって注射できなくなることがある．薬液は粘稠性があり，注入には付属の専用針を用いる．

最近，わが国で製造承認を受けたデュラグルチド（トルリシティ®）で使用されるデバイスは1回使い切りのオートインジェクター（自動注入）タイプの注入器を採用している．注射針はあらかじめ注入器に取り付けられているので，患者はキットの先端を腹壁などの刺入部位に当てて注入ボタンを押すだけで自動的に注射針が皮下に刺入でき，必要な1回分の薬液が注入される仕組みとなっている．使用する際の薬剤溶解や用量設定，注射針装着といった作業を必要とせず，注射針は注入後に注入器の中に自動的に収納されるため，患者は終始，注射針を見ずに自己注射を実施できる利点がある．

このように，GLP-1受容体作動薬製剤に用いられる注入デバイスにはそれぞれ異なる特徴があり，詳細は製薬会社のパンフレットやホームページなどで確認できる．デバイスの患者満足度に関する比較報告[1]もみられるが，むしろ製剤の効果と安全性を確保するためには，それぞれのデバイスの特徴や注意点を理解して用いる必要があり，十分な患者指導を実施する必要がある．

文献

1) Stauder U, *et al.*：Comparative assessment of lixisenatide, exenatide, and liraglutide pen devices：a pilot user-based study. *J Diabet Sci Tech* 2014；**8**：123-131.

（浜口朋也・貞廣克彦）

Q12 GLP-1受容体作動薬の治療組み立ての基本を教えてください．

A 併用している糖尿病治療薬（インスリンも可）の中からDPP-4阻害薬を中止して追加投与したり，インスリン強化療法中の追加インスリンから切り替えたりすることが多くあります．

● 2型糖尿病薬物療法のアルゴリズム

　欧米の2型糖尿病薬物療法の推奨アルゴリズムとしてADA/EASDポジションステートメント2015が発表された．その中で，ビグアナイド(BG)薬の後の第二選択薬にはGLP-1受容体作動薬を含む6種の治療薬が並列しており，GLP-1受容体作動薬が選択された後の追加薬剤としては，スルホニル尿素(SU)薬，チアゾリジン(TZD)薬，基礎インスリンの3剤が記載されている(図1)[1]．しかし，GLP-1受容体作動薬はどの糖尿病治療薬とも相性がよく，わが国では，患者個々の特性を考慮したうえで，DPP-4阻害薬以外の他のすべて糖尿病

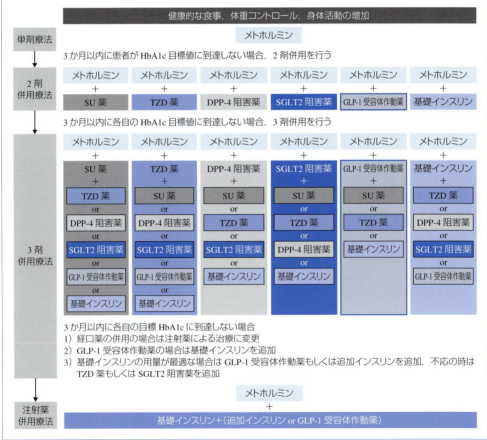

図1 欧米における2型糖尿病薬物療法の推奨アルゴリズム（ADA/EASDポジションステートメント2015）

（文献1より引用改変）

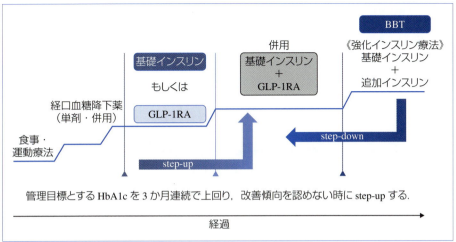

図2 GLP-1 受容体作動薬を利用した step-up と step-down

（文献2より引用改変）

治療薬に選択範囲を広げて併用することも可能である．GLP-1 受容体作動薬は，すべてが注射製剤なので，BG 薬や DPP-4 阻害薬を含む 1～4 種の経口血糖降下薬を併用していても，個々の目標 HbA1c 値に到達しない場面で，DPP-4 阻害薬から切り替える形で使用されることが多い．また，インスリン分泌能が残存しインスリン強化療法で概ね安定している 2 型糖尿病患者に限るが，1 日 3 回の追加インスリンを中止して本剤を追加する step-down 治療も可能である（図2）[2]．

●特徴と使い方

本剤の特徴は，インスリン注射の次に HbA1c 低下効果が強いということ，また食後高血糖に主に作用することで血糖日内変動が平坦化するほか，SU 薬やインスリンと併用しない限り，低血糖の心配がほとんどないということである．低血糖のリスクが小さいため，高齢者にも使用しやすい．週1回投与のエキセナチド（ビデュリオン®）やデュラグルチド（トルリシティ®）は，持効型インスリンを連日使用するよりも，低血糖リスクが少なく HbA1c 低下効果がより大きいことが報告されており，インスリン注射ができなくなった認知症や寝たきりの患者にも訪問診療の場で有効利用されている．

そして，この GLP-1 受容体作動薬に期待できる最大の特徴は，体重減少効果である．DPP-4 阻害薬にはない作用である胃運動低下や食欲中枢への作用により，易満腹感や食欲抑制といった効果が期待できる．特にその効果が大きいのは，短時間作用型の GLP-1 受容体作動薬である，エキセナチド（バイエッタ®）とリキシセナチド（リキスミア®）であり，食事療法がどうしてもうまくできない患者に対して食欲抑制効果を期待して使うこともある．逆に効果が強すぎて嘔気を訴えることもあるが，その際には，リラグルチド（ビクトーザ®）やエキセナチド（ビデュリオン®）などの長時間作用型に切り替えることで，嘔気を軽減することができる．本剤の最もよい適応は，インスリン分泌能が枯渇していない過体重の患者や，低血糖を避けたい患者になるが，長時間作用型のものは非肥満患者にも使用することがある．

文献

1) Inzucchi SE, et al.：Management of Hyperglycemia in Type 2 Diabetes, 2015：A Patient-Centered Approach. Update to a Position

Statement of the American Diabetes Association and the European Association for the Study of Diabetes. *Diabetes Care* 2015；**38**：140-149.
2) Raccah D, *et al*.：When basal insulin therapy in type 2 diabetes mellitus is not enough-what next?. *Diabetes Metab Res Rev* 2007；**23**：257-264.

（三好秀明）

GLP-1 受容体作動薬に併用する経口血糖降下薬とインスリンを教えてください．

DPP-4 阻害薬以外のすべての糖尿病治療薬と併用することにより，相加的もしくは相乗的な効果が期待できますが，製剤ごとに併用可能な薬剤が異なるので注意が必要です．

● GLP-1 受容体作動薬の併用療法

DPP-4 阻害薬との併用については，有効性や安全性が確立されておらず，現段階で併用は避けるべきと考える．本剤は低血糖のリスクが小さい糖尿病治療薬になるが，スルホニル尿素（SU）薬に上乗せする際は「インクレチン関連薬と SU 薬の適正使用についての勧告」通り SU 薬を少量に減量し，インスリンに上乗せする際は適宜（10% 程度）減量してから併用開始し，その後にインスリン量の微調整を行うことが重要である．

本剤を使用する際は，もともと数種類の経口血糖降下薬を使用していることが多いため，併用薬に関する保険適用上の縛りから選択できる GLP-1 受容体作動薬が絞られることが多い．現在，すべての糖尿病治療薬と併用可能なのは，リラグルチド（ビクトーザ®）だけだが，海外用量と比べわが国での最大使用量が少ないことから，体重減少効果には限界がある．逆に，体重減少に効果の大きい短時間作用型の GLP-1 受容体作動薬は海外用量で使用可能だが，併用制限が比較的多い（併用可能薬については **Q12** 参照）．また，インスリン製剤と併用可能な GLP-1 受容体作動薬が登場する以前は，GLP-1 受容体作動薬で治療中に手詰まりとなった際に，GLP-1 受容体作動薬を中止してインスリン製剤に完全に切り替えるしか方法がなかった．様々な利点があるにも関わらず，これまでわが国での使用が多くなかった理由としては，注射薬であること，薬価が高いこと，過体重患者が欧米ほど多くないこと，などもあがるが，保険適応上の併用薬制限があったこと，これが最大の理由であったと考える．実際，2014 年秋のビクトーザ®の併用拡大後から，使用者が増えている．

● インスリンとの併用

インスリンとインクレチン関連薬の併用については，質のよい HbA1c 低下効果だけでなく，体重増加や低血糖のリスクが減ることが知られているが，インスリンとの併用が認められている GLP-1 受容体作動薬は，現在はビクトーザ®とリクシセナチド（リキスミア®）だけである．リキスミア®は主に注射直後の食後高血糖を著明に低下させるが，夕食後や空腹時の血糖低下効果は弱く，反対に，ビクトーザ®は食後高血糖を中心に空腹時血糖値も低下させるが朝食後高血糖の低下はリキスミア®ほどではない．そのため，患者個々の血糖プロファイルによって両剤を使い分けることが必要である．

2014 年，基礎インスリン + GLP-1 受容体作動薬の併用と，基礎インスリン + 3 回追加インスリン（強化療法）を比較したメタ解析結果が報告された．基礎インスリン + GLP-1 受容

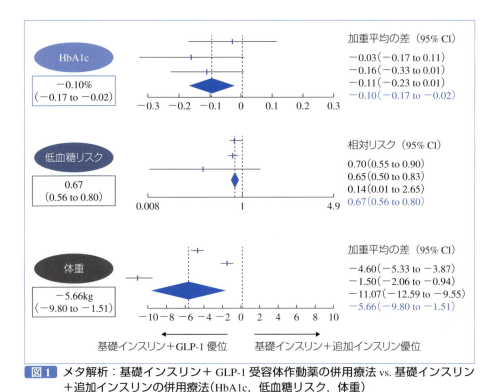

図1 メタ解析：基礎インスリン＋GLP-1 受容体作動薬の併用療法 vs. 基礎インスリン ＋追加インスリンの併用療法(HbA1c, 低血糖リスク, 体重)

(文献1より引用改変)

体作動薬の併用のほうが，有意に低血糖リスク低下(-33%)や体重減少(-5.7 kg)を示した上に，HbA1c 低下(-0.1%)も有意であった(図1)[1]．このことから，本剤にインスリンを上乗せ，もしくはインスリンに本剤を上乗せしていく従来の step-up 治療のほか，1日4回の頻回注射療法から基礎インスリン＋GLP-1 受容体作動薬の併用療法に step-down できる患者もいることがわかってきた．この併用療法で重要なのは空腹時血糖を基礎インスリンでしっかりと調整しておくことと，インスリン分泌枯渇例を選ばないことである．1日3～4回注射から，朝同時1回に注射回数を減らすことで，QOL が向上することも期待されている．しかし，GLP-1 受容体作動薬は世界的にもまだ 10 年を超える長期使用の例はなく，今後も引き続き安全性にも注意を払って使用する必要がある．

文献

1) Eng C, *et al.*：Glucagon-like peptide-1 receptor agonist and basal insulin combination treatment for the management of type 2 diabetes：a systematic review and meta-analysis. *Lancet* 2014；**384**：2228-2234.

(三好秀明)

Chapter III
ビグアナイド(BG)薬を活用する

Chapter Ⅲ　ビグアナイド(BG)薬を活用する

Q14　BG 薬の作用機序を教えてください．

A BG 薬はインスリン抵抗性改善系の薬剤に分類されており，血糖低下作用は肝臓での糖新生抑制と脂肪合成抑制によるインスリン感受性亢進と考えられています．

● BG 薬の作用機序

1) 糖新生抑制機序

　糖新生とは乳酸やピルビン酸，アミノ酸，グリセロールなどを基質としてグルコースを合成する代謝過程であるが，その抑制には AMP 活性化プロテインキナーゼ(AMPK)が関与している．BG 薬(メトホルミン)による肝細胞における AMPK 活性化は，CRTC2(CREB 調節性転写共役因子 2，別名 TORC2)リン酸化により CRTC2 の核移行を阻害して肝糖産生を抑制する[1](図1)．また，Duca[2]らは，ラットを用いた実験でメトホルミンによる十二指腸腸管粘膜の AMPK の活性化に伴う肝糖産生の減少を報告した．肝糖産生の減少は十二指腸腸管粘膜の AMPK の活性化や，GLP-1 受容体-プロテインキナーゼ A(PKA)シグナルを介した腸管－脳－肝臓の神経的クロストークが考えられている．また，AMPK を介さない糖新生抑制作用機序も報告されている．メトホルミンはミトコンドリアの呼吸鎖複合体Ⅰ

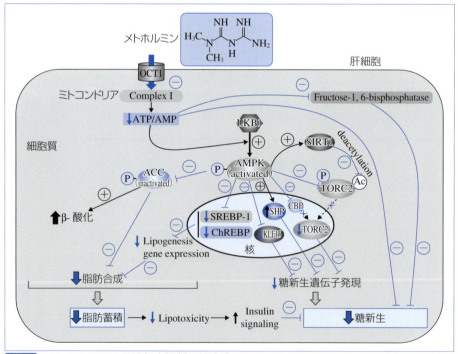

図1　メトホルミンの肝糖新生抑制の機序①

細胞質にある TORC2(別名 CRTC2；CREB 調節性転写共役因子 2)が脱リン酸化して核内へ移行する．TORC2-CREB-CBP 複合体により糖新生系酵素の遺伝子 PEPCK や G6Pase の遺伝子発現を促進する．メトホルミンにより活性化された AMPK によりこの経路が抑制される．

(文献 1 より引用改変)

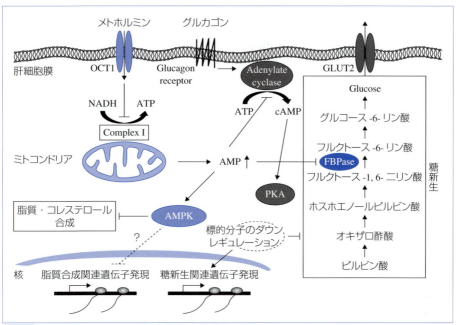

図2 メトホルミンの肝糖新生抑制の機序②
AMPK：AMP 活性化キナーゼ，Complex I：呼吸鎖複合体 I，Adenylate cyclase：アデニル酸シクラーゼ，FBPase：fructose-1,6-bisphosphatase.

（文献 3 より引用改変）

（complex I）の作用を阻害して AMP 濃度を増加させることでグルカゴン受容体にリンクしている酵素 AC（アデニル酸シクラーゼ）活性を抑制する．その結果，第 2 メッセンジャーの cAMP は減少し，グルカゴンシグナルの抑制とともに糖新生に関与する酵素 FBPase（フルクトース -1，6- ビスホスファターゼ）活性も低下させて糖新生が低下すると考えられている[3]（図 2）．

2）脂肪合成抑制によるインスリン抵抗性改善

脂肪合成抑制によるインスリン抵抗性改善の主な機序は，活性化された AMPK が脂肪酸合成に関与する酵素 ACC（acetyl-CoA carboxylase）をリン酸化することでその機能を抑制し，肝細胞のミトコンドリアの脂肪酸 β 酸化を亢進させるためと考えられている．肝内脂肪酸が減少することで中性脂肪合成と VLDL 産生が低下する．したがって，肝内脂肪量の減少は肝臓のインスリン抵抗性改善に寄与する．

3）骨格筋における AMPK の活性化

骨格筋における AMPK の活性化はグルコースの骨格筋内へ取り込みを亢進させ，筋肉でのインスリン感受性を高める．

文献

1) Viollet B, et al.：Cellular and molecular mechanisms of metformin：an overview. *Clin Sci* 2012；**122**：253-270.
2) Duca FA, et al.：Metformin activates a duodenal Ampk-dependent pathway to lower hepatic glucose production in rats. *Nat Med* 2015；**21**：506-511.
3) Miller RA, et al.：Biguanides suppress hepatic glucagon signalling by decreasing production of cyclic AMP. *Nature* 2013；**494**：256-260.

（太田明雄・田中　逸）

Q15 BG薬のエビデンスを教えてください.

A BG薬（メトホルミン）はインスリン，スルホニル尿素薬による治療に比べ心筋梗塞や糖尿病合併症のリスクを減少させることを示し，体重も増加させないことが明らかになりました.

●メトホルミンに関連した大規模臨床研究

1) Multicenter Metformin Study

1995年に米国で発表されたMulticenter Metformin Study[1]はメトホルミンの血糖改善効果と安全性が示された最初の大規模臨床試験である．中等度の肥満を伴う2型糖尿病患者を対象に，スルホニル尿素(SU)薬群(グリブリド；グリベンクラミドと同薬で10～20 mg/日)とSU薬から850～2,250 mg/日の高用量メトホルミンに変更されたメトホルミン群，およびSU薬にメトホルミンを併用した併用群が比較された．空腹時血糖とHbA1cはメトホルミンへの変更で軽度低下したが，メトホルミンとの併用では大きく改善した(図1).

2) UKPDS34

1998年に発表されたUKPDS34[2]では，肥満2型糖尿病患者を対象とし，食事療法中心の従来療法群とメトホルミン，SU薬，インスリンなどによる強化療法群に分け，糖尿病関連エンドポイント，糖尿病関連死亡，全死亡，さらに心筋梗塞，脳卒中，末梢循環障害，細小血管障害の発症が比較された．メトホルミン使用群では糖尿病関連エンドポイントは－32%，心筋梗塞が－39%，全死亡が－36%と，いずれも有意な抑制がみられた(図2)．さらに他の治療群に比べて体重増加が少なかった．UKPDSが終了してから10年後の追跡結果がUKPDS80[3]として発表された．元メトホルミン群と元従来療法群の間でその後のHbA1cに差がなくなったにもかかわらず，2007年の時点でも元メトホルミン群では糖尿病関連エンドポイントや心筋梗塞発症，全死亡のリスクが元従来群に比べて有意に抑制されて

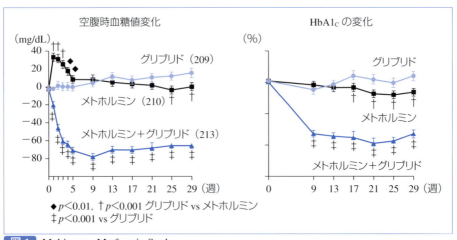

図1 Multicenter Metformin Study
空腹時血糖とHbA1cはメトホルミンへの変更で軽度低下したが，メトホルミンとの併用では大きく改善した．
(文献1より引用改変)

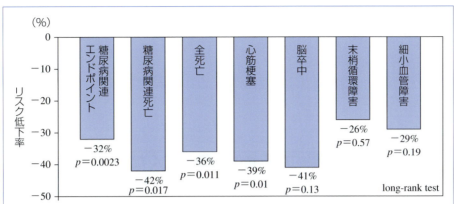

図2 UKPDS34　メトホルミン強化療法群における合併症リスクの低下－従来療法との比較

メトホルミン使用群では糖尿病関連エンドポイントは－32%，心筋梗塞が－39%，全死亡が－36%と，いずれも有意な抑制がみられた．

(文献2より引用改変)

いた．かかるメトホルミンの動脈硬化抑制効果が認められた背景から，2008年に発表された米国糖尿病学会(ADA)，欧州糖尿病学会(EASD)合同2型糖尿病の血糖コントロールに関する治療アルゴリズムではメトホルミンが血糖コントロールの第一選択薬にされている．

3) Diabetes Prevention Program (DPP)

2002年のDPPでは，肥満を伴う耐糖能異常および空腹時高血糖症例を対象にプラセボ群，生活習慣介入群，メトホルミン群の3群に分けて糖尿病発症抑制に関する約3年間の前向き検討の結果が報告された．生活習慣介入群では食事療法と運動療法が強力に行われ，最低7%の体重減少とその維持が目標とされた．メトホルミン群はメトホルミン1日850～1,700 mgが用いられた．プラセボ群とメトホルミン群はともに標準的な生活習慣改善のアドバイスが行われた．3年間における糖尿病累積発症率はプラセボ群と比べて，生活習慣介入群は58%，メトホルミン群では31%低下した．体重減少の程度はプラセボ群では調査期間中1 kg未満であったのに対して，メトホルミン群は平均2.5 kg減少した．生活習慣介入群では最初の1年間で7 kg減少したがその後増加した．2009年にDPP開始後10年における糖尿病累積発症率がDPP outcome studyとして報告された．DPP終了後も7年間3群の治療がそれぞれ継続されたが，糖尿病累積発症率はプラセボ群と比べて，生活習慣介入群は34%，メトホルミン群では18%低下しており，10年を経過しても介入効果がなお維持されていることが示された．

文献

1) DeFronzo RA, *et al.*：Efficacy of metformin in patients with non-insulin-dependent diabetes mellitus. The Multicenter Metformin Study Group. *N Engl J Med* 1995；**333**：541-549.
2) UK prospecyive diabetes Study (UKPDS) Group：Effect of intensive blood-glucose control with metformin on complications in overweight

patients with type 2 diabetes(UKPDES 34). *Lancet* 1998；**352**：854-865.
3) Holman RR, Paul SK, Bethel MA, *et al.*：10-year follow up of intensive glucose control in type 2diabetes. *N Engl J Med* 2008；**359**：1577-1589.

（太田明雄・田中　逸）

BG薬が効果的な患者像を教えてください．

腎機能障害患者や高齢者など，副作用の面からBG薬を投与すべきでない患者を除けば，ほとんどすべての2型糖尿病患者に効果的です．

● ほとんどすべての2型糖尿病患者に効果的

　BG薬は「インスリン抵抗性改善系薬剤」とみなされており，インスリン抵抗性（≒肥満）のある患者のための薬剤，というイメージがあるが，これは誤解をまねく考え方である．BG薬の主要な血糖改善機序は「肝臓における糖新生の抑制」（乳酸やグリセロール，アミノ酸などからグルコースを合成する反応（糖新生）を抑制し，肝臓からの糖放出率を低下させることにより空腹時血糖値を低下させる）であるが，この作用はインスリンとは独立して発揮され

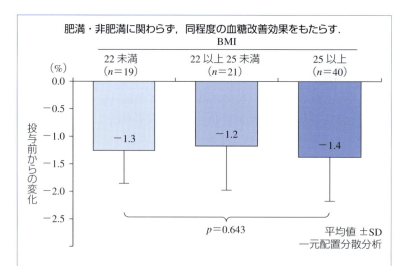

図1　BMI別HbA1c変化量（長期投与試験・単独投与）

（大日本住友製薬資料（承認書室資料））

る．また，患者の肥満度にかかわらず血糖改善効果をもたらすことも知られている（図1）．

BG薬には心血管イベント予防効果が認められ，がんに対して予防的に働く可能性も示唆されており，幅広い患者に対して効果が期待できる．薬価が低廉である点も，医療経済が厳しい状況にある昨今，有利な点である．

（林　道夫）

BG薬の標準的な処方例を教えてください．

 少量から開始して，可能な限り増量するのが基本です．

許容範囲で増量

BG薬の血糖改善効果は用量依存的に発揮される（図1）．一方，吐気・下痢などの腹部症状も用量依存的に出現する傾向がある．筆者は，「初回処方時は，メトホルミン1日750 mg

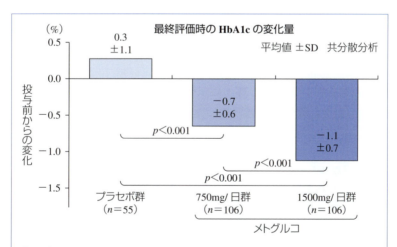

図1　用量依存的な血糖改善効果

用量反応検討試験：食事・運動療法に加え，メトグルコを単剤で投与．
投与開始前から750 mg/日群では0.7%，1,500 mg/日群では1.1%，HbA1cの低下が認められた．
プラセボとの差は750 mg/日群では1.0%，1,500 mg/日群では1.4%であった．

（大日本住友製薬資料（承認書室資料））

までの用量にとどめ，腹部症状が出現した場合は適宜減量，中断してよい」と指導している．BG薬の場合，服薬量や服薬時間が日毎に変動しても，それによる悪影響はほとんどないと考えている．多くの場合，腹部症状は投与開始直後や増量直後に出現するが，患者自身に服薬量を自己調節させることで，個々人それぞれの許容可能用量がわかってくるようである．許容できる範囲内で可能な限り増量することで，血糖改善効果が期待できる．

（林　道夫）

Q18 BG薬の高用量処方のコツを教えてください．

 食事運動療法で治療を開始し500 mgより開始．HbA1c，腎機能，血中乳酸値を経過観察しつつ4〜8週で1,000 mg，1,500 mgへ増量します．

●高用量処方のコツ

メトホルミンによる乳酸アシドーシスはまれであるが，一部は重篤な基礎疾患の合併で起こっており，脱水への啓蒙と腎機能の評価は必須である[1)]．シックデイ時の休薬や造影剤使用時の休薬について，また，アルコール摂取量の多いケースには重症の低血糖をきたす可能性があり，患者に教育しておく必要がある．比較的若く，肥満傾向の2型糖尿病患者には，下痢や味覚異常，食欲不振等の消化器症状の副作用が多いが，食欲亢進がなく体重増加をきたしにくいうえに，安価であるので使用しやすい．

食事運動療法で治療を開始し，表1に示す禁忌症例を除外して500 mgより開始する．HbA1c，腎機能，血中乳酸値を経過観察しつつ4〜8週で1,000 mg，1,500 mgへ増量する．

表1　BG薬の除外基準＊

腎機能障害を有する患者（Cr男性1.3 mg/dL以上，女性1.2 mg/dL以上）
肝機能障害を有する患者AST（GOT）またはALT（GPT）が各測定機関の基準値上限の2.5倍以上の患者
肝硬変患者
アルコール常用者（1日平均アルコール換算でビール大瓶2本以上）
添付文書の禁忌に設定されている患者
（1）次に示す状態の患者
　　1）乳酸アシドーシスの既往
　　2）中等度以上の腎機能障害
　　3）透析患者
　　4）重度の肝機能障害
　　5）ショック，心不全，心筋梗塞，肺塞栓等の心血管系，肺機能に高度の障害のある患者およびその他の低酸素血症を伴いやすい状態
　　6）過度のアルコール摂取者
　　7）脱水症，脱水状態が懸念される下痢，嘔吐などの胃腸障害のある患者
（2）重症ケトーシス，糖尿病昏睡または前昏睡，1型糖尿病の患者
（3）重症感染症，手術前後，重篤な外傷のある患者
（4）栄養不良状態，飢餓状態，衰弱状態，脳下垂体機能不全または副腎機能不全の患者
（5）妊婦または妊娠している可能性のある婦人
（6）本剤の成分またはBG系薬剤に対し過敏症の既往歴のある患者

＊：メトグルコ®国内第II相臨床試験の除外基準と添付文書を参考とした．

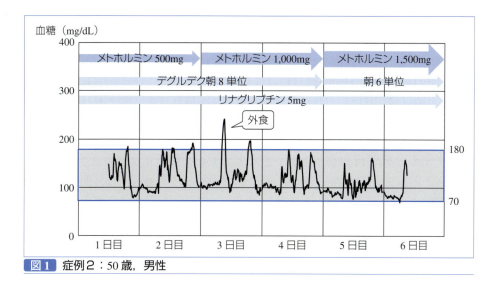

図1 症例2：50歳，男性

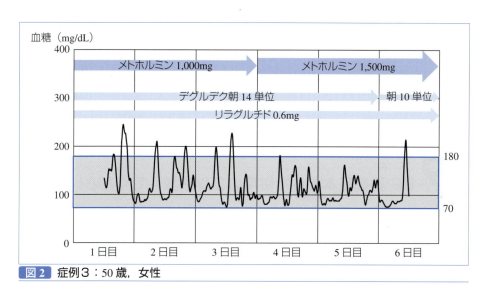

図2 症例3：50歳，女性

以下に実際の症例を示す．

● 症例1：52歳，男性(BMI 23.2)

[診断名] 2型糖尿病，橋本病，高尿酸血症．

[検査値] 5月2日，空腹時CPR 1.74 ng/mL，FPG 144 mg/dL，CPI(=空腹時CPR/FPG×100)[2] 1.21，SUIT(=1,485×空腹時CPR/FPG－61.8)[3] 31.43%．

[経過] リナグリプチン(トラゼンタ®) 5 mg，イプラグリフロジン(スーグラ®) 50 mg，メトホルミン(メトグルコ®) 500 mgから1,000 mgへ増量し，HbA1cは4月4日の7.2%から6月6日に6.8%，7月7日には6.6%へ低下した．

● 症例2：50歳，男性(BMI 28.25)

[診断名] 2型糖尿病，高血圧症，脂質異常症，睡眠時無呼吸症候群．

[経過] 強化インスリン療法，リナグリプチン5 mgにメトホルミン500 mg併用から，イン

スリンデグルデク（トレシーバ®），リナグリプチン 5 mg，メトホルミンを 500 mg（2 日間），1,000 mg（2 日間），1,500 mg（2 日間）に増量した．実際にメトホルミンが用量依存的に食後血糖を降下させた〔持続血糖モニター（CGM）を図1に示す〕．

●症例 3：50 歳，女性（BMI 28.0）

診断名　2 型糖尿病，高血圧，脂質異常症，甲状腺機能低下症，非アルコール性脂肪性肝疾患（NAFLD），気管支喘息．

検査値　7 月 24 日，空腹時 CPR 1.23 ng/mL，FPG 123 mg/dL，CPI 1.0，SUIT 29.85%．

経　過　デグルデク朝 14 単位，GLP-1 受容体アナログ製剤リラグルチド（ビクトーザ®）朝 0.6 mg，メトホルミン 1,000 mg（朝 250 mg，昼 250 mg，夕 500 mg）（3 日間）から 1,500 mg（朝 500 mg，昼 500 mg，夕 500 mg）（3 日間）に増量した CGM を図2に示す．用量依存的に食後血糖の低下が起こっている．

以上から，BG 薬の用量を増やすと，HbA1c のみならず血糖変動も改善しうる．

文献

1) Kajbaf F, et al.：Metformin therapy and kidney disease：a review of guidelines and proposals for metformin withdrawal naround the world. *Pharmacoepidemiol Drug Saf* 2013；**22**：1027-1035.
2) 谷山松雄，他：インスリン感受性の評価　HOMA-R と HOMA-β．日本臨牀 2008；**66**（増刊）：208-214.
3) Funakoshi S, et al.：Utility of indices using C-peptide levels for indication of insulin therapy to achieve good glycemic control in Japanese patients with type 2 diabetes. *J Diabetes Invest* 2011；**2**：297-303.

（山辺瑞穂・三玉康幸）

BG 薬を基本とした併用のコツを教えてください．

　基本的に腎機能が悪くないケースにはすべての組み合わせができるのが利点です．

●腎機能悪化例以外は可能

基本的に肥満者でクレアチニン 1.2 mg/dL 以下で腎機能が悪くなければ，メトホルミン 250〜500 mg は併用してよい．年齢の目安は 75 歳だが，80 歳でも肥満があり，腎機能が問題なければ併用することがある．DPP-4 阻害薬やグリニド薬，α-グルコシダーゼ阻害薬（α-GI）の食後高血糖改善薬との併用も門脈から肝臓への糖の流れから理にかなっている[1]．内臓肥満からのインスリン抵抗性に伴う糖毒性解除には食欲低下作用のある GLP-1 受容体アナログ製剤や体重減少が期待できる．SGLT2 阻害薬の併用も相性がよい[2]．また，すでにインスリン依存状態にあり，強化インスリン療法が必要な患者でも食事療法が守りにくい肥満傾向の患者はおり，BG 薬の併用でインスリン抵抗性が軽減できれば，投与インスリン量，特に基礎インスリン量の減量が期待できる[3]．

以下に実際の症例を示す．

●症例 1：59 歳，女性（BMI 27.3）

診断名　2 型糖尿病，高血圧性心疾患，脂質異常症，右内頸動脈閉塞．

検査値　前年 6 月 3 日，空腹時 CPR 0.88 ng/mL，FPG 153 mg/dL，CPI 0.58，SUIT 14.33%．

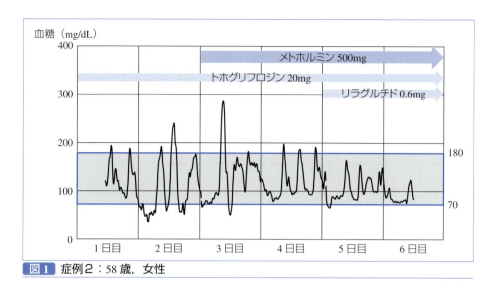

図1 症例2：58歳，女性

経過 インスリンアスパルト（ノボラピッド®），デグルデクの強化インスリン療法，リナグリプチン5 mgに併用していたメトホルミンを1,000 mgから1,500 mgへ増量．当年6月9日のHbA1c 7.4%から7月4日には7.0%へ低下した．

● 症例2：58歳，女性（BMI 31.0）

診断名 2型糖尿病，NASH，高血圧症，睡眠時無呼吸症候群．

検査値 5月28日，空腹時CPR 2.67 ng/mL，FPG 90 mg/dL，CPI 2.97，SUIT 40.6%．

経過 2年前にはHbA1c 6.0%であったが，随時血糖423 mg/dL，HbA1c 14.4%，尿ケトン陽性で入院した．強化インスリン療法で糖毒性解除後メトホルミン1,000 mg併用．最終的にはインスリンを中止しリラグルチド0.9 mg，メトホルミン500 mg，トホグリフロジン（アプルウェイ®）20 mgで退院した．トホグリフロジン20 mg単独（2日間），メトホルミン500 mg上乗せ（2日間），さらにリラグルチド0.6 mg上乗せ（2日間）でとった持続血糖モニター（CGM）を図1に示す．薬の併用の相乗効果がよくわかる．

● 症例3：64歳，男性（BMI 29.5）

診断名 糖尿病（抗GAD抗体弱陽性），高血圧症，睡眠時無呼吸症候群．

検査値 5月30日，空腹時CPR 1.17 ng/mL，FPG 154 mg/dL，CPI 0.76，SUIT 18.84%，抗GAD抗体3.1 U/mL（正常値1.5未満）．

経過 近医よりHbA1c 8.1%と混合型インスリン（ノボリン30R®）朝16単位，夕16単位の2回注射にシタグリプチン（ジャヌビア®）50 mg併用で血糖コントロール不良であり紹介入院．強化インスリン療法からデグルデク，リラグルチド，メトホルミン1,000 mgへ変更後，抗GAD抗体3.0 ng/mLと弱陽性が判明したため，リスプロミックス25（ヒューマログミックス25®）朝夕2回打ち，メトホルミン1,000 mg，シタグリプチン50 mg，ボグリボース（ベイスン®）0.3 mg昼食直前へ変更した．図2にその経過のCGMを示す．低血糖，高血糖もなくCGMは24時間を通して平坦となった．

どの薬が血糖変動に対してどのように効くかを考慮しながら併用すると「糖尿病をなかったことにする治療」が可能となる．

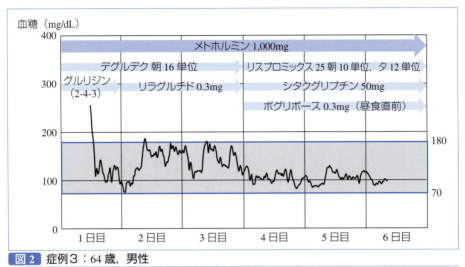

図2 症例3：64歳，男性

文献

1) 河盛隆造：2型糖尿病．MEDICAMENT NEWS 2015；**2182**：9-10．
2) 河盛隆造："糖のながれ"からみる食後高血糖の病態．*Life Style Medicine* 2014；**8**：2-7．
3) Liu C,*et al*．：Efficacy and Safety of Metformin for Patients with type 1 Diabetes Mellitus：A Meta-Analysis, DIABETES TECHNOLOGY AND THERAPEUTICS 2015；**17**：142-148．

（山辺瑞穂・三玉康幸）

Q20 BG薬の注意すべき副作用とその対策を教えてください．

A 服用開始後の消化器症状に注意し，少量から開始し，段階的に増量します．また，乳酸アシドーシスを起こしやすい患者背景・病態を理解し，服薬や生活習慣などの指導を十分に行います．

●服用開始後の消化器症状の出現に注意をはらう

　BG薬の最も多い副作用は，下痢，胃腸障害などの消化器症状であり，投与開始の比較的早期から出現するため，服薬アドヒアランスの低下にもつながる．実際，服用患者の20〜30％に消化器症状が出現し，5％は内服継続が困難とされている．消化器症状は，投与量に依存することが多いため，少量（250 mg/日）から開始し，段階的に増量することにより，慣れが得られる可能性が高く，高用量の内服が可能となる．

●乳酸アシドーシスを起こしやすい患者背景・病態を理解する

　BG薬であるフェンホルミンでは高頻度に乳酸アシドーシスがみられたが，現在多用されているメトホルミンによる発生頻度は低く，適応を誤らなければ発症は少ない．システマティックレビューでは，メトホルミン使用による乳酸アシドーシスの増加は否定されている[1]．しかし，いったん発症すると予後不良で致命的となりうるため，ハイリスク患者を熟

表1 欧米において提唱されているCKD分類に応じたメトホルミンの使用法の一例

CKD分類	eGFR(mL/分/1.73 m^2)	使用に際しての注意点
G1, G2	≧ 60	使用制限はなし
G3a	45 ≦ eGFR < 60	腎機能が不安定な症例は投与を避ける． 腎機能の推移は慎重にモニタリングする．
G3b	30 ≦ eGFR < 45	新規に投与はしない． もともと投与されていた場合は，継続してもよいが，投与量は減量(使用量もしくは最大用量の50%)する． 腎機能の推移は慎重にモニタリングする．
G4, G5	< 30	使用しない

(文献1, 3より引用改変)

知し，投与を避ける必要がある．

1) 腎機能障害, 透析患者

メトホルミンは代謝されず，未変化体のまま腎臓から排泄されるため，腎機能障害例では，薬剤の排泄が減少し，血中濃度が異常に上昇する可能性がある．日本糖尿病学会のRecommendationでは，メトホルミンは，中等度以上の腎機能障害では投与禁忌であり，血清クレアチニン値が男性1.3 mg/dL以上，女性1.2 mg/dL以上では，投与は推奨されていない[2]．ただし，高齢者では，血清クレアチニン値が正常範囲内であっても，実際の腎機能が低下していることがあり，eGFRを考慮して腎機能評価を行う必要がある．欧米では，eGFRに基づいた調整が提唱されている(**表1**)[1,3]．透析患者も次の透析までの数日間，薬剤が蓄積することから禁忌となる．

2) 肝機能障害, 過度のアルコール摂取者

乳酸は主に肝臓で代謝されるため，肝機能障害時は，肝臓における乳酸代謝能の低下により，乳酸アシドーシスをきたしやすい．重度の肝機能障害(医薬品などの副作用の重篤度分類基準でグレード2：AST(GOT)またはALT(GPT)が基準値の2.5倍以上)では，投与禁忌である．過度のアルコール摂取者も乳酸代謝能が低いため，処方時にアルコール摂取量の情報収集が重要であり，過度の摂取を避けるよう指導する．

3) 心肺機能障害

心不全，心筋梗塞や肺塞栓など心肺機能に高度の障害がある患者は低酸素血症を伴いやすく，嫌気的解糖系が亢進する．その結果，乳酸産生が増加し，また循環不全により肝臓での乳酸処理能が低下するため禁忌である．また，敗血症によるショック時も低酸素血症をきたしやすいため禁忌となる．

4) 高齢者

日本国内の報告では，65歳以上の高齢者において，メトホルミンによる有効性，安全性に関する年齢の影響は認められず，乳酸アシドーシス発症はなく，乳酸値の有意な上昇は認められていない．しかし，高齢者では，肝機能や腎機能，呼吸機能の予備能が低下していることが多く，日本糖尿病学会のRecommendationでは，75歳以上の高齢者では原則として新規の患者への処方は推奨されていない[2]．

5) ヨード造影剤使用患者

ヨード造影剤を用いて検査を行う患者においては，BG薬の併用により，乳酸アシドーシスを起こすことがあるため，緊急に検査を行う必要がある場合を除き，原則，一時的に中止

する(造影剤投与 2 日前より).また,ヨード造影剤投与後 48 時間は BG 薬の投与を再開せず,投与再開時には患者の状態に注意する必要がある.

6) その他

脱水や脱水状態が懸念される下痢,嘔吐等の胃腸障害がある患者,外科手術(飲食物の摂取が制限されない小手術を除く)前後の患者では禁忌である.投与前に,脱水予防のため,日常生活において適度な水分摂取をすること,また脱水が懸念される際は,服用を中止し主治医に相談するなど患者や家族に指導することが重要である.また,日頃の体調に問題はなくても,脱水,下痢,嘔吐等の胃腸障害,水分摂取不良などを呈するシックデイ時には休薬する必要がある.

文献

1) Inzucchi SE, *et al.*：Metformin in Patients With Type2 Diabetes and Kidney Disease. *JAMA* 2014；**312**：2668-2675.
2) 日本糖尿病学会：ビグアナイド薬の適正使用委員会から,2014.
3) Lipska KJ, *et al.*：Use of metformin in the setting of mild-to-mederate renal insufficiency. *Diabetes Care* 2011；**34**：1431-1437.

（田島一樹・寺内康夫）

BG 薬の抗腫瘍効果を教えてください.

A BG 薬であるメトホルミンは,基礎および臨床研究で抗腫瘍効果が示唆されていますが,現時点では限定的なエビデンスにすぎず,"抗癌薬"として推奨されるには至っていません.

近年,糖尿病と癌罹患リスクとの関連が明らかになってきている.2013 年には,日本糖尿病学会と日本癌学会より「糖尿病と癌に関する委員会報告」が発表された.その中で,特定の糖尿病治療薬が癌罹患リスクに影響を及ぼすか否かについてのエビデンスは,現時点では限定的とされているが,BG 薬であるメトホルミンは,基礎・臨床研究において抗腫瘍効果が示され,抗癌薬としての役割が期待されている.

 メトホルミンの抗腫瘍効果の作用機序(図 1)[1]

メトホルミンが血中インスリン濃度や血中 IGF-1 濃度を減少させ,その結果,インスリン受容体や IGF-1 受容体を介する細胞増殖経路のシグナル伝達を抑制させることが報告されている.また,癌細胞に対して,AMPK 活性化を介して細胞の成長や増殖を制御する mTOR (mammalian target of rapamycin) シグナルを抑制するなど,直接的な作用も示唆されている.

メトホルミンによる抗腫瘍効果の報告〜基礎研究データ〜

2000 年前半に,メトホルミンの主要な標的分子とされる AMPK の上流調節因子として,腫瘍抑制因子である LKB-1 が同定され,それ以降,細胞実験や動物実験において,メトホルミンによる癌細胞の増殖抑制をはじめ,抗腫瘍効果が示されている.われわれの動物実験においても,メトホルミンによる高脂肪食誘導性の肝腫瘍形成を抑制することが示された[2].しかし,多くの基礎研究において,ヒトと動物におけるメトホルミン感受性の違いか

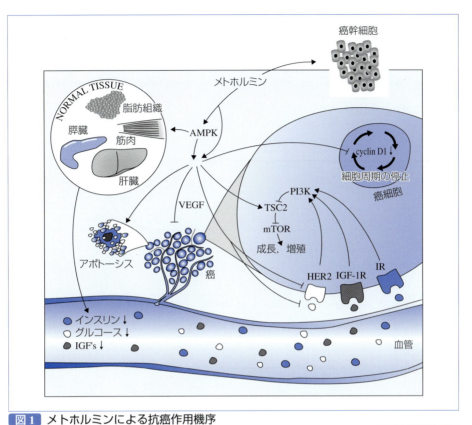

図1 メトホルミンによる抗癌作用機序

IGF-1R：IGF-1受容体，IR：インスリン受容体，VEGF：血管内皮細胞増殖因子，HER2：epithelial growth factor receptor 2，PI3K：phosphoinositide 3-kinase，TSC2：tuberous sclerosis complex 2，mTOR：mammalian target of rapamycin．

（文献1より引用改変）

ら，臨床用量と比較して高用量が投与されていることは留意すべき点である．

メトホルミンによる抗腫瘍効果の報告〜臨床研究データ〜

近年，メトホルミンによる癌発症や死亡リスクを検討した臨床研究データが散見され，メタアナリシスでは，メトホルミン服用者で癌発症リスクは0.67倍，癌死亡リスクは0.66倍と低いことが示されている．しかし，現時点でのエビデンスは観察研究が主体であり，バイアス残存に留意する必要がある．実際，最近のメタアナリシス[3]によると，観察研究を対象とした検討ではメトホルミンによる癌発症および死亡リスクの低下を認めたが，ランダム化比較対照試験での検討では有意な差は認められなかった．現在，種々のランダム化比較対象試験の結果も報告されており，最近では，進行膵癌患者の生存期間の延長はみられなかったという報告がある一方で，大腸ポリープ切除後の新規ポリープ発症が抑制されることが報告されている．

今後の展望

メトホルミンによる抗腫瘍効果は，期待されているもののエビデンスは限定的であり，"抗癌薬"として推奨されるまでには至っていない．現在，メトホルミンによる種々の癌予防を検討した臨床研究も進行中であり，今後の研究の進展が望まれる．

文献

1) Jalving M, *et al.*：Metformin：taking away the candy for cancer? *Eur J Cancer.* 2010；**46**：2369-2380.
2) Tajima K, *et al.*：Metformin prevents liver tumorigenesis induced by high-fat diet in C57Bl/6 mice. *Am J Physiol Endocrinol Metab.* 2013；**305**：E987-998.
3) Franciosi M, *et al.*：Metformin therapy and risk of cancer in patients with type 2 diabetes：systematic review. *PLoS One.* 2013；**8**：e71583.

〔田島一樹〕

Chapter IV
DPP-4阻害薬を活用する

22 DPP-4 阻害薬の作用機序を教えてください.

A 活性型の GLP-1 や GIP レベルを増加させ,インスリン分泌を促進するのが主たる作用機序ですが,それ以外にインクレチンの膵外作用あるいはインクレチン以外のペプチドの活性化による作用も考えられています.

● DPP-4 とは

DPP-4 は,N 端から 2 番目のアミノ酸がアラニンあるいはプロリンであるペプチドから,N 端から 2 個短いペプチドへと分解する酵素であり(図1),生体各所の細胞の細胞膜上,あるいは血中に存在している.

● DPP-4 阻害薬によるインスリン分泌促進

インクレチンである GLP-1 と GIP の N 端から 2 番目のアミノ酸はアラニンである[1].したがって,活性型のインクレチンは生体内で DPP-4 によって切断され不活性型となり,DPP-4 阻害薬の投与で活性型のインクレチン値が数倍に上昇する(図1).これらの上昇したインクレチンは,膵β細胞に発現する受容体を刺激し,インスリン分泌を促進することができる.スルホニル尿素(SU)薬やグリニド薬が膵β細胞の惹起経路を活性化するのに対し,インクレチンは膵β細胞内 cAMP 濃度を上昇させることで,増幅経路を活性化する.したがって,DPP-4 阻害薬によるインスリン分泌促進には血糖依存性があり,血糖値の低いときはインスリン分泌促進効果が弱く,逆に血糖値の高いときは効果が強く,血糖値の平均を反映する HbA1c 値のみならず,血糖日内変動も改善することができる.

● DPP-4 阻害薬による GLP-1 ならびに GIP シグナルの活性化

DPP-4 阻害薬によって,GLP-1 と GIP の両方のシグナルが活性化することは,次の研究で示されている[2].野生型マウスに経口糖負荷試験をする前に,DPP-4 阻害薬を投与すると,インスリン分泌が増加する.GLP-1 シグナルのみを遮断(GLP-1 受容体欠損マウス),あるい

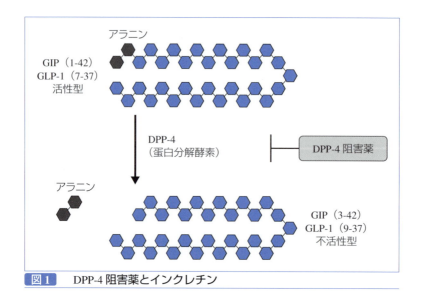

図1 DPP-4 阻害薬とインクレチン

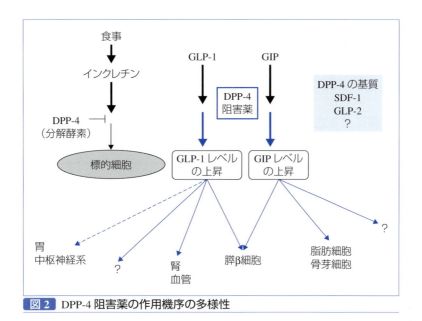

図2 DPP-4阻害薬の作用機序の多様性

はGIPシグナルのみを遮断(GIP受容体欠損マウス)しても，インスリン分泌は増加する．これは，DPP-4阻害薬によってGLP-1のみ，あるいはGIPのみを活性化しているのではないことを示している．ところが，両方のシグナルを遮断(GLP-1受容体GIP受容体ダブル欠損マウス)すると，たとえDPP-4阻害薬を投与してもインスリン分泌が増加しないのである．したがって，DPP-4阻害薬によるインスリン分泌促進には，GLP-1とGIPの両方のシグナルの活性化が寄与していることがわかる．

● **DPP-4阻害薬によるインスリン分泌促進を超えた作用**

GLP-1受容体やGIP受容体の発現は膵β細胞にとどまらない(図2)．例えば，GLP-1受容体は血管や腎臓，中枢神経系や胃などに発現し，GIP受容体は脂肪細胞や骨芽細胞などでも発現している．したがって，これら膵外組織の受容体が活性化されている可能性がある．また，DPP-4はインクレチン以外にもSDF(stromal cell-derived factor)-1など多くのペプチドを分解することができる．例えば，DPP-4阻害薬によって，尿中アルブミン排泄が低下することを示す臨床研究が報告されているが，これには血糖コントロール改善，GLP-1シグナルの腎への直接作用，SDF-1などの活性化による効果の三者が関与している可能性があり，今後の基礎・臨床研究による解明が待たれる．

文献

1) Kieffer TJ, et al.：Degradation of glucose-dependent insulinotropic polypeptide and truncated glucagon-like peptide 1 in vitro and in vivo by dipeptidyl peptidase IV. *Endocrinology* 1995；**136**：3585-3596.
2) Hansotia T, et al.：Double incretin receptor knockout(DIRKO)mice reveal an essential role for the enteroinsular axis in transducing the glucoregulatory actions of DPP-IV inhibitors. *Diabetes* 2004；**53**：1326-1335.

（山田祐一郎）

Q23 DPP-4阻害薬のエビデンスを教えてください.

A DPP-4阻害薬による血糖コントロール改善は多くのエビデンスが蓄積しています．また，心血管イベントを増やすことはありませんが，減らすという大規模臨床研究のエビデンスはありません．

● DPP-4阻害薬の発売

DPP-4阻害薬は，米国では2007年，日本や欧州では2009年から臨床で使われている．まだ，使用経験は短いが，治験をはじめ様々な臨床試験などからエビデンスが蓄積している．

● DPP-4阻害薬による血糖コントロール改善—アジア人と非アジア人の比較

血糖コントロールの改善については，多くの前向き研究で有効性が示されており，メタ解析もいくつか報告されている．本稿ではKimらによって2型糖尿病に対するDPP-4阻害薬の血糖降下作用をアジア人と非アジア人で比較したメタ解析を紹介する[1]．単独あるいは併用療法で投与期間12週間以上の55のランダム化臨床試験を対象としている．試験参加者の50%以上がアジア人である試験ではHbA1cは平均0.92%低下し，アジア人が50%未満の試験での平均0.65%に比し，有意な改善を認めた．開始時のBMIとDPP-4阻害薬の血糖低下効果が相関していることが示されている．アジア人でよりHbA1c値の低下が強いのは，DPP-4阻害薬の単独あるいは併用療法のいずれでも示されている．また，全体で空腹時血糖値の低下は19.4 mg/dL，食後2時間血糖値の低下は46.8 mg/dLで血糖変動の減少も示されているが，アジア人では空腹時血糖値の改善がより顕著であった．

● 新規糖尿病治療薬のガイダンス

米国食品医薬品局(FDA)は，2008年に新規糖尿病治療薬のガイダンスをまとめ，心血管リスクの上昇をもたらさないことを示す臨床試験の実施が求められている．したがって，HbA1cの改善を示す臨床試験とは別に，HbA1cとは独立した心血管アウトカムを評価することができる臨床試験の実施が行われるようになった．DPP-4阻害薬について，3つの臨床研究の結果(アログリプチンを用いたEXAMINE試験，サキサグリプチンを用いたSAVOR-TIMI53試験，シタグリプチンを用いたTECOS試験)が報告されている(**表1**)．それぞれ対象患者の心血管リスクの重症度や観察期間，エンドポイントの設定などが異なっているが，本項では最も治療期間が長かったTECOS試験について紹介する[2]．

● TECOS試験からのエビデンス

本研究は，北米，中南米，欧州，アジア太平洋など全世界で実施されたが，組み入れの基

表1 3つの臨床試験の概要

	薬剤	対象	人数	ベースラインHbA1c(%)	総イベント数	曝露期間中央値(年)
EXAMINE	アログリプチン	15〜90日前にACS	5,380	8.0	621	1.5
SAVOR-TIMI53	サキサグリプチン	既存のCVDまたはCVDに対する複数の危険因子	16,492	8.0	1,222	2.1
TECOS	シタグリプチン	既存のCVD	14,671	7.2	1,690	3.0

準は50歳以上の2型糖尿病患者で，冠動脈・脳血管・末梢動脈疾患のいずれかの既往を有し，HbA1cが6.5〜8.0%の約14,700人である．シタグリプチンとプラセボ群にランダムに割り付け，最初の4か月は変更を行わないことが推奨されたが，その後の血糖コントロールには各国のガイドラインに基づき経口薬やインスリンの追加が可能となっている．1,300の心血管イベントの発生まで継続された．年齢の平均は65.5歳で，女性の割合は29.3%，糖尿病の罹病期間は11.6年で，HbA1cが7.2%，BMIは30.2であった．治療期間の中央値は3.0年で，期間全体でのHbA1c値の違いは0.29%，シタグリプチン群で低かった．総イベント数は1,690件であったが，プラセボ群と比しシタグリプチン群で増加することはなく（ハザード比0.98），シタグリプチンが心血管イベントを増加させないこと（すなわち非劣性であること）が示されたが，優越性は示されなかった．また，心不全による入院にも群間でリスクの差は認められなかった（ハザード比1.00）．他の2つの試験もほとんど同様の結果であるが，心不全についてはSAVOR-TIMI53試験ではサキサグリプチン群で増加しており，これが薬剤の違いによるものかは現時点でははっきりしない．

● **DPP-4阻害薬の今後の課題**

このように，DPP-4阻害薬を投与しても，心血管イベントが増加しないことがわかったが，基礎研究などから改善する期待もあり，今後の臨床研究の結果を待ちたい．他に，DPP-4阻害薬による腎症改善効果なども報告されているが，前向きの大規模臨床研究では実証されていない．

文献

1) Kim YG, et al.：Differences in the glucose-lowering efficacy of dipeptidyl peptidase-4 inhibitors between Asians and non-Asians：a systematic review and meta-analysis. *Diabetologia* 2013；**56**：696-708.
2) Green JB, et al.：Effect of sitagliptin on cardiovascular outcomes in type 2 diabetes. *N Engl J Med* 2015；**373**：232-242.

（山田祐一郎）

24 DPP-4阻害薬の血糖降下作用の特徴と予測因子を教えてください．

開始時のHbA1cが高いほど，BMIが低いほど，糖尿病罹病期間が短いほど，DPP-4阻害薬の血糖低下効果が強い傾向がありますが，その差はそれほど大きいものではありません．したがって，実臨床では，DPP-4阻害薬は幅広い症例に一定の効果が期待できる薬剤と考えられます．

● **実臨床でのDPP-4阻害薬**

DPP-4阻害薬は糖尿病初期からインスリン治療例まで，また肥満例でも非肥満例でも，若年者から高齢者まで，また腎機能低下例でも有効であり，幅広い2型糖尿病症例で活用できるのが特徴である．DPP-4阻害薬はインクレチンを活性化することにより血糖低下をもたらすので，血糖降下以外にも様々な変化が起こっている．実際，血圧や食後の中性脂肪値を有意に低下させることがわれわれの研究でも確認されている．DPP-4阻害薬の血糖降下作用に

表1 シタグリプチンの血糖降下作用

（従属変数：⊿HbA1c 低下量）

影響度順位	独立変数	標準偏回帰係数	t値	p値
	定数		5.99	0
1	開始時 HbA1c	−0.46	−11.2	0
2	開始時食後血糖	−0.14	−3.48	0.001
3	開始時 BMI	0.131	3.742	0
4	DM 罹病期間	0.073	2.029	0.043

シタグリプチン治療開始3か月後のHbA1c低下幅（⊿HbA1c）に関与する因子を重回帰分析によって解析した結果，開始時の血糖値，BMI，DM罹病期間が有意な因子として同定された．

（文献1より引用）

は多少個人差が存在し，著効例や，効果が弱い例などが経験された．われわれ神奈川県内科医学会糖尿病対策委員会は，県下の糖尿病専門医による実臨床でのシタグリプチン使用例について大規模調査研究（ASSET-K）を行った．その解析の結果，シタグリプチンの血糖降下作用には，確かに個人差が認められ，①シタグリプチン投与開始時のHbA1cが高いほど，②BMIが低いほど，③糖尿病罹病期間が短いほど有意に血糖低下効果が強いことが明らかとなった（表1）[1]．①の特徴はDPP-4阻害薬に限らず他の血糖降下薬にも認められる特徴であり，BMIと糖尿病罹病期間が関与する点がDPP-4阻害薬に特徴的と考えられる．ただし，BMIや罹病期間が血糖降下作用に影響するのはごく軽度であり，DPP-4阻害薬は肥満例や罹病期間が長い症例でも有効に使用できる薬剤である．

● DPP-4阻害薬の作用機序の考察

なぜDPP-4阻害薬の血糖降下作用がBMIと罹病期間の2つの因子に影響されるのかは，明らかにはなっていない．肥満例で血中DPP-4阻害薬濃度が高くなることが報告されており[2]，このことがDPP-4阻害薬の効果の差に関与しているのか，またはインクレチンの反応がBMIによって変わるものなのか，いまだ詳細は明らかではない．また罹病期間については，罹病期間が長くなるほどインスリン分泌能が低下することが関与しているのか，または，罹病期間が長くなり自律神経がダメージを受けることが関与するのか（GLP-1によるインスリン分泌刺激は門脈に存在する自律神経系を通ったシグナルを介していることが示されている[3]）．様々な可能性が推察されるが，こちらも詳細は明らかではない．

● DPP-4阻害薬はアジア人で効果が強い

世界での成績のメタアナリシスなどの解析から，DPP-4阻害薬は欧米人よりもアジア人で[4]，またアジア人の中でも日本人で血糖降下作用が強いこと[5]が報告されている．この現象の背景にどのようなことが関与しているのか明らかではない．一つの可能性として，食事で魚介類の摂取量が多いとDPP-4阻害薬の血糖降下作用が強くなることが報告されていること[6]から，日本人の特徴は欧米人に比しBMIが低く，魚介類の摂取量が多いことが関与している可能性も想定される．

● おわりに

以上，DPP-4阻害薬の血糖低下特性に関与する因子を概説してきた．DPP-4阻害薬の血糖降下作用には複数のステップが関与している．それは，腸管に入ってきた栄養素が腸管からのGLP-1やGIP分泌を促進する→分泌されたGLP-1やGIPの不活化をDPP-4阻害薬が抑制

する→不活化を免れたインクレチンがインスリン分泌を促進する→グルカゴン分泌を抑制するというステップである．このような作用機序ゆえに，いずれのステップにおいても個人差が入り込む余地があると考えられる．しかし ASSET-K の成績において認められた BMI や罹病期間は，それほど大きく影響を与える因子ではないので，実臨床において，DPP-4 阻害薬は幅広い症例に一定の血糖降下が認められる薬剤であるという認識が適切と考えられる．

文献

1) Maeda H, *et.al.*：The safety, efficacy and predictors for HbA1c reduction of sitagliptin in the treatment of Japanese type 2 diabetes. *Diabetes Res Clin Pract*. 2012；**95**：e20-22.
2) Aso Y, *et.al.*：The serum level of soluble CD26/dipeptidyl peptidase 4 increases in response to acute hyperglycemia after an oral glucose load in healthy subjects：association with high-molecular weight adiponectin and hepatic enzymes. *Transl Res*. 2013；**162**：309-316.
3) Nakabayashi H, *et.al.*：Vagal hepatopancreatic reflex effect evoked by intraportal appearance of tGLP-1. *Am J Physiol*. 1996；**271**：E808-813.
4) Kim YG1, *et.al.*：Differences in the glucose-lowering efficacy of dipeptidyl peptidase-4 inhibitors between Asians and non-Asians：a systematic review and meta-analysis. *Diabetologia*. 2013；**56**：696-708.
5) Park H, *et.al.*：Efficacy and safety of dipeptidyl peptidase-4 inhibitors in type 2 diabetes：meta-analysis. *Ann Pharmacother*. 2012；**46**：1453-1469.
6) Iwasaki M, *et.al.*：Predicting efficacy of dipeptidyl peptidase-4 inhibitors in patients with type 2 diabetes：Association of glycated hemoglobin reduction with serum eicosapentaenoic acid and docosahexaenoic acid levels. *J Diabetes Investig*. 2012；3：464-467.

（久保田　章）

25 DPP-4 阻害薬が血圧，検査値に与える効果を教えてください．

DPP-4 阻害薬は，2009 年発売以降急速に処方頻度が高まり，現在ではわが国の 2 型糖尿病治療薬の第一選択薬の一つとなっています．最も処方されている血糖降下薬となった理由は，日本人に効果が高いことや HbA1c 低下作用以外の多面的効果も期待されているためです．

● DPP-4 阻害薬の多面的効果

　DPP-4 阻害薬は，基礎的研究において血糖降下作用以外の多面的効果が示されており，臨床での効果が期待されている．2 型糖尿病患者に対し DPP-4 阻害薬であるシタグリプチンを用いての神奈川県下 28 医療機関による多施設共同研究である ASSET-K 研究において，登録した 1,327 例中，開始時から 12 週間，降圧薬や脂質異常薬に変更がなかった 940 例を対象に血圧や検査値に与える影響を検討したところ，収縮期，拡張期血圧は 1 mmHg 前後ではあるが，有意な低下を認めた（表1）[1]．血圧は軽微な変化であったが，開始時の血圧と 12 週後までの収縮期血圧や拡張期血圧の変化量とは有意な正の相関を認め，開始時の血圧が高いほど血圧の低下量は大きかった（図 1）．HbA1c は 12 週で 0.6% の有意な低下を認めたが，体重は有意な変化を認めなかった．脂質関連指標としては，総コレステロールや随時の中性脂肪の有意な低下を認めたが，HDL コレステロールや推定 LDL コレステロールは有意な変化を認めなかった．肝機能関連では AST，ALT，γ-GTP は有意な変化を認めなかったが，ALp は有意な低下を認めた．腎機能関連では正常範囲内であるが有意な尿酸やクレアチニ

表1 日本人2型糖尿病患者(940例)におけるシタグリプチンの血糖・血圧・脂質に対する効果

	0週	4週	12週
HbA1c(%)	8.02 ± 1.12	7.71 ± 0.98**	7.38 ± 0.89**,††
SBP(mmHg)	128.8 ± 14.3	127.6 ± 13.7*	127.4 ± 13.4**
DBP(mmHg)	74.7 ± 9.8	74.0 ± 9.6	74.0 ± 9.3*
TCHOL	198.2 ± 34.3	192.6 ± 34.3**	191.7 ± 32.5**
HDL(mg/dL)	57.1 ± 15.2	56.4 ± 14.9	56.2 ± 14.8
ppTGs(mg/dL)	157.4 ± 99.4	144.9 ± 87.2*	146.3 ± 86.8*
fTGs(mg/dL)	132.4 ± 141.2	125.0 ± 107.4	136.9 ± 125.2
Cr(mg/dL)	0.75 ± 0.22	0.77 ± 0.23**	0.78 ± 0.24**
UA(mg/dL)	5.07 ± 1.21	5.28 ± 1.32**	5.40 ± 1.45**
ALP(IU/L)	255.3 ± 93.0	240.3 ± 86.1**	231.8 ± 78.2**
GOT(IU/L)	25.3 ± 15.9	25.5 ± 18.6	25.3 ± 18.0
GPT(IU/L)	27.7 ± 21.2	26.3 ± 21.7	26.9 ± 22.8
γ-GTP(IU/L)	45.7 ± 50.4	44.1 ± 55.3	44.8 ± 54.9
LDH(IU/L)	244.6 ± 63.2	249 ± 60.2	246 ± 52.6

ANOVA：vs.baseline　**$p<0.01$　*$p<0.05$
vs.4 weeks　††$p<0.01$.
方法：日本人2型糖尿病患者に12週間シタグリプチンを投与し，降圧薬や脂質異常症薬に変更がなかった940例を対象に，血糖，血圧，脂質の変化を評価した．

（文献1より引用）

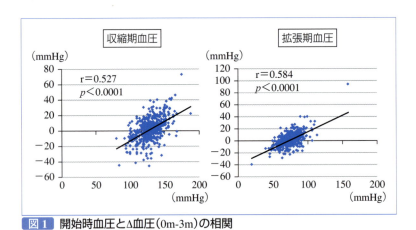

図1 開始時血圧とΔ血圧(0m-3m)の相関

ン(Cr)の上昇を認めた．

　ASSET-K研究では，日常診療下で行っているこれらの検査値が，DPP-4阻害薬の使用によりどのように変化していったかを中心に報告を行ってきた．HbA1cは4年後においても約0.7%有意に低下していたが，体重は有意な変化を認めなかった．1年後の解析でHbA1c 8%以上の血糖コントロール不良群とHbA1c 7%未満達成群に分けて検討したところ，コントロール不良群では3か月までは体重を維持できていたが6か月以降では体重増加傾向を認め，7%未満達成群では体重は一貫して減少傾向を認めており，DPP-4阻害薬使用においても体重管理の重要性が示された[2]（図2）．血圧や脂質関連指標は長期的には，薬剤の変更も

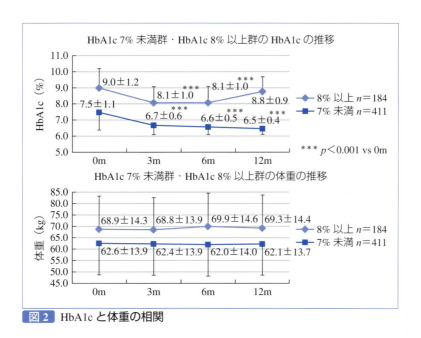

図2 HbA1cと体重の相関

あり DPP-4 阻害薬の特性といってよいかはわからないが，開始時と 4 年後との比較では収縮期血圧，総コレステロール，LDL コレステロールが有意に低下していた．

肝腎機能関連

肝機能関連では，開始時と 4 年後の比較にて AST，ALT，γ-GTP，ALp は有意な変化を認めなかった．基礎研究やヒトにおいても DPP-4 阻害薬による非アルコール性脂肪性肝疾患（NAFLD）や非アルコール性脂肪肝炎（NASH）の脂肪肝や炎症の改善が血糖コントロールとは独立したものであったとの報告もある．

腎機能関連では，開始時から 6 か月まで Cr，尿酸は正常範囲内の有意な上昇や eGFR の有意な低下を認めた．しかし，投与 6 か月以降から 2 年後まで期間の解析では，有意な Cr，尿酸の上昇や eGFR の有意な低下を認めなかった．糸球体や近位尿細管に GLP-1 受容体が発現していることが確認されており，基礎的研究では GLP-1 を介したナトリウム再吸収を抑制作用や[3]，DPP-4 阻害薬による GLP-1 非依存的なナトリウム排泄促進作用も示されており[4]，これらによるナトリウム排泄亢進が脱水傾向を起こし，DPP-4 阻害薬投与初期の Cr や尿酸上昇を引き起こしたことが推測される．2 年後までの解析では開始時に比べ正常範囲内であるが投与初期の Cr 上昇群では，非上昇群に比べ HbA1c の改善効果が大きく，GLP-1 のナトリウム利尿を伴う up-regulation が起こり血糖改善効果が高まったことが推測される[5]．

DPP-4 阻害薬によるナトリウム再吸収抑制作用は特に，食塩感受性が亢進している肥満合併 2 型糖尿病患者に対して，ナトリウム利尿による血圧の低下が期待できる．DPP-4 阻害薬の腎保護の作用機序解明に関しては，基礎研究で多くの報告があるが，レニン-アンジオテンシン系阻害薬が十分量投与されている 2 型糖尿病患者に対しリナグリプチンはプラセボに対し有意にアルブミン尿を減らし，その効果は HbA1c や収縮期血圧とは独立したものとの報告もある[6]．

今後さらにヒトにおいても DPP-4 阻害薬の血糖降下作用には起因しない降圧効果，NAFLD，NASH の進展抑制や腎保護作用のメカニズムの解明が期待される．

文献

1) Kubota A, *et al.*：Pleiotropic effects of sitagliptin in the treatment of type 2 diabetes mellitus patients. *J Clin Med Res* 2012；**4**：309-313.
2) Maeda H, Kubota A, *et al.*：Long-term efficacy and safety of sitagliptin in the treatment of Japanese Type 2 diabetes（ASSET-K1）to a target of HbA1c ＜ 7%. *J Endocrinol Invest* 2013；**36**：568-573.
3) Tanaka T, *et al.*：The potential for renoprotection with incretin-based drugs. *Kidney International* 2014；**86**：701-711.
4) Kodera R, *et al.*：Dipeptidyl peptidase-4 inhibitor ameliorates early renal injury through its anti-inflammatory action in a rat model of type 1 diabetes. *Biochem Biophys Res Commun* 2014；**443**：828-833.
5) Meada H,Kubota A, *et al.*：Effects of Sitagliptin on the serum creatinine in Japanese type 2 diabetes. *Diabetes Res Clin Pract* 2015；**108**：e42-45．
6) Groop PH, *et al.*：Linagliptin lowers albuminuria on top of recommended standard treatment in patients with type 2 diabetes and renal dysfunction. *Diabetes Care* 2013；**36**：3460-3468.

（前田　一）

Q26 DPP-4 阻害薬の標準的な処方例を教えてください．

罹病歴が短く，著しい高血糖のない非肥満 2 型糖尿病患者がよい適応です．低血糖の危険がないため高齢糖尿病患者の第一選択薬として位置づけてよいでしょう．

●処方例 1：55 歳，男性．

経　過　罹病歴 3 年．HbA1c 値 7.4%．BMI 23.5．3 年前の健診で糖尿病を指摘され，食事療法を行い改善した．最近，食事療法は守っているが，徐々に HbA1c 値が上昇してきた．

処　方　Rp）シタグリプチン（50 mg）1 錠 1 回朝食後

　DPP-4 阻害薬はインクレチン作用を増強して膵β細胞からのインスリン分泌を促すことで血糖低下作用を発揮する．したがって，内因性インスリン分泌能がある程度は保持されている患者が適応となる．すなわち，罹病期間が短く，著しい高血糖や著明な肥満のない 2 型糖尿病患者が DPP-4 阻害薬の適応である[1]．

●処方例 2：78 歳，女性．

経　過　罹病歴 12 年．HbA1c 値 7.7%．BMI 21.8．食事療法で治療してきたが，1 年前から HbA1c 値が上昇してきている．独り暮らしで，近くに身寄りがいない．

処　方　Rp）アログリプチン（25 mg）1 錠 1 回朝食後　あるいは
　　　　Rp）サキサグリプチン（5 mg）1 錠 1 回朝食後

　一方，DPP-4 阻害薬は単独投与では原則として低血糖をきたさないため，できるだけ低血糖を回避したい "高齢の独居患者" や "運転業務や高所作業の患者" もよい適応である．高齢者では副作用（スルホニス尿素（SU）薬による低血糖やメトホルミンによる乳酸アシドーシスなど）が危惧されるため，薬物療法が必要な病態でも処方を躊躇するケースもあった．しかし，DPP-4 阻害薬は高齢者に対する安全性も高いため[2]，高齢糖尿病患者の第一選択薬として位置づけてもよいだろう．

表1 各種 DPP-4 阻害薬の比較

一般名		シタグリプチン	ビルダグリプチン	アログリプチン	リナグリプチン	テネリグリプチン	アナグリプチン	サキサグリプチン
商品名		ジャヌビア グラクティブ	エクア	ネシーナ	トラゼンタ	テネリア	スイニー	オングリザ
血中半減期(時間)		11.4 ± 2.4	1.77 ± 0.23	17.1 ± 2.0	105(終末相)	24.2 ± 5.0	2.02 ± 0.208	6.5 ± 1.0
服薬回数(日)		1回	2回	1回	1回	1回	2回	1回
1日使用量(mg/日)		50〜100	100	25	5	20〜40	200〜400	2.5〜5
主な排泄経路(尿中排泄率)		腎(79〜88％)	腎(22.7％)	腎(60.8〜63.4％)	胆汁(0.6％)	胆汁・腎(21.0〜22.1％)	腎(49.9％)	腎(15.8％)
腎機能	中等度低下	慎重投与 25〜50mg/日	慎重投与 50mg/日など	慎重投与 12.5mg/日	5mg/日	20mg/日	200mg/日	慎重投与 2.5mg/日
	重度低下・末期腎不全	慎重投与 12.5〜25mg/日		慎重投与 6.25mg/日			慎重投与 100mg/日	
肝機能	中等度低下		慎重投与					
	重度低下		禁忌			慎重投与	慎重投与	

(各薬剤の添付文書およびインタビューフォームより作成)

● **処方例3：65歳，女性．**

経　過 罹病歴15年．HbA1c値7.4％．BMI 22.8．以前は血糖コントロールが不良で，最近は腎症が進行してきている．血中クレアチニン値2.2 mg/dL，尿蛋白(2＋)．

処　方 Rp)リナグリプチン(5 mg)1錠1回朝食後　あるいは
　　　　Rp)テネリグリプチン(20 mg)1錠1回朝食後

　現在，わが国で使用可能なDPP-4阻害薬は7種類あり(**表1**)，半減期の違いによって服用回数が1日1回のものと2回のものがある．また，薬剤の代謝様式や排泄経路にも違いがあり，尿排泄のDPP-4阻害薬は腎機能の程度に応じて投与量を減量しなければならない．腎機能障害患者に対して慎重投与の記載がないのはリナグリプチンとテネリグリプチンである(**処方例3**)．

　DPP-4阻害薬の血糖低下作用はさほど強力ではないため，食事療法の遵守が不十分になると血糖コントロールが悪化しやすい[3]．DPP-4阻害薬を投与していったん改善した後に悪化してきた場合は，増量や追加をする前に食事療法の再指導を試みるべきである．また，DPP-4阻害薬の常用量で効果不十分な場合に，増量が有効な症例もあるが，別の作用機序の薬剤を併用するのも一つの方法である．

文献

1) Maeda H, et al.：The safety, efficacy and predictors for HbA1c reduction of sitagliptin in the treatment of Japanese type 2 diabetes. *Diabetes Res Clin Pract* 2012；**95**：e20-22.
2) Umezawa S, et al.：Two-year assessment of the efficacy and safety of sitagliptin in elderly patients with type 2 diabetes：post hoc analysis of the ASET-K study. *BMC Endocrine Disorder* 2015；**15**：34-41.
3) Kanamori A, et al.：Factors associated with reduced efficacy of sitagliptin therapy：Analysis of 93 patients with type 2 diabetes treated for 1.5 years or longer. *J Clin Med Res* 2013；**5**：217-221.

(金森　晃)

Q27 DPP-4阻害薬の注意すべき副作用とその対策を教えてください.

A DPP-4阻害薬は比較的副作用の少ない糖尿病治療薬ですが,いくつかの注意点があります.

●一般的な副作用と注意点

1) 低血糖

最も注意すべき副作用である.特にスルホニル尿素(SU)薬との併用において,高頻度に低血糖が認められるので,SU薬との併用の際は特に注意が必要である.ブドウ糖応答性のインスリン分泌能を増幅するのがDPP-4阻害薬の作用であるが,惹起経路を無秩序に刺激するSU薬との併用は,インスリン分泌を不適切かつ過度に促進し,低血糖をきたす恐れがある.すでにSU薬を投与中の患者にDPP-4阻害薬を併用する際は,日本糖尿病学会の勧告に従い,グリメピリド2 mg/日以下,グリベンクラミド1.25 mg/日以下,グリクラジド40 mg/日以下に減量し,併用することが望ましい.

2) 消化器症状

インクレチンには腸蠕動運動を抑制する作用があるため,腹満感や便秘,嘔気・嘔吐といった消化器症状を起こすことがある.特にα-グルコシダーゼ阻害薬(α-GI)やメトホルミンといった薬剤との併用で注意が必要である.多くの場合,経過と共に消失するため様子をみてもよいが,重症の場合には中止せざるを得ないこともある.また,まれではあるが肝機能障害を引き起こすこともあり,注意が必要である.

3) 膵炎・膵癌

DPP-4阻害薬が臨床応用された当初懸念された副作用であるが,近年の大規模臨床研究により,膵癌を始めとした癌を増やす危険性は少ないと考えられる.一方,膵炎に関しては有意ではないが,増加傾向を示した結果も報告されており,慎重に経過観察する必要がある.

4) その他の副作用

その他の副作用として,まれではあるが間質性肺炎やアナフィラキシー反応が報告されている.DPP-4がT細胞など免疫系細胞の表面に発現しているCD26と同一であることから,免疫不全が懸念されたが現在ではその可能性は極めて低いと考えられている.また,DPP-4阻害薬は薬剤間で代謝排泄経路が大きく異なるため,患者の腎機能や肝機能によって慎重投与や禁忌とされているものがあり,注意を要する[1].

●特殊な副作用:血管浮腫

ビルダグリプチンとサキサグリプチンの添付文書中に血管浮腫の記載がある.特にアンジオテンシン変換酵素(ACE)阻害薬との併用で報告されている.DPP-4阻害薬の特殊な副作用といえる.図1に示すとおり,ACEとDPP-4はブラジキニンやサブスタンスPといった器質を共有している.ACE阻害薬とDPP-4阻害薬を併用すると,これらの器質が過量になり血管透過性や血行動態を変え,血管浮腫をはじめとした心血管系の副作用が生じる可能性が示唆される.これがDPP-4阻害薬全般にいえることなのか,薬剤特異性があるのかは定かではないが,最近の大規模臨床研究において,心不全を増やす可能性のあるDPP-4阻害薬とそうでないDPP-4阻害薬といった違いがわかりつつある.常用量で同程度にDPP-4を阻

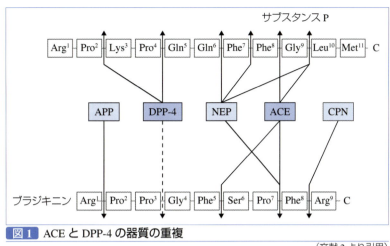

図1 ACEとDPP-4の器質の重複

（文献2より引用）

害するDPP-4阻害薬間では，血糖降下作用には大きな違いはないが，構造式や代謝排泄経路の違いから副次的作用や副作用に違いがある可能性が大いに考えられる．今後の研究結果を注意深く見守る必要がある．

文献

1) 野見山崇，他：21世紀の糖尿病診療ブレイク・スルー〜 Beyond the BG control 〜．くすりと糖尿病 2015；**4**：6-10.
2) Brown NJ, *et al*.：Dipeptidyl peptidase-IV inhibitor use associated with increased risk of ACE inhibitor-associated angioedema. *Hypertension* 2009；**54**：516-523.

（野見山　崇）

Q28 DPP-4阻害薬を基本とした併用のコツを教えてください．

A わが国の2型糖尿病治療における第一選択薬になりつつあるDPP-4阻害薬は，種々の薬剤と併用可能なマルチタレントです．

●インスリン抵抗性改善薬との併用

DPP-4阻害薬はブドウ糖応答性インスリン分泌能を改善する薬剤であり，痩せ型の2型糖尿病患者で血糖降下作用が得られやすいことから，それが臨床的に実感できる[1]．したがって，インスリン抵抗性改善薬とは相補的に作用し，併用効果を得られやすい．特にメトホルミンをはじめとしたビグアナイド（BG）薬との併用は，種々の面で優れた併用療法といえる．DPP-4阻害薬は優れた薬剤であるが，比較的高価であるのに対して，メトホルミンは非常に安価であり，コストの面から併用しやすい．また，DPP-4阻害薬の作用の一つにグルカゴン分泌抑制があるが，メトホルミンは肝臓でのグルカゴンシグナルを抑制することで肝糖放出を抑制することから，グルカゴン抑制の面からも併用効果が得られやすい（図1）．さら

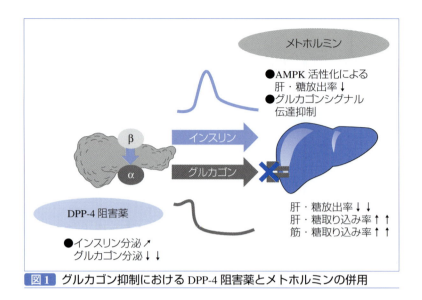

図1 グルカゴン抑制における DPP-4 阻害薬とメトホルミンの併用

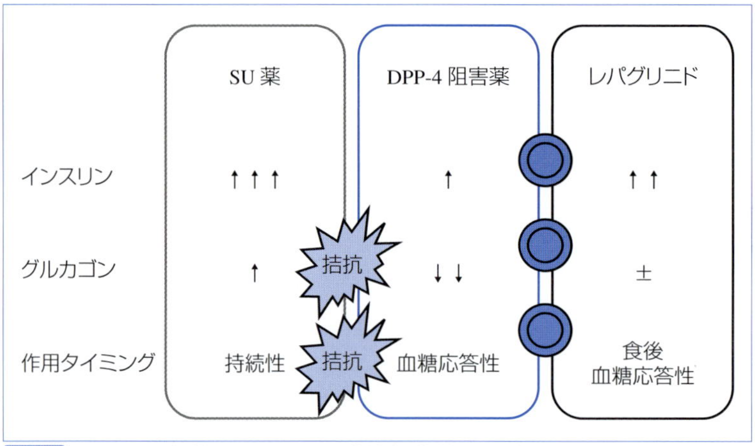

図2 DPP-4 阻害薬とインスリン分泌促進薬との併用

に，メトホルミンは内因性の GLP-1 分泌を促進することや，膵β細胞における GLP-1 受容体発現を上昇させることも基礎研究で報告されており，相乗効果の機序となっている可能性がある．

● インスリン分泌促進薬との併用

　DPP-4 阻害薬はインスリン分泌促進薬であるため，他のインスリン分泌促進薬との併用は作用機序の重複と共に低血糖のリスクも伴う．特にスルホニル尿素(SU)薬との併用は，極力避けるべきと考える．DPP-4 阻害薬にインスリン分泌促進薬を併用する際には，SU 薬に比して低血糖や体重増加をきたしにくい速効型インスリン分泌促進薬を選択する．DPP-4 阻害薬にはグルカゴン分泌抑制作用があるが，多くのインスリン分泌促進薬はインスリンと共にグルカゴンの分泌も促進してしまう．しかし，レパグリニドはグルカゴン分泌促進作用がないことが報告されている速効型インスリン分泌促進薬であるため[2]，レパグリニドとの併用が勧められる(図2)．筆者は DPP-4 阻害薬にレパグリニドを併用する際，「1 日の食事で

最もご飯(炭水化物)を摂取するのはいつですか」という質問を患者にし，それが夕食であったら1日1回夕食直前から開始するようにしている．

● 糖吸収・排泄調節系薬剤との併用

α-グルコシダーゼ阻害薬(α-GI)との併用は，食後過血糖是正の意味で有効といえる．特にミグリトールは他のα-GIに比して内因性のGLP-1分泌を促進することが報告されており，併用効果が得られやすい可能性がある．

SGLT2阻害薬との併用は，未知な部分が多いが，糖毒性の解除により膵β細胞におけるインクレチンの受容体発現が改善することが知られており，マウスモデルではDPP-4阻害薬リナグリプチンとSGLT2阻害薬が相乗的に膵β細胞の機能を改善することが報告されており[3]，今後の検討が期待される．

文献

1) Nomiyama T, et al.: Contributing factors related to efficacy of the dipeptidyl peptidase-4 inhibitor sitagliptin in Japanese patients with type 2 diabetes. *Diabetes Res Clin Pract* 2012；**95**：e27-28.
2) Bokvist K, et al.: Selectivity of prandial glucose regulators：nateglinide, but not repaglinide, accelerates exocytosis in rat pancreatic A-cells. *Eur J Phamacol* 1999；**386**：105-111.
3) Chen L, et al.: Effect of combining linagliptin treatment with BI-38335, a novel SGLT2 inhibitor, on pancreatic islet function and inflammation in db/db mice. *Curr Mol Med* 2012；**12**：995-1004.

(野見山　崇)

DPP-4阻害薬を第一選択薬に用いる医師が多くなってきたようですが，理由を教えてください．

 DPP-4阻害薬はインスリン分泌能の低い日本人に優れた効果が認められ，高齢者などにも広く使用されています．副作用も少なく安心して専門医を問わず，処方されています．

● 糖尿病治療薬の処方の動向(図1)

調剤薬局のレセプトベースで実際の処方状況を把握・分析する医療情報総合研究所(JMIRI)のデータによると，DPP-4阻害薬が患者数シェア全体の5割を超え，特に2013年2月時点では，新規患者の6割以上にDPP-4阻害薬が処方されている結果であり，日本では糖尿病治療の第一選択薬として広く使用されている．2011年2月時点では，何らかの経口血糖降下薬からの「切替処方」が約5割と多く，次いで「追加処方」，「新規処方」の順だった．これが2012年2月時点では「新規処方」で約5割，そして2013年2月時点では64%へと増加している．このような急激な処方例の増加は，今までの糖尿病薬ではみられなかったことである．

● 適正使用の環境づくり

DPP-4阻害薬は，血糖依存性のインスリン分泌刺激，グルカゴン分泌抑制により血糖降下作用を期待できる．日本人では，インスリン分泌が少ない糖尿病患者が多いので，DPP-4阻害薬や高用量のスルホニル尿素(SU)薬といったインスリン分泌促進系の薬剤の効果は高

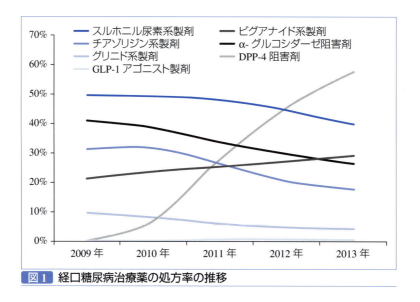

図1 経口糖尿病治療薬の処方率の推移

く，血糖コントロールをする上で重要な役割を果たしてきた．当初，SU 薬との併用による重症低血糖も報告されたが，本薬剤の使用に対して発売直後に適正使用に関する勧告が出された．そのため，臨床における重篤な副作用も減り，安全に，広く一般にも適正使用される環境づくりが早期になされ，処方の拡大へつながったといえる．

また，DPP-4 阻害薬に併用する SU 薬を減量しても，HbA1c の低下作用は十分認められて体重増加も抑えることができる[1]．

また，高齢者にも低血糖などの副作用の出現も少なく，HbA1c の低下作用も 65 歳以下と比較しても，同様であり，高齢者にも処方しやすい[2]．

DPP-4 阻害薬は，アジア人では白人に比して効果が高く，日本と欧米で行われた第 III 相試験のデータで比較しても，日本人の方が HbA1c の低下度は優れており，効果の面でも使いやすい[3]．

また，単独での低血糖も起こしにくく，体重増加も認められない利点も歓迎された．既存の血糖降下薬には，使用にあたり注意を要する副作用があるが，DPP-4 阻害薬はそのような有害事象が少ないことも使いやすくしている．膵炎や膵腫瘍に対する懸念が指摘されたこともあったが，現時点ではほぼ否定的と考えられている．DPP-4 阻害薬は数 % の頻度で便秘症などの消化器症状が出るが，他には重篤な副作用がほとんどなく，大きな問題となるような因果関係のある副作用は報告されていない．以上，安全面でも安心して処方できることが，増加の一因となった．しかしながら，DPP-4 阻害薬は登場してから，まだ，10 年にも満たないため，長期の安全性，血管合併症への抑制効果についてはいまだ明らかではなく，今後，さらに慎重な検討を要する．

文献

1) Akira Kubota, *et al.*：Factors influencing the durability of the glucose-lowering effect of sitagliptin combined with a sulfonylurea. *Journal of Diabetes Investigation* 2014；**5**：445-448.
2) Shinichi Umezawa, *et al.*：Two-year assessment of the efficacy and safety of sitagliptin in elderly patients with type 2 diabetes：Post hoc

analysis of the ASSET-K study. *BMC Endocrine Disorders* 2015；**15**：34.
3) Mu YM, *et al.*：Managing diabetes in Asia：overcoming obstacles and the role of DPP-IV inhibitors. *Diabetes Res Clin Pract* 2012；**95**：179-188.

（松葉育郎）

Q30 DPP-4阻害薬間の違いを教えてください．

A DPP-4阻害薬間の短期的な有効性と安全性に違いはみられないものの，長期的なデータにおいては差が生じる可能性があります．

● 有効性，安全性

　2015年現在，わが国ではシタグリプチン，ビルダグリプチン，アログリプチン，リナグリプチン，テネグリプチン，アナグリプチン，サキサグリプチンの7種類のDPP-4阻害薬が使用可能であるが，DPP-4阻害薬同士を直接比較した無作為化比較試験（RCT）は世界でも少ない．DPP-4阻害薬の有効性は投与前HbA1cならびにBMIによって影響を受けるため，DPP-4阻害薬同士を正しく比較するためには患者背景を揃えたRCTを行う必要がある．

　ベルギーで行われたRCT[1]ではシタグリプチンとサキサグリプチンの有効性と安全性は同等であったが，欧米人のデータであるため，アジア人でも同様の結果となるかどうかは定かではない．わが国と比べて人種差の少ない中国で行われたRCT[2]ではシタグリプチン，ビルダグリプチン，サキサグリプチンの有効性と安全性は同等であり，韓国で行われたRCT[3]ではシタグリプチン，アナグリプチンの有効性と安全性は同等だった．日本人を対象としたRCTはわれわれが行っており，シタグリプチン，ビルダグリプチン，アログリプチンの有効性と安全性は同等であった．これらの結果をまとめるとシタグリプチン，ビルダグリプチン，アログリプチン，アナグリプチン，サキサグリプチンの5剤に大きな違いはなく，リナグリプチン，テネグリプチンには直接比較したデータはないものの，おそらくはDPP-4阻害薬同士の短期的な有効性と安全性は同等である可能性が高いと推測される．

● 心血管イベント

　一方で**表1**に示すように心血管イベントをエンドポイントとした大規模臨床試験では，心不全の発症率において差がみられている．サキサグリプチン，アログリプチンにおいては心不全の発症率がそれぞれ27％，19％増加したが，シタグリプチンでは心不全の発症率は増加させなかった．いずれも対照群を持つエビデンスレベルの高い試験であり，これらの結果はサキサグリプチンやアログリプチンがシタグリプチンに比べて有意に心不全の発症率を増加させる可能性を示唆するが，科学的にその事実を証明するためには患者背景を揃えたうえで3剤のRCTを行う必要があることに留意すべきである．

　上記のようにDPP-4阻害薬間の短期的な有効性と安全性に違いはみられないものの，長期的なデータにおいては差が生じる可能性があるため，さらなる研究が必要である．

表1 DPP-4阻害薬の心血管アウトカム試験の比較

	EXAMINE[1]	SAVOR-TIMI 53[2]	TECOS[3]
	アログリプチン プラセボ	サキサグリプチン プラセボ	シタグリプチン プラセボ
症例数（例）	5,380	16,492	14,671
介入期間（年：中央値）	1.5	2.1	3.0
糖尿病期間（年：中央値）	7.2	10.3	11.6
ベースライン HbA1c（%）	8.0	8.0	7.2
結果（%：実薬/プラセボ）			
主評価項目 CV死亡，非致死性MI，脳卒中，不安定狭心症*	11.3%/11.8% (HR 0.96)	7.3%/7.3% (HR 1.00)	9.6%/9.6% (HR 0.98)
心不全による入院	3.9%/3.3% (HR 1.19)	3.5%/2.8% (HR 1.27)	3.1%/3.1% (HR 1.00)
急性膵炎	0.4%/0.3%	0.3%/0.2%	0.3%/0.2%

＊：TECOS試験でのみ追加
1：*N Engl J Med* 2013；369：1327-1335，2：*N Engl J Med* 2013；369：1317-1326，3：*N Engl J Med* 2015；DOI：10.1056．

文献

1) Scheen AJ, *et al*.：Efficacy and safety of saxagliptin in combination with metformin compared with sitagliptin in combination with metformin in adult patients with type 2 diabetes mellitus. *Diabetes Metab Res Rev* 2010；**26**；540-549.
2) Li CJ, *et al*.：Efficacy and safety of vildagliptin, Saxagliptin or Sitagliptin as add-on therapy in Chinese patients with type 2 diabetes inadequately controlled with dual combination of traditional oral hypoglycemic agents. *Diabetol Metab Syndr* 2014；**6**；69.
3) Jin SM, *et al*.：Anagliptin and sitagliptin as add-ons to metformin for patients with type 2 diabetes：a 24-week, multicentre, randomized, double-blind, active-controlled, phase III clinical trial with a 28-week extension. *Diabetes Obes Metab* 2015；**17**；511-515.

（瀧端正博）

Q31 DPP-4阻害薬と併用する薬剤の選択における留意点を教えてください．

DPP-4阻害薬は内因性インクレチン作用増強による食後血糖降下薬であり，既存の糖尿病薬とはその作用機序が違うことから，すべてのクラスの薬剤との併用が可能です．ただし，同効薬であるGLP-1受容体作動薬との併用は認められません．SU薬に追加する場合は，低血糖に注意が必要です．肥満型の場合，メトホルミンとの併用は最も相性がよい治療法となります．

●投与率は2型糖尿病患者の約70%

　DPP-4阻害薬は，インクレチン（GLP-1とGIP）を分解するペプチダーゼであるDPP-4の酵素活性を阻害する経口糖尿病治療薬で，インクレチン関連薬の一つである．内因性のGLP-1とGIPの濃度を約2～3倍上昇させ，血糖依存性のインスリン分泌促進作用により食後血糖を低下させる．日本では，現在，治療中の2型糖尿病患者の約70%に投与されており，

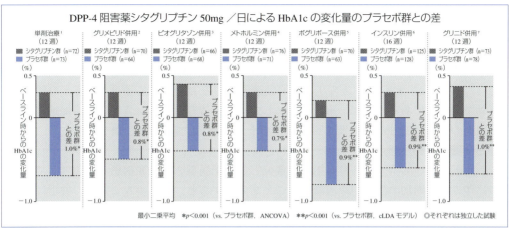

図1 日本人2型糖尿病患者を対象としたDPP-4阻害薬併用試験

1：*Endocr J* 2010；57：383-394，2：*Diabetol Int* 2011；2：32-44，3：*J Diabetes Investig* 2011；2：381-390，4：*J Diabetes Investig* 2013；4：174-181，5：*J Diabetes Investig* 2013；4：595-604，6：*Diabetol Int* 2013；4：160-172，7：国内臨床試験成績（評価資料）．

世界的に類をみないほど，またたく間に2型糖尿病治療薬中で最も使用される薬剤となった．その理由としては，①確実な血糖低下作用，②低血糖のリスクが低い，③治療に伴う体重増加はみられない，④併用薬として有用性が高い，⑤血糖変動幅の改善，⑥コンプライアンス（アドヒアランス）がよい，⑦腎不全患者で使用可能，⑧短期的には明らかな副作用はないこと，などがあげられる．さらに，非アジア人の2型糖尿病患者に比べて，日本人も含めたアジア人の患者において血糖降下作用の効果が高いことが指摘されている．

● GLP-1受容体作動薬以外は併用可

DPP-4阻害薬は既存の糖尿病薬とはその作用機序の違いから，すべてのクラスの薬剤との併用が可能である．ただし，もう一つインクレチン関連薬であるGLP-1受容体作動薬との併用は，当然，認められていない．図1にDPP-4阻害薬の一つであるシタグリプチンの日本で施行された併用試験（第Ⅲ相試験）の結果を示す．スルホニル尿素（SU）薬グリメピリド，チアゾリジン（TZD）薬（ピオグリタゾン），ビグアナイド（BG）薬（メトホルミン），α-グルコシダーゼ阻害薬（α-GI）（ボグリボース），インスリン，グリニド薬，それぞれ単独治療にシタグリプチン50 mgを追加投与した時の24週後までのHbA1cの変化を評価しているが，いずれの薬剤においても，HbA1cの低下度（プラセボとの差）は−0.7～−1.0％と効果は同等である．SGLT2阻害薬先行投与にDPP-4阻害薬を追加した研究はないものの，両者の機序の違いから，他のクラスと同等のHbA1cの低下作用が期待される．したがって，DPP-4阻害薬追加時の血糖低下度に関しては，併用薬のクラス別で有意な差を認めない．しかしながら，DPP-4阻害薬の食後血糖の改善薬としての特性を考慮すると，少量SU薬，メトホルミン，TZD薬，SGLT2阻害薬との併用が好ましいと考えられる．

● SU薬併用の注意点

SU薬にDPP-4阻害薬を併用する場合，低血糖に注意を要する．併用時にSU薬を減量することが勧められる．特に，HbA1c 8.0％未満での併用は，併用前のSU薬の投与量を半減して併用すべきである．少なくとも，アマリール®であれば1日2 mgを，グリミクロン®であれば1日80 mgを超えないようにする．いかなる場合でも，SU薬を投与する場合，少

量の投与で十分であり，アマリール®であれば1日2mgを超えて投与するメリットは少ないことが明らかになりつつある．重篤な低血糖を起こすケースには，①高齢者，②腎機能低下，③SU薬の高用量内服，④SU薬ベースで他剤併用，⑤DPP-4阻害薬追加後早期に低血糖が出現，などの特徴が認められる．インスリン分泌不全が優位な2型糖尿病患者（日本人的）においては，ともにインスリン分泌促進薬であるDPP-4阻害薬とSU薬との併用療法は有効な治療法である．まず，第一選択として，血糖依存性のインスリン分泌促進作用により低血糖の少ないDPP-4阻害薬を用いて，不十分な例では少量のSU薬を追加する．

● BG薬併用の注意点

わが国において，インスリン抵抗性優位とした肥満型2型糖尿病患者が急増しており，治療に伴う体重増加の副作用を回避することを考慮すると，メトホルミンとの併用はベストな組み合わせといえる．また，両者の併用では，低血糖のリスクが極めて低いことも利点である．留意点は，主にメトホルミンの副作用である乳酸アシドーシスに関する禁忌事項となる．すなわち，乳酸アシドーシスのリスクの高い状態にある患者への投与である．①乳酸アシドーシスの既往あり，②中等度以上の腎機能障害：血清クレアチニン値 女性1.2 mg/dL以上；男性1.3 mg/dL以上，③透析患者（腹膜透析を含む），④重度の肝機能障害，⑤ショック，心不全，心筋梗塞，肺塞栓等心血管系，肺機能に高度の障害のある患者およびその他の低酸素症を伴いやすい状態，⑥過度のアルコール摂取者，⑦脱水症，脱水状態が懸念される下痢，嘔吐等の胃腸障害のある患者，などが禁忌事項となる．

（麻生好正）

32 インスリンにDPP-4阻害薬を併用するメリットと留意点を教えてください．

 基礎インスリンに併用するとDPP-4阻害薬の食後血糖低下により，相補的な効果が期待されます．インスリン量をセービングして，インスリン治療に伴う体重増加を軽減でき，低血糖のリスクも低下します．ただ，低血糖のリスクが懸念される場合，インスリン投与量を10〜20％程度減量してから，追加したほうがよいでしょう．

● BOT療法の普及

ADA/EASDの2型糖尿病治療アルゴリズムでは，第一選択薬としてメトホルミンが推奨されているが，それで3か月以内に目標のHbA1cが達成されない場合，6種類の第二選択薬が設定されている．その中の一つとして，基礎インスリンも推奨されている．メトホルミンなどの経口糖尿病治療薬に追加投与することが多く，俗に，BOT（basal supported oral therapy）療法と称されている．わが国でも臨床の現場で，BOT治療が急速に普及してきている．その主な理由として，1日1回の注射であり，注射回数の少なさ，注射の痛みの軽減など患者のQOLが維持されることがあげられる．基礎インスリンとは中間型および持効型を指すが，現在では，夜間の低血糖の頻度が少ない持効型のアナログインスリン（グラルギン，デグルデクなど）が主流となっている．

基礎インスリン治療の問題点として，食後高血糖の抑制が不十分であることが指摘されて

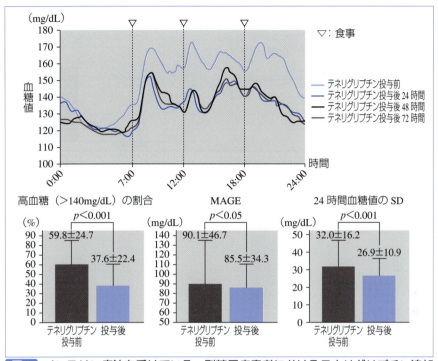

図1 インスリン療法を受けている2型糖尿病患者におけるテネリグリプチン追加投与前後の24時間血糖変動

(文献1より引用)

いる．したがって，食後血糖低下作用であるDPP-4阻害薬を基礎インスリンに追加することは，注射の回数を増やさずに治療を強化できる有益な方法である．当教室の田中，鈴木らは，インスリン単独療法または経口糖尿病治療薬を併用したインスリン療法を行っている日本人2型糖尿病患者を対象にDPP-4阻害薬テネリグリプチンの血糖変動改善効果について，持続血糖モニター(CGM)を用いて検討した．BOT治療あるいは頻回注射法の26名の2型糖尿病患者を入院させ，血糖コントロールが安定してインスリン投与量を最適化した後，テネリグリプチン投与前後でCGMを測定した．**図1**[1]で示されたように，投与翌日には食後血糖を中心に血糖の低下が認められ，一方で，低血糖の頻度は増加しなかった．食後2時間血糖値は3食とも有意に低下し，血糖変動幅の指標である，平均血糖変動幅(mean amplitude of glucose excursion：MAGE)および24時間血糖の標準偏差(SD)とも有意に低下した．

　インスリン治療で効果不十分2型糖尿病例を対象に，DPP-4阻害薬シタグリプチン100 mg追加投与した群とインスリン増量群の2群に分け，24週間の有効性と忍容性を検討した研究により，DPP-4阻害薬追加投与群は，インスリン増量群に比し，HbA1cの有意な低下に加え，体重増加の抑制，そして低血糖および重症低血糖の発作頻度の有意な低下を示した(**図2**)[2]．体重増加および低血糖発作の抑制は，両群間での約13単位のインスリン量の差(シタグリプチン群：-2.5単位，インスリン増量群：+10.1単位)にあると推察される．適量を超えて，インスリンを増量し続けると，治療に伴う体重増加，低血糖発作の誘発に繋がるからである．

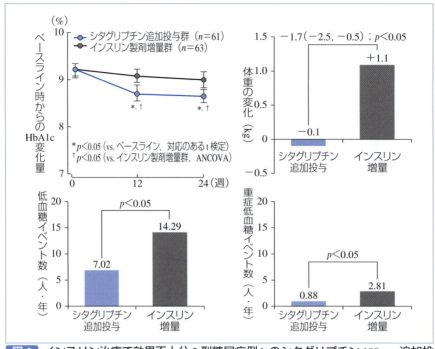

図2 インスリン治療で効果不十分2型糖尿病例へのシタグリプチン100 mg追加投与（24週）

(文献2より引用)

● DPP-4阻害薬追加投与のメリット

　以上より，インスリン治療，特にBOT治療にDPP-4阻害薬を追加投与することのメリットとして，①食後血糖の低下および血糖変動幅の改善，②インスリン投与量の倹約，③低血糖の回数の減少，④体重増加の抑制効果，などがあげられる．興味深い点は，インスリン治療にDPP-4阻害薬を追加投与して，低血糖のリスクが増加するどころではなく，むしろリスクが低下した点である．インスリンに併用しても低血糖のリスクが上昇しない機序として，インスリン投与量の減少に加え，DPP-4阻害薬によるGIPの増加が示唆されている．GIPは血糖が低下した場合，グルカゴンの分泌を促進して血糖を増加させる作用を有する．

　留意点は，当然，低血糖のリスクである．特に，HbA1c 8.0％未満での併用は，併用前のインスリン投与量を10〜20％程度減量して併用すべきである．一方，DPP-4阻害薬そのものは，強力な血糖低下作用を有していない．特に，内因性インスリン分泌能が明らかに低下した症例では効果が期待できないため，BOT療法中の場合は，超速効型インスリンを追加した頻回注射法を選択すべきである．

文献

1) Tanaka S, et al.：Comparison between sitagliptin as add-on therapy to insulin and insulin dose-increase therapy in uncontrolled Korean type 2 diabetes：CSI study. *Diabetes Technol Ther 2014*；**16**：840-845.
2) Hong E, et al.：Add-on treatment with teneligliptin ameliorates glucose fluctuations and improves glycemic control index in Japanese patients with type 2 diabetes on insulin therapy. *Diabetes Obes Metab 2012*；**14**：795-802.

（麻生好正）

Chapter V
スルホニル尿素（SU）薬を活用する

Chapter V　スルホニル尿素(SU)薬を活用する

Q33　SU薬の作用機序を教えてください．

A SU薬はβ細胞の細胞膜上のK_{ATP}チャネルSUR1サブユニットとの結合と，細胞内のEpac2との結合の2つの機序でインスリン分泌を惹起します．

●グルコースによるインスリン分泌機序

まず，古典的なインスリン分泌機序を説明する．β細胞膜上の糖輸送担体(GLUT)によって取り込まれたグルコースは細胞質やミトコンドリアで代謝され，ATPが産生される．細胞内ATP濃度の上昇は細胞膜上のATP感受性Kチャネルで感知され，チャネルが閉鎖する．すると，細胞膜は脱分極し，電位依存性Caチャネルが開口することで，細胞外からCa^{2+}が流入し，インスリン分泌顆粒が開口放出される(図1)．

●GLP-1によるインスリン分泌機序

DPP-4阻害薬やGLP-1受容体作動薬はβ細胞膜上のGLP-1受容体に作用し，アデニル酸シクラーゼを介して細胞内cAMPを増加させる．それにより，プロテインキナーゼA(PKA)が活性化され，小胞体からのCa^{2+}放出や開口分泌蛋白のリン酸化を介してインスリンが分泌される(図1)．さらにPKA非依存性経路として，Epac2を介する経路がある．増加したcAMPがEpac2と結合すると，グアニンヌクレオチド交換因子(GEF)活性が上昇し，低分子量G蛋白質Rap1をGDP結合型から活性型のGTP結合型に変換し，待機しているインスリン分泌顆粒のプールを増大させることで，インスリン分泌を促進する(図1)．

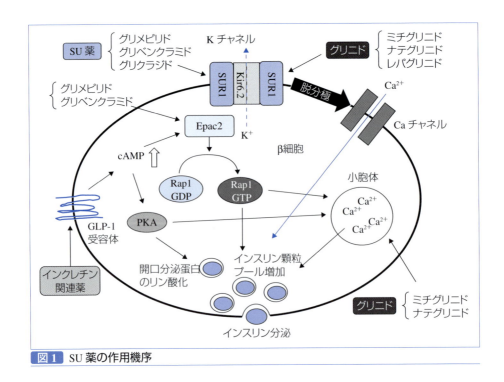

図1 SU薬の作用機序

● SU薬によるインスリン分泌機序

　SU薬はβ細胞のKチャネルSUR1サブユニットに直接結合してKチャネルを閉鎖し，インスリン分泌を促進させる．グリメピリドやグリベンクラミドはSU骨格とベンズアミド骨格の両方でSUR1と結合するが，グリクラジドはSU骨格しか持たず，血糖降下作用は弱い．重要なことに，グリクラジドを除くSU薬はEpac2とも直接結合し，Epac2を介した上記の機序によってもインスリン分泌を促進する[1]（図1）．グリクラジドだけはEpac2を活性化しないことも，この薬剤が他のSU薬よりも低血糖の副作用が少ないことと関連しているかもしれない．

● グリニド薬によるインスリン分泌機序

　グリニド薬もSU骨格やベンズアミド類似骨格を持ち，KチャネルSUR1サブユニットに結合することで，インスリン分泌を促進する．さらに，ナテグリニドとミチグリニドは小胞体に作用してCa^{2+}を放出する作用もあり，インスリン分泌を増強する．興味深いことに，SU薬やレパグリニドには，このような作用はない[2]（図1）．

文献

1) Zhang CL, et al.：The cAMP sensor Epac2 is a direct target of antidiabetic sulfonylurea drugs. *Science* 2009；**325**：607-610.
2) Shigeto M, et al.：Nateglinide and mitiglinide, but not sulfonylureas, induce insulin secretion through a mechanism mediated by calcium release from endoplasmic reticulum. *J Pharmacol Exp Ther* 2007；**322**：1-7.

（北村忠弘）

　SU薬が第一選択薬となる患者像を教えてください．

　インスリン非依存状態にある2型糖尿病患者で，肥満のない場合は第一選択になり得るでしょう．

● わが国では個別的対応が原則

　欧米では2型糖尿病の第一選択薬はメトホルミンとされることが多い．これにならって，アジアの近隣諸国の糖尿病学会はメトホルミンを第一選択薬とするアルゴリズムを提唱している．しかし日本糖尿病学会では，経口血糖降下薬は，その作用機序を踏まえて，患者の病態によって個別的に対応することを原則として，特に第一選択薬を指定していない．欧米の（日本人から見れば）肥満が著しい2型糖尿病患者集団に得られたエビデンスのみで，日本人2型糖尿病患者の「第一選択」を選べないとする立場は，非専門医からは「わかりにくい」などの批判もあるが，現時点では良識あるスタンスと筆者は考える．実践的な観点から筆者の考えた経口薬アルゴリズムを図1に示す．もちろんこれは目安であり，特に②と③の順序に強い意味はない．通常の2型糖尿病で，生活習慣の改善がより強く求められる肥満傾向のある患者では，可能な限り薬物治療はメトホルミンで開始することには異論はない．しかし，肥満のない，あるいは痩せ傾向のインスリン抵抗性が比較的少ない2型糖尿病患者では少量のSU薬はよい適応になり，「第一選択薬」となりうる．

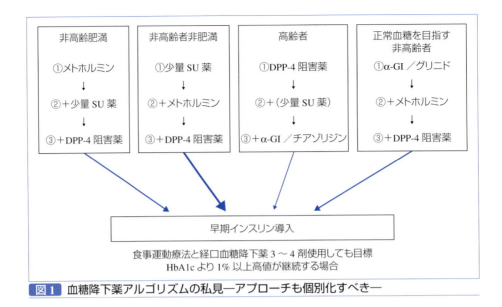

図1 血糖降下薬アルゴリズムの私見―アプローチも個別化すべき―

●効果的投与方法

開始量は，グリクラジド（グリミクロン®など）では10または20 mgを1日1回朝食前または後，グリナピリド（アマリール®など）では0.5 mgを1日1回朝食前または後で開始する．効果不十分の場合は前者で1日量80 mg（80 mgの際は1日2回朝夕食前後）まで，後者では2 mg朝食前または後まで漸増する．グリベンクラミド（オイグルコン®，ダオニール®など）は作用時間が長く，筆者は原則として使用していない．SU薬は長期にわたる単剤治療には向いていないので，これらの量まで増量しても血糖降下作用が不十分な際は，第二選択薬としてメトホルミンまたはDPP-4阻害薬などを併用することが重要である．一般に，血糖コントロールが改善し，良好な状態になると開始量のSU薬で十分な効果が再度得られることが多いので，機会をみて減量を試みるべきである．またDPP-4阻害薬との併用時は，当初から開始量のSU薬に減量するべきである．

若年者で，合併症もなく，できれば正常血糖域のコントロールをめざしたい患者では，少量のSU薬より，各食直前のグリニドでインスリン分泌パターンの改善をはかるか，α-グルコシダーゼ阻害薬（α-GI）で食後のブドウ糖吸収を遅延させる方法で，長期にわたり安全に正常血糖域にコントロールできることが多い．この場合は食事指導の一環として，当初から食直前の内服を指導することが重要であり，その必要性を理解できた患者ではアドヒアランスも悪くない場合が多い．

SU薬によるインスリン分泌は原則的に血糖依存性に惹起される．したがって，目標HbA1c 7.0％未満の症例で，上記の使用方法の範囲で使用する限り危険な低血糖は極めて少ない．ただし，中等量から高用量のSU薬は夜間に重症低血糖を引き起こす可能性が否定できず，リスクとベネフィットのバランスから考えて使用するべきではない．適正に使用されているSU薬によって膵β細胞が疲弊するというエビデンスはなく，このことを理由にSU薬を回避することには妥当性はないと考える．

（駒津光久）

Q35 SU薬のエビデンスを教えてください．

SU薬は50年以上にわたり世界中で広範に使用されてきましたが，「低血糖」以外の問題となる副作用はほとんどなく，この点はいわば歴史が示す安全性に対するエビデンスといえるでしょう．初期2型糖尿病に対するSU薬の合併症抑制効果や死亡率低下はUKPDSで示されました．インスリンとSU薬との比較でもSU薬の優越性が示唆されています．

UKPDS, ADVANCE

UKPDSでは「初めて治療を開始した2型糖尿病患者」が対象であることから，SU薬による早期介入の有用性が示されたことになる[1]．また，メトホルミンの次の選択としてインスリンとSU薬のどちらを追加したほうが予後がよいかについて背景を一致させた集団で比較した結果，SU薬を加えた患者のほうが全死亡が有意に少なかったことは注目すべきである[2]．さらに，ハイリスクの2型糖尿病患者を対象に，インスリンの強制的な増量プログラムで血糖を厳格にコントロールすると，心血管イベントは減る傾向ながら死亡が有意に増えることが明らかになった[3]．一方，同様のハイリスク患者をSU薬である持効型グリクラジドを基幹薬として厳格に血糖コントロールしたADVANCE研究では，有意差はなかったものの，SU薬による強化療法群で死亡率，心血管イベントも少ない傾向にあったことは，SU薬の有用性を示唆する結果である[4]．これらの項目を表1に整理した．

数ある経口血糖降下薬の中で，メトホルミンだけは，「欧米の2型糖尿病」で血糖降下作用を超えたイベントや死亡率の抑制効果が示唆されている．しかし，SU薬も含めてそれ以外の血糖降下薬は「HbA1cをどの位下げるか」がイベント抑制につながっていると考えるのが妥当である．今後は，SU薬とDPP-4阻害薬とを直接比較する大規模臨床研究の結果などにより，SU薬のゆるぎないエビデンスが構築されていくと予想している．

表1 SU薬のエビデンス

1. 長期安全性：半世紀を超えて広範な使用経験
2. 早期介入による細小血管，大血管症，死亡の抑制[1]
3. ハイリスク患者への介入で合併症抑制傾向，死亡率減少傾向あり[2]
4. 患者背景をそろえたメトホルミン治療中の患者では，SU薬追加のほうがインスリン追加より死亡率が低かった．[3]

文献

1) Holman RR, et al.：10-year follow-up of intensive glucose control in type 2 diabetes. N Engl J Med 2008；**359**：1577-1589.
2) Roumie CL, et al.：Association between intensification of metformin treatment with insulin vs sulfonylureas and cardiovascular events and all-cause mortality among patients with diabetes. JAMA 2014；**311**：2288-2296.
3) The Action to Control Cardiovascular Risk in Diabetes Study Group：Effects of Intensive Glucose Lowering in Type 2 Diabetes. N Engl J Med 2008；**358**：2545-2559.
4) The ADVANCE Collaborative Group：Intensive Blood Glucose Control and Vascular Outcomes in Patients with Type 2 Diabetes. N Engl J Med 2008；**358**：2560-2572.

（駒津光久）

Chapter V　スルホニル尿素(SU)薬を活用する

 SU薬の標準的な処方例を教えてください．

A 血糖コントロール不良で糖毒性が強い場合，グリクラジド 20 mg 分 1 ～ 80 mg 分 2 またはグリメピリド　0.5 mg 分 1 ～ 2 mg 分 2 を投与します．

● 第二選択薬の 1 つ

　SU薬は単剤投与でも併用投与でも血糖降下に有効である．SU薬により，通常は血糖値が約 20％，HbA1c が 1 ～ 2％ 程度低下する．非肥満患者において有効性がより高い．血糖コントロール不良で糖毒性が強い場合，投与を考慮する．ただし，高血糖による体重減少やケトーシス・ケトアシドーシス状態の場合はインスリンの適応であり，SU薬はその代替とはならないことに注意しなければならない．

　低血糖と体重増加というデメリットが生じない限りにおいて，血糖コントロール改善・合併症予防効果（**表 1**）[1]という特長が評価できる．通常はビグアナイド（BG）薬が2型糖尿病治療における第一選択薬となるが，SU薬は第二選択薬の1つとして位置づけられる[1]．

● 低血糖リスク患者は避ける

　低血糖リスクの高い患者にはできる限り投与を避けるべきである．SU薬の中でもグリベンクラミドが低血糖のリスクが高い．**表 2** にあげるリスクファクターを有する場合はリスクに応じて慎重投与または投与中止することが重要である．代替薬としてはDPP-4 阻害薬，グリニド薬（慎重投与），α-グルコシダーゼ阻害薬（α-GI）が推奨される（**Q5 参照**）．SU薬服用下で意識低下を伴う低血糖を起こした場合には，必ず入院可能な施設に紹介する．

　また，肥満者にSU薬を投与する場合は，肥満進展およびそれに伴う二次無効の可能性に注意する．体重増加回避のためには，SU薬少量と体重増加をきたさない薬物と併用することが望ましい．特にBG薬はインスリン抵抗性改善作用がありSU薬投与量を減らせる可能

 表 1　糖尿病治療薬のエビデンス

作用	種類	縮小血管症予防効果実証		大血管症・死亡予防効果実証		体重増加	低血糖リスク
		アジア人	欧米人	アジア人	欧米人		
インスリン抵抗性改善	BG薬		◎	◎（中国人）	◎	－	－
	チアゾリジン薬			×（日本人）	×	＋	－
インスリン分泌促進	SU尿素薬		◎		○	＋	＋
	グリニド薬				○	＋	＋
	DPP-4阻害薬				×	－	－
食後高血糖改善	α-GI				×	－	－
ブドウ糖排泄	SGLT2阻害薬				◎		
注射薬	インスリン	○（日本人）	◎		○	＋	＋
	GLP-1アナログ					－	－

◎：実証されている，○：示唆されている，×：有意性は実証されていない，空欄：出版エビデンスなし．

（文献 1 より引用改変）

表2 低血糖のリスクファクター

- DPP-4阻害薬やSGLT2阻害薬との併用
- 運動後
- 摂食量低下時
- アルコール多飲
- 肝硬変・腎不全
- 高齢
- 退院直後

性があるため，併用薬として最適である．

● SU薬処方例

Rp1) グリクラジド（グリミクロン®）　20 mg 分1 ～ 80 mg 分2
Rp2) グリメピリド（アマリール®）　0.5 mg 分1 ～ 2 mg 分2

■ 文献

1) 国立国際医療研究センター病院 糖尿病標準診療マニュアル（一般診療所・クリニック向け）．第12版．
 http://ncgm-dm.jp/center/diabetes_treatment_manual.pdf（半年ごとに改訂中）

（能登 洋）

Q37 SU薬を基本とした併用のコツを教えてください．

A ビグアナイド薬の併用が推奨されます．低血糖を増強するリスクの高いDPP-4阻害薬・SGLT2阻害薬・インスリン・GLP-1アナログを併用するときはSU薬を半量以下に減量します．

● 臨床的アウトカムを重視した使用法

血管合併症・低血糖に関するエビデンスに基づいて作成されている「国立国際医療研究センター病院による糖尿病標準診療マニュアル［一般診療所・クリニック向け］」（図1）[1)]を参考に併用法を解説する．

- 第一選択薬としてビグアナイド（BG）薬が推奨されているが，血糖コントロール不良で糖毒性が強い場合などはSU薬も優先される（Q4参照）．SU薬投与にても血糖コントロールが不十分の場合には他剤を併用するが，その際には血管合併症・低血糖・体重増加のリスクも勘案する必要がある．
- BG薬は合併症リスクを低下させ，低血糖・体重増加のリスクが小さいため併用薬としては優先度が高い．BG薬との併用により心血管イベントのリスクが増加するという報告があるが，その多くが観察研究に基づいているためバイアスが大きく妥当性が低い．また，以前は糖尿病がかなり進行した患者に併用療法を行うのが主流であったため，ベースラインのリスクの違いが交絡因子として残存している．近年ではこのようなネガティブな報告

Chapter V　スルホニル尿素(SU)薬を活用する

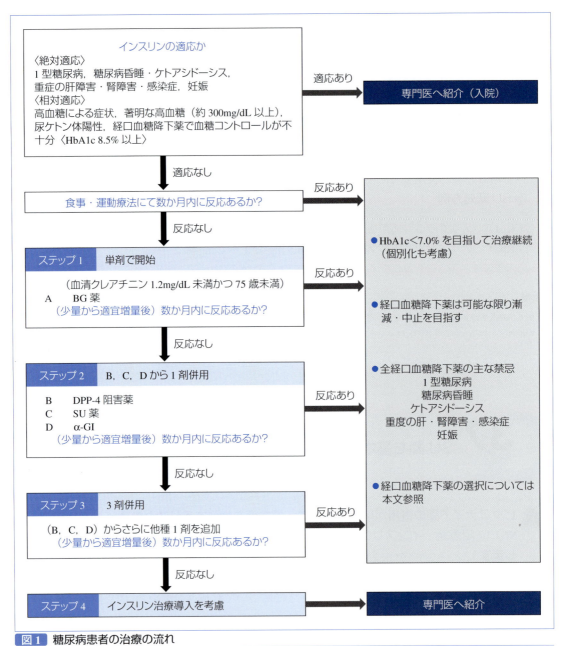

図1　糖尿病患者の治療の流れ
薬剤選択は血管合併症・低血糖に関するエビデンスの有無により判断.

（文献1より引用改変）

　　はまれであり，良好な血糖コントロールによるベネフィットと低血糖に関する安全性が優先される．
・DPP-4阻害薬・GLP-1アナログは低血糖・体重増加のリスクの点では優先度が比較的高い．しかし，SU薬との併用で低血糖が増強されるため，併用時にはSU薬を減量する必要がある．

- α-グルコシダーゼ（α-GI）薬も低血糖・体重増加点で優先度が比較的高い．
- グリニド系薬剤は SU 薬との併用はしない．
- インスリンと併用する際には低血糖・体重増加のリスクが増強されるため，SU 薬を減量する．遷延性低血糖を回避するために SU 薬投与を中止することも推奨される．
- SGLT2 阻害薬は低血糖・体重増加のリスクの点では優れる．しかし，SU 薬との併用で低血糖が増強されるため，併用時には SU 薬を減量する必要がある．
- チアゾリジン（TZD）薬は体重増加の点で要注意である．

●二次無効を防ぐような使用法

　単剤投与であっても併用投与であっても，高齢患者や肥満患者や罹病期間が長い患者など，β細胞機能がすでに著明に低下していることが予測される症例では SU 薬投与を避けたり最小量にとどめたりすることが第一である．

　併用する場合には，SU 薬少量と体重増加をきたさない薬物と組み合わせることが望ましい（**Q4** 参照）．特に BG 薬はインスリン抵抗性改善作用があり，SU 薬の投与量を減らせる可能性があるため，二次無効予防の点でも最適である．

文献

1) 国立国際医療研究センター病院 糖尿病標準診療マニュアル（一般診療所・クリニック向け）第 12 版．
http://ncgm-dm.jp/center/diabetes_treatment_manual.pdf（半年ごとに改訂中）

（能登　洋）

SU 薬の注意すべき副作用とその対策を教えてください．

低血糖がもっとも注意すべき副作用です．HbA1c 6.5％ 未満，高齢者，肝・腎機能障害のある患者では，特に夜間から早朝にかけて起こりやすくなります．対策としては，減量，中止，他薬への変更などがあげられます．

●低血糖

　SU 薬の副作用で最も重要なものは低血糖である．添付文書上には，無顆粒球症，肝障害，黄疸，貧血，悪心・嘔吐，食欲不振，搔痒感，頭重，めまい，BUN 上昇などもあげられているが，いずれもまれである．

　低血糖に対する対策としては，**表 1** にあげる低血糖を起こす可能性の高い患者にはできるだけ SU 薬を投与しないことである．すでに投与している場合は減量，中止，他薬への変更を検討すべきである．SU 薬の中でもグリベンクラミドは低血糖を起こしやすいので，投与する場合は，グリメピリドかグリクラジドを選択する．

　SU 薬を投与していて，**表 2** のような状況になったら，特に低血糖に注意すべきである．SU 薬による低血糖は遷延化しやすい特徴がある．ブドウ糖の投与により低血糖を脱しても 1 〜 2 時間後にふたたび低血糖に陥ることはよくある．**表 3** であげた症例のように，高齢者で高度の肝腎機能患者に起きた SU 薬による低血糖で 3 日間にわたって持続ブドウ糖点滴が

表1 SU薬投与により低血糖を起こしやすい患者

- 中等度以上の肝機能障害
- 中等度以上の腎機能障害
- 慢性膵炎など膵外分泌疾患
- 自律神経障害
- 胃切除術後
- 高齢者

表2 SU薬投与中に低血糖を起こしやすい状況

- HbA1cが6.5%未満に低下
- アルコール多量摂取
- 食欲低下・嘔吐・下痢などのシックデイ
- 食事の遅れや非摂食
- 中等度以上の強度の運動後

表3 症例：不適切なSU薬投与によって生じた遷延性低血糖

患者：76歳男性
19年前，糖尿病およびアルコール性肝障害を指摘され，1年ほど食事・運動療法を行うも治療中断．某年3月，健診でHbA1c 12.5%，空腹時血糖259 mg/dLを指摘され，近医でグリベンクラミド(2.5 mg) 2錠2回朝夕食後開始．
この時，尿蛋白3+，血清Cr 2.45 mg/dLと腎症4期．また，肝硬変(代償性)もあった．
2012年7月，HbA1c 7.2%に改善(毎月1〜2%改善)
2012年8月某日，朝起きてこず昏睡状態に陥っているのを家人に発見され，救急搬送された．血糖値26 mg/dL．ブドウ糖静脈内投与にて意識が改善し帰宅させたが，1時間後ふたたび低血糖昏睡にて搬送された．
結局，3日間にわたってブドウ糖の点滴投与が必要だった．

本症例は，高齢，腎機能障害，肝機能障害と低血糖を起こしやすい患者要因が非常に大きかったにもかかわらず，いきなり高用量のグリベンクラミドが投与されていたため，重篤かつ遷延性低血糖を生じた．このような投与法は厳に慎むべきである．

必要だった例もあるので，外来にSU薬による低血糖患者が搬送されてきた場合，最低数時間は血糖を観察して，低血糖が起こらないことを確認してから帰宅させる必要がある．

（佐倉　宏）

SU薬の二次無効を防ぐ併用方法を教えてください．

 SU薬は二次無効を起こしやすいといわれていますが，実際は他の経口血糖降下薬を用いても二次無効は起こります．血糖コントロールが不良なまま使い続けるのが最もよくなく，様々な併用療法により良好な血糖コントロールが達成できたら二次無効は起こりにくくなると思われます．

● 二次無効を防ぐには良好な血糖コントロールの維持が重要

二次無効とは，いったん良好な血糖コントロールを達成したにもかかわらず長期間使用していると次第に効果が減って血糖コントロールが悪くなってしまうことをいう．SU薬は古

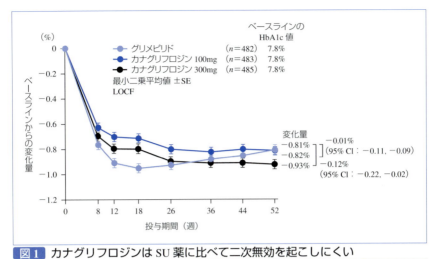

図1 カナグリフロジンはSU薬に比べて二次無効を起こしにくい

(文献1より引用)

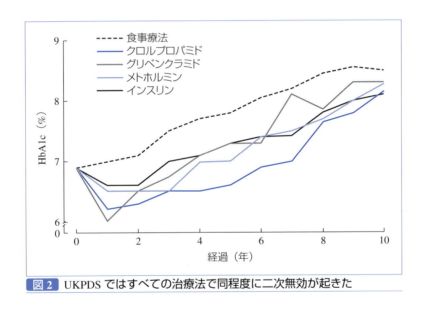

図2 UKPDSではすべての治療法で同程度に二次無効が起きた

くから使われてきた薬物であるので，二次無効がもっともよく観察されていることは間違いない．他の薬物の比較においてもSU薬で二次無効が起こりやすいというデータはいくつか示されている．図1はカナグリフロジンで二次無効が起こりにくいことをSU薬との比較で示したものである[1]．しかしながら，図2で示すように，SU薬だけが二次無効を起こすわけではない[2]．血糖コントロールが良好でないまま漫然と同じ薬物を継続していると，どの薬物を用いても同様に二次無効は起きうる．また，食事・運動療法が次第におろそかになるために二次無効にみえることはしばしば経験する．われわれの検討では，逆に，いったん良好な血糖コントロールを達成したならばSU薬を含めてどの薬物でも二次無効はそれほど起こらなかった．

したがって，SU薬による二次無効を防ぐためには，インスリンを含めて適切な併用療法を行い，良好な血糖コントロールを維持することがもっとも重要である．それにより糖毒性

が解除され，インスリン分泌能やインスリン感受性も改善する．具体的にどの薬物との併用が最もよいかについては明らかなエビデンスはないものと思われる．

文献

1) Cefalu WT, *et al.*：Efficacy and safety of canagliflozin versus glimepiride in patients with type 2 diabetes inadequately controlled with metformin（CANTATA-SU）：52 week results from a randomised, double-blind, phase 3 non-inferiority trial. *Lancet* 2013：**14**：941-958.
2) United Kingdom Prospective Diabetes Study（UKPDS）Group：Intensive blood-glucose control with sulphonylureas or insulin compared with conventional treatment and risk of complications in patients with type 2 diabetes（UKPDS33）. *Lancet* 1998：**352**：837-853.

（佐倉　宏）

Q40 SU薬のグルカゴンに対する影響を教えてください．

A SU薬はα細胞のKチャネルやEpac2にも直接作用し，グルカゴン分泌を促進すると考えられますが，抑制するという報告もあり，インスリンやソマチスタチンによるパラクライン作用も考えるとかなり複雑です．

実は，グルカゴン分泌の詳細な機序はほとんど解明されておらず，そもそもグルコースによってグルカゴン分泌は促進されるのか抑制されるのかさえ意見が分かれている．したがって，SU薬がα細胞に直接作用するとグルカゴンを促進するという報告と，逆に抑制するという報告が存在する．さらに，生体（*in vivo*）においては，隣接する細胞が分泌するインスリンやソマトスタチンによるパラクラインによりグルカゴン分泌は低下すると考えられる．

● β細胞と同様の機序でSU薬がグルカゴン分泌を促進するという報告

α細胞でも高濃度グルコースが細胞内ATPを増加させ，Kチャネルを閉鎖，細胞膜の脱分極を介してCaチャネルが開き，Ca^{2+}流入によりグルカゴン分泌が増加することが報告されている[1]．さらに，α細胞にアドレナリン刺激をすると，cAMPが増加してEpac2が活性化されることも報告されている[2]．したがって，SU薬はα細胞のKチャネルやEpac2に直接作用してグルカゴン分泌を促進するはずである．ただし，SU薬は同時にβ細胞やδ細胞にも作用するので，インスリンやソマトスタチンを介したパラクラインでグルカゴン分泌は抑制もされる．この両者のバランスでグルカゴン分泌に対する影響が変わるので，複雑である（図1）．

● α細胞のKチャネルやCaチャネルはβ細胞と性質が異なり，SU薬はグルカゴン分泌に影響しない，あるいは低下させるという報告

α細胞はKチャネルやCaチャネルはβ細胞と同様に備わっているが，その性質が異なるという報告がある．例えば，α細胞では低グルコース濃度ですでにKチャネルは閉じており，高グルコース刺激やSU薬はKチャネルに影響を与えず，Ca^{2+}の細胞内流入は少し低下することで，グルカゴン分泌はむしろ低下するという報告[3]や，低グルコース濃度でKチャネルは閉鎖しかかっており，細胞膜に弱い脱分極が起きてCaチャネルが開き，Ca^{2+}が流入することでグルカゴン分泌が惹起されるが，高グルコース刺激やSU薬はKチャネルを完全に閉鎖することで，強い脱分極が起きて，CaチャネルはむしろR閉鎖し，Ca^{2+}流入がな

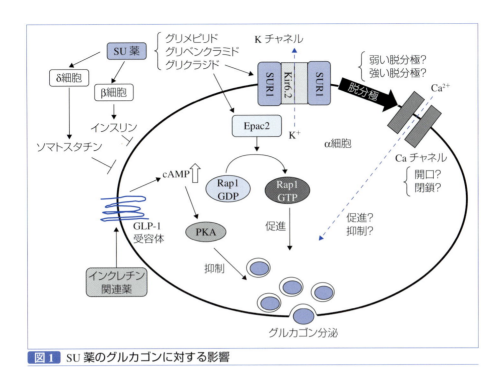

図1 SU薬のグルカゴンに対する影響

くなってグルカゴン分泌は低下するという報告である[4]（図1）．さらに，SU薬によるグルカゴン分泌はグルコース濃度依存性であるとの報告もある．1 mMグルコース濃度下ではトルブタミドはグルカゴン分泌を抑制，7 mMグルコース濃度では逆に促進，そして30 mMグルコース濃度では再びトルブタミドはグルカゴン分泌を抑制するという結果である[5]．したがって，SU薬によるグルカゴン分泌への影響については未だに統一された見解はなく，実験環境や実験手法によっても結果がばらついており，今後の検討課題である．

一方，α細胞にGLP-1受容体が発現しているか，いないかも未だに意見が分かれているが，ごく少数のα細胞には発現しているという意見が主流である．α細胞のGLP-1受容体活性は軽度のcAMP上昇を引き起こし，その程度のcAMPではEpac2は活性化されないが，PKAは活性化され，N型Caチャネルを抑制することで，グルカゴン分泌は抑制されるという報告がある[2]（図1）．

文献

1) Olsen HL, et al.：Glucose stimulates glucagon release in single rat alpha-cells by mechanisms that mirror the stimulus-secretion coupling in beta-cells. *Endocrinology* 2005；**146**：4861-4870.
2) De Marinis YZ, et al.：GLP-1 inhibits and adrenaline stimulates glucagon release by differential modulation of N- and L-type Ca2+ channel-dependent exocytosis. *Cell Metab* 2010；**11**：543-553.
3) Quoix N, et al.：Glucose and pharmacological modulators of ATP-sensitive K+ channels control ［Ca2+］c by different mechanisms in isolated mouse alpha-cells. *Diabetes* 2009；**58**：412-421.
4) Zhang Q, et al.：Role of KATP channels in glucose-regulated glucagon secretion and impaired counterregulation in type 2 diabetes. *Cell Metab* 2013；**18**：871-882.
5) Cheng-Xue R, et al.：Tolbutamide controls glucagon release from mouse islets differently than glucose：involvement of K(ATP) channels from both alpha-cells and delta-cells. *Diabetes* 2013；**62**：1612-1622.

〈北村忠弘〉

Chapter VI
チアゾリジン（TZD）薬を活用する

Chapter VI チアゾリジン(TZD)薬を活用する

Q41 TZD薬の作用機序を教えてください．

A TZD薬は主に脂肪細胞のPPARγを活性化することでインスリン抵抗性を改善し，血糖値を低下させます．

●インスリン抵抗性を改善

2型糖尿病の本態はインスリン抵抗性の増大と相対的なインスリン分泌不全とにある．TZD薬は主にインスリン抵抗性を改善することで効果を発揮する経口糖尿病薬である．インスリン抵抗性とは，血中あるいは組織中のインスリン濃度が保たれているにも関わらず，種々の原因により標的器官である骨格筋，脂肪組織，肝臓などにおいて，インスリン作用が低下した病態であり，単に糖尿病の病態を説明するだけでなく，心血管イベントとの強い関連が示唆されている．

TZD薬の主要な標的分子は転写因子PPARγである．PPARγは脂肪細胞，マクロファージ，血管平滑筋，腎臓，膵臓ほか広範囲な組織，細胞に発現している．TZD薬は脂肪細胞のPPARγに直接結合し，下流の遺伝子を転写活性化することでその血糖降下作用を発揮すると考えられている．PPARγの下流で糖代謝を改善する分子機構としては以下の2つが明らかとなっている[1〜3]．

1）液性因子を介したインスリン抵抗性改善

チアゾリジン薬により，大型脂肪細胞が減少し，小型脂肪細胞が増加する．この脂肪細胞の質的変化がインスリン抵抗性惹起分子であるTNFαの発現を低下，インスリン感受性改善因子アディポネクチン等の発現を更新させる[3]．

2）異所性脂肪の再分布

皮下脂肪組織への脂肪取り込みを強力に促進し，かつ同組織での中性脂肪分解を抑制する．結果として，骨格筋や肝臓への脂肪酸流入が相対的に減少し異所性脂肪の蓄積を減少，脂肪の再分布が起こり，インスリン抵抗性が改善する(図1)[3]．

TZD薬の副作用である浮腫は，腎尿細管においてPPARγに結合した薬剤が遺伝子転写調節を介さずに，ナトリウム輸送体(NHE3, NBCe1)の機能を亢進させ，ナトリウム，水の再

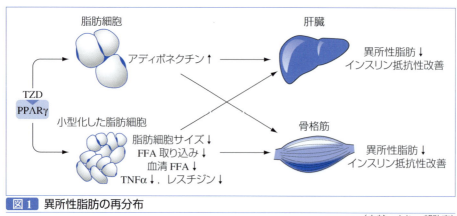

図1 異所性脂肪の再分布

(文献3より一部改変)

吸収を増加させていることが明らかにされている[4].

文献

1) Bertrand C, et al.：Thiazolidinediones and PPARg agonists：time for a reassessment. *Trends Endocrinol Metab* 2012；**23**：205-215.
2) Tontonoz P, et al.：Stimulation of adipogenesis in fibroblasts by PPAR gamma 2, a lipid-activated transcription factor. *Cell* 1994；**79**：1147-1156.
3) Kadowaki T, et al.：Adiponectin and adiponectin receptors. *Endocr Rev* 2005；**26**：439-451.
4) Endo Y, et al.：Thiazolidinediones Enhance Sodium-Coupled Bicarbonate Absorption from Renal Proximal Tubules via PPAR*γ*-Dependent Nongenomic Signaling. *Cell Metab* 2011；**13**：550-561.

（鈴木路可・宮塚　健・綿田裕孝）

　TZD薬のエビデンスを教えてください．

 TZD薬はインスリン抵抗性を改善することにより血糖コントロールを改善します．TZD薬の心血管イベントに対する作用に関しては，rosiglitazone（国内未承認）で心血管イベントを増加させる可能性が報告されています．ピオグリタゾンに関してはそのような報告はなく，むしろ心血管イベントを抑制することを示唆するエビデンスがあります．

● HbA1c低下作用はメトホルミンとほぼ同等

　TZD薬は，インスリン抵抗性改善により血糖改善効果をもたらす薬剤である（詳細は**Q41**参照）．メトホルミンとの比較試験においてピオグリタゾンのHbA1c低下作用はメトホルミンとほぼ同等であることが報告されている（ピオグリタゾン−1.4％，メトホルミン−1.5％；**表1**参照）[1]．さらに空腹時血糖値をメトホルミンよりも有意に低下させ，下痢の副作用が少ない反面，体重増加，浮腫といった副作用はピオグリタゾン投与群で多いと報告されている．その他の薬剤との比較試験は**表1**の通りである．

● 心血管イベントに対する効果に関してはさらなる検討が必要

　心血管イベントに関しては大きな議論がある．まず，rosiglitazone（国内未承認）はメタ解析で心筋梗塞が増加することが報告されており，米国食品医薬品局（FDA）は一時的にその処方を制限していた．しかし，心血管イベントと死亡率を一次エンドポイントと設定し行われたRECORD試験では，rosiglitazoneは心不全を増加させるものの，心筋梗塞や心血管イベントによる死亡は増加させないことが示された[2]．これを踏まえ，FDAはrosiglitazoneと心筋梗塞および心疾患による死亡との関連は限定的であるとして，2013年の冬に処方制限を解除している．

　一方，ピオグリタゾンに関する報告に対しても慎重な解釈を要する．PROactive試験では食事療法単独もしくは薬物療法を受けていてもHbA1c 6.5％以上の大血管障害を持つ2型糖尿病患者を対象に，ピオグリタゾンを追加投与した結果，主要評価項目（総死亡，非致死性心筋梗塞，脳卒中，急性冠症候群，冠動脈や下肢動脈疾患の治療，下肢切断のいずれかが最初に起こること）ではプラセボとの間に有意差はなかった．一方，副次評価項目（総死亡，心筋梗塞，脳卒中のいずれかが最初に起こること）に関してはピオグリタゾン投与により有意

87

表1 TZD薬と他の薬剤との比較試験

	vs. メトホルミン	vs. SU薬	vs. DPP-4阻害薬
掲載論文	Schernthaner G, et al.：J Clin Endocrinol Metab. 2004；89：6068-6076.	Nissen SE, et al.：JAMA 2008；299：1561-5173. PERISCOPE trial	Sung-Chen Liu, et al.：Endocr Pract 2013；9：980-988.
対象	薬剤未使用の2型糖尿病患者 1,199人 HbA1c 7.5〜11%	冠動脈疾患を持つ2型糖尿病患者 547人	HbA1c 7〜11%の2型糖尿病患者 メトホルミン1,500 mg/日またはSU薬使用中
介入	ピオグリタゾン 最大45 mg	ピオグリタゾン 15〜45 mg/日	ピオグリタゾン 30 mg/日
対照群	メトホルミン 最大2,550 mg/日	グリメピリド 1〜4 mg/日	シタグリプチン 100 mg/日
一次評価項目	HbA1c低下	血管内超音波における冠動脈プラークの進展	HbA1cなど
観察期間	12か月間	18か月間	24週間
血糖コントロール	ピオグリタゾン−1.4%，メトホルミン−1.5%で同等	HbA1cは同等	ピオグリタゾンで空腹時血糖は低い（HbA1cは同等）
その他	ピオグリタゾンでHDLコレステロール増加	ピオグリタゾンはプラーク進展を抑制（プラーク進展率はピオグリタゾン−0.16%，グリメピリド+0.73%）．ただし，baselineの時点で高血圧患者の割合，喫煙率はピオグリタゾンで有意に低かった．	体重増加，浮腫はピオグリタゾンで多かった．低血糖や他の有害事象に有意差なし．

にイベント発症が抑制されるとしている[3]．この結果は，第一に主要評価項目に有意差がなかった時点で，ピオグリタゾンが心血管イベント抑制に有用であるとの結論は導けないこと，副次評価項目も個々の項目（非致死性心筋梗塞，脳卒中など）では有意差が認められないことから，その解釈には慎重を要する．一方，心不全に関してはrosiglitazone，ピオグリタゾンともにそのリスクを増加させることが報告されている[4]．

以上から，TZD薬のインスリン抵抗性改善を介した血糖改善効果に疑いの余地はないものの，その合併症抑制効果に関してはさらなる検討を要する．

文献

1) Schernthaner G, et al.：Efficacy and safety of pioglitazone versus metformin in patients with type 2 diabetes mellitus：a double-blind, randomized trial. J Clin Endocrinol Metab 2004；89：6068-6076.
2) Home PD, et al.：Rosiglitazone evaluated for cardiovascular outcomes in oral agent combination therapy for type 2 diabetes（RECORD）：a multicentre, randomised, open-label trial. Lancet 2009；373：2125-2135.
3) Dormandy JA, et al.：Secondary prevention of macrovascular events in patients with type 2 diabetes in the PROactive Study（PROspective pioglitAzone Clinical Trial In macroVascular Events）：a randomised controlled trial. Lancet 2005；366：1279-1289.
4) Richter B, et al.：Pioglitazone for type 2 diabetes mellitus. Cochrane Database Syst Rev 2006；18：CD006060.

（鈴木路可・宮塚　健・綿田裕孝）

Q43 TZD薬が効果的な患者像を教えてください．

A 禁忌・慎重投与例を除く，すべての2型糖尿病患者に適応があります．特に動脈硬化性疾患のハイリスク患者はよい適応と考えられます．

●肥満および非肥満ともに有用

わが国で唯一使用されているTZD薬であるピオグリタゾンは，心不全を有する（既往を有する）人，重篤な肝機能・腎機能障害を有する人，この薬にアレルギーを有するなどの禁忌および慎重投与例（**Q47**参照）を除いて，すべての2型糖尿病の人に適応がある．

インスリン抵抗性改善作用を有することから，インスリン抵抗性の最も代表的な病態である肥満によい適応と考えられる．実際に，肥満の強い人ほど血糖降下作用が大きいことが報告されている．一方で，非肥満やインスリン分泌の低下している人にも効果が認められることが，わが国の市販後調査（PRACTICAL研究）[1]で確認されている（**図1**，**図2**）．

すなわちピオグリタゾンは，肥満を伴う人・伴わない人ともに効果を有するといえる．糖尿病治療において，低血糖を招かないこと，体重を増加させないことが，患者の良好な予後のために重要であることが，ACCORD試験などを教訓に認知されるようになっている．インスリン分泌促進薬やインスリン注射の使用を最小限にすることが，低血糖と体重増加を防ぐために重要であり，そのためにインスリン抵抗性改善薬であるTZD薬の活用は，肥満および非肥満患者ともに有用といえる．

●動脈硬化性疾患ハイリスク患者によい適応

また，2型糖尿病の早期および，合併症を有する時期ともに適応がある．ピオグリタゾンは，PROactive試験で，冠動脈疾患・脳卒中の既往のある2型糖尿病の人に対して再発予防効果が示されていることに加えて，CHICAGO studyやPERISCOPE studyによって動脈硬化病変の計測により抗動脈硬化作用が示されていること，また一次予防も含めた19の様々な試験のメタ解析によっても，総死亡・心筋梗塞・脳卒中からなるハードエンドポイントの改

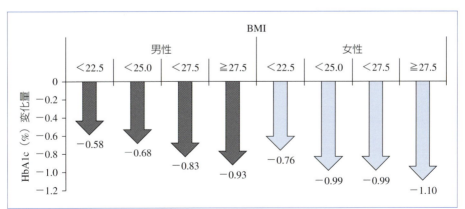

図1 投与前BMI別にみた，ピオグリタゾンによるHbA1c改善効果
平均観察期間12か月．BMIが大きいほど大きなHbA1c低下が認められたが，BMIの低い群でも有意なHbA1c低下効果が認められた．

（文献1より引用改変）

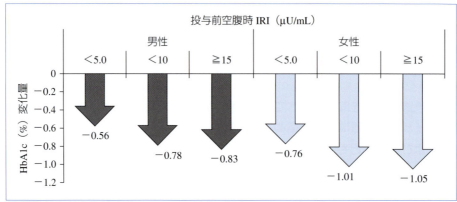

図2 投与前空腹時血中インスリン値(IRI)別にみた，ピオグリタゾンによるHbA1c改善効果

平均観察期間12か月．インスリン分泌が大きい程大きなHbA1c低下が認められたが，インスリン分泌の低い群においても有意なHbA1c低下効果が認められた．

（文献1より引用改変）

善効果が示されていること[2]などから，動脈硬化性疾患の予防を期待する場合，よい適応となると考えられる（**Q42** 参照）．そのほか，血清中性脂肪の低下，HDLコレステロールの増加，インスリン導入の遅延や，非アルコール性脂肪肝炎(NASH)の改善作用，腎保護作用などの報告もあり，合併症リスクの高い患者では，より効果にあずかる可能性があるともいえる．メカニズムの点からも，TZD薬は，アディポネクチンの増加や，マクロファージに対するコレステロール引き抜き経路の活性化，抗炎症作用などが様々な実験から示されており，その抗動脈硬化作用が説明されている（**Q41** 参照）．

一方，骨折の頻度が，長期のTZD薬の内服により女性において増加することが，ADOPT studyやメタ解析によっても報告されているため（**Q47** 参照），特に高齢女性に対しては，リスクとベネフィットを個々の患者の状況に合わせて検討すべきである．

文献

1) Kawamori R, et al.：Hepatic safety profile and glycemic control of pioglitazone in more than 20,000 patients with type 2 diabetes mellitus：postmarketing surveillance study in Japan. *Diabetes Res Clin Pract* 2007；**76**：229-235.
2) Lincoff AM, et al.：Pioglitazone and risk of cardiovascular events in patients with type 2 diabetes mellitus：a meta-analysis of randomized trials. *JAMA* 2007；**298**：1180-1188.

（植木浩二郎・小林正稔）

Q44 TZD薬の標準的な処方例を教えてください.

A ピオグリタゾン(アクトス®など)15 mgまたは30 mgを1日1回朝食前または朝食後に内服するのが標準です.副作用対策として,15 mgから開始し,症状・効果をみながら増量することが勧められます.単剤,併用ともに効果が期待できます.

● ピオグリタゾン処方の基本と期待される効果

わが国においてピオグリタゾンは,維持量として15〜30 mgを1日1回朝食前または朝食後に内服するのが標準である.症状・効果によって最大45 mg/日への増量が認められている(用量依存性の効果が認められている[1]).心不全や浮腫への対策として,特に女性や高齢者では15 mg/日から投与を開始することが推奨されている.またインスリンと併用する場合も,浮腫の発現が多くなることが報告されているため,15 mg/日からの開始だけでなく,使用の上限は30 mg/日とされている(**Q47**も参照).

市販後調査[1]で,未治療に対する初期治療,他剤からの切り替え治療ともに,単剤使用で有意なHbA1c低下効果が得られることが報告されている(図1).また,SU薬,α-グルコシダーゼ阻害薬(α-GI),グリニド薬,ビグアナイド(BG)薬との併用においても,いずれも有意なHbA1c低下効果が得られることが報告されている(図2).併用療法が有効であることは,チアゾリジン(TZD)薬が,他の糖尿病治療薬とは異なる独特の作用メカニズムを有すること(**Q41**参照)からも理解される.

長期投与試験(28〜48週間以上)[1]において,HbA1c低下効果の減弱があまりみられないことも,ピオグリタゾンの特徴といえる.筆者も外来診療において,HbA1c低下効果が,比較的長期に及んだり,場合によっては投与開始後初回の外来では認められなくても,以後の再診時に遅れて現れることも,しばしば経験している.これもまた,TZD薬の効果が,脂肪細胞の小型化・機能改善過程を介するという,特異な作用機序の時間経過を反映しているものと思われる.

● TZD薬選択の具体例

以下に,日常臨床でよくあるTZD薬が選択される具体例をあげる.いずれも心不全などの禁忌/慎重投与事項が除外されること,インスリン非依存状態でないことを前提としている.また,骨折のハイリスク群の場合も慎重に検討する.

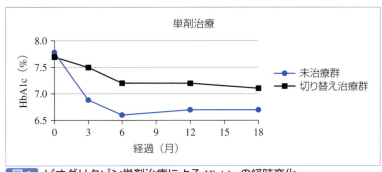

図1 ピオグリタゾン単剤治療によるHbA1cの経時変化

(文献1より引用改変)

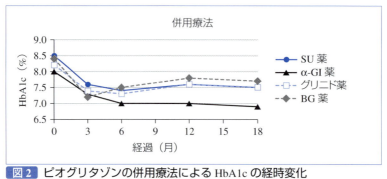

図2 ピオグリタゾンの併用療法によるHbA1cの経時変化

(文献1より引用改変)

- インスリン抵抗性あり，メトホルミンが使用されているが，インスリン抵抗性の改善が十分でない，あるいはメトホルミンの使用が禁忌または用量が制限される場合．
- 大血管障害の既往あり，あるいは検査で動脈硬化病変を指摘されている場合．
- インスリン使用において，肥満の増悪や低血糖，インスリン使用量の増大が問題となる場合．ただし，インスリンとの併用時は15 mg/日から開始し，30 mg/日を上限とする．
- インスリン分泌促進薬の使用で，肥満の増悪や低血糖が懸念される場合．
- インスリン分泌低下に対して，DPP-4阻害薬やインスリン分泌促進薬（およびその併用）を用いてきたが効果不十分の場合．一方で，インスリン注射ではなく，内服薬のみで改善させたい場合．やせ型やインスリン分泌低下があってもピオグリタゾンの効果は認められるため（**Q43-図2**参照），併用を試みてよい．

文献

1) Kawamori R, et al.：Hepatic safety profile and glycemic control of pioglitazone in more than 20,000 patients with type 2 diabetes mellitus：postmarketing surveillance study in Japan. *Diabetes Res Clin Pract* 2007；**76**：229-235.
2) Lincoff AM, et al.：Pioglitazone and risk of cardiovascular events in patients with type 2 diabetes mellitus：a meta-analysis of randomized trials. *JAMA* 2007；**298**：1180-1188.

（植木浩二郎・小林正稔）

Q45 TZD薬を基本とした併用のコツを教えてください．

A 病態に応じて，TZD薬と他剤との有効な組み合わせを考えることが大事です．

● TZD薬の特徴

TZD薬は主に空腹時血糖値（平均血糖値）を低下させる薬剤であり，低血糖を起こす危険性は少ないが，体重増加や体液貯留に伴う浮腫，循環血漿量の増加に伴う心不全の悪化や骨折の増加といった副作用を持つ．

● TZD薬と他剤との組み合わせ

現在市販されているピオグリタゾンの添付文書上の併用可能薬は，スルホニル尿素（SU）

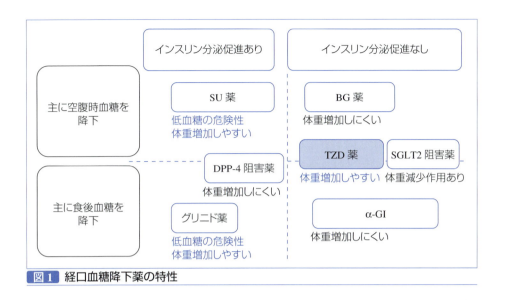

図1 経口血糖降下薬の特性

薬，α-グルコシダーゼ阻害薬（α-GI），ビグアナイド（BG）薬，インスリン製剤であるが，DPP-4阻害薬，SGLT2阻害薬，グリニド薬，一部のGLP-1受容体作動薬は併用薬の制限がないため，実際にはほぼすべての薬剤と併用可能となっている．

　TZD薬と他剤との併用を考慮する場合には，TZD薬の持っている作用をより生かす，またはTZD薬の持っていない作用を補うような組み合わせを考えることがコツである（図1）．

　インスリン抵抗性が主体の例では，同じインスリン抵抗性改善系薬に位置づけられるBG薬との併用が有用である．BG薬は，主に肝糖新生を抑制する作用を持ち，TZD薬とは異なった機序で作用するため，併用により相加的な血糖降下作用が期待できる．またTZD薬は体重増加抑制作用が期待できるため，体重が増加しやすいというTZD薬の欠点を補う可能性も期待できる．両薬剤とも単独では低血糖を生じにくく，併用でも低血糖の可能性は低い．さらに，この2剤を組み合わせた配合薬も市販されており，配合薬の使用は服薬アドヒアランスの向上につながる可能性がある．

　SGLT2阻害薬やGLP-1受容体作動薬といった体重増加抑制作用・体重減少作用をもった薬剤との併用によっても，TZD薬の体重増加という欠点を補うことができる．SGLT2阻害薬との併用では，TZD薬の副作用の一つである浮腫についても，軽減が期待できる可能性がある．これらの薬剤との併用療法も低血糖の可能性は低い．SGLT2阻害薬との併用では主に空腹時血糖の低下が，GLP-1受容体作動薬との併用では主に食後血糖の低下が期待できる．

　インスリン分泌低下が強い例では，インスリン分泌促進作用をもった薬剤もしくはインスリン製剤との併用が有用である．DPP-4阻害薬との併用は，低血糖リスクを上げることなく，主に食後血糖の改善や血糖変動の改善が期待できる．この2剤を組み合わせた配合薬も市販されている．SU薬との併用でも，インスリン分泌増強作用を補うことができ，主に空腹時血糖のさらなる低下が期待できる．しかし，SU薬には体重が増加しやすいという欠点があり，TZD薬との併用では体重増加が助長される恐れもある．またSU薬との併用では低血糖にも留意が必要である．

　グリニド薬との併用も有用であり，食後血糖の低下や血糖変動の改善が期待できる．SU

薬より程度は軽いもののグリニド薬との併用においても体重増加や低血糖のリスクが増加する．α-GI薬との併用でも食後血糖の抑制が期待できる．α-GI薬は体重を増加させにくい点で，より併用しやすい．

インスリン製剤との併用では，インスリン抵抗性を改善することにより，インスリン投与量の減少が期待できる．体重増加を伴いやすいため，注意が必要である．

● 併用のコツ

上記のように，病態に応じてTZD薬と他剤との有効な組み合わせを考えることが重要である．また，TZD薬のデメリットを回避させうる組み合わせを意識することも重要である．

（浜口哲矢・廣田勇士・小川　渉）

  46 BG薬と同じインスリン抵抗性改善薬ですが，その使い分け方を教えてください．

 体重に対する作用の違いのほか，副作用の面からの使い分けも重要です．また，TZD薬とは異なり，BG薬はインスリン抵抗性のない症例でも血糖降下作用が期待できます．

● TZD薬とビグアナイド（BG）薬の作用機序の違い

TZD薬は核内受容体であるPPARγに結合し，これを活性化させて脂肪組織からのアディポネクチン産生の促進や脂肪組織の炎症の改善などの作用により，骨格筋や肝臓におけるインスリン抵抗性を改善させる薬剤である．一方，BG薬は主に肝臓における糖新生を抑制し，骨格筋での糖の取り込みを促進することにより血糖を降下させる薬剤であり，作用機序としてはAMPキナーゼの活性化を介する機序以外に，最近ではcAMP産生低下を介する機序などが示されている．BG薬はインスリン抵抗性改善薬に分類されてはいるが，インスリン抵抗性の低い例や非肥満例でも血糖降下作用が得られる．

メトホルミン（BG薬）とトログリタゾン（現在は販売されていないTZD薬）の作用機序を評価した研究が報告されている[1]．3か月間の単剤投与を行い，その前後でグルコースクランプ法によるインスリン抵抗性の評価を行った結果，メトホルミンは肝での糖産生抑制作用が主な作用であるのに対し，トログリタゾンは骨格筋での糖取り込み改善が主な作用であることが示されている．

● わが国で使用されているピオグリタゾンとメトホルミンの副作用の違い

TZD薬の副作用には，浮腫があり，心不全例には禁忌である．さらに皮下脂肪の増加により水分貯留とは独立して体重増加がみられ，また，特に女性における骨折リスクの増加も指摘されている．また，2011年にピオグリタゾンと膀胱癌との関連を示唆する報告が発表されたため，膀胱癌治療中の患者には投与を避け，膀胱癌既往の患者へは投与の可否を慎重に判断するように注意が促されている．一方，最近発表された論文では，ピオグリタゾンの使用と膀胱癌発症リスクの上昇には明らかな関連はないと報告されている[2]．

BG薬は体重が増加しにくい薬剤であり，肥満例で体重増加を抑えたい場合にも使用しやすい．副作用としては，消化器症状が最も多くみられるが，ほとんどが軽症である．重篤な副作用として乳酸アシドーシスがあり，発症頻度は多くないものの，死亡に至った例が報告

表1 ピオグリタゾンとメトホルミンの違い

	ピオグリタゾン	メトホルミン
主な作用機序	PPARγに結合し，前駆脂肪細胞から成熟脂肪細胞への分化を促す	肝臓での糖新生の抑制
投与方法	1日1回	1日2回〜3回
薬剤費	より高い	より安い
インスリン分泌の促進	なし	なし
体重への影響	増加しやすい	中立〜やや抑制的
低血糖の危険性	低い	低い
腎機能障害時の使用	重篤な腎機能障害で禁忌	中等度以上の腎機能障害で禁忌 血清クレアチニンが男性で1.3 mg/dL以上，女性で1.2 mg/dL以上では推奨されない
肝障害時の使用	重度肝障害で禁忌	重度肝障害で禁忌
その他の副作用，注意点	浮腫，心不全，骨折リスク 膀胱癌との関連が指摘	乳酸アシドーシス 消化器症状

されている．「ビグアナイド薬の適正使用に関するRecommendation」では，乳酸アシドーシスの症例に認められた特徴として，①腎機能障害，②過度のアルコール摂取，シックデイ，脱水，③心血管・肺機能障害，手術前後，肝機能障害，④高齢者，があげられており，このようなリスクを持った症例への使用を避けること，特に腎機能低下例では使用を避けることが重要である．

● **TZD薬とBG薬の使い分け**

このようにTZD薬（ピオグリタゾン）とBG薬（メトホルミン）は作用機序が異なるとともに，体重に対する影響や副作用にも違いがあるため，それらの点を考慮して使い分けることが重要である（表1）．まず，体重増加を生じさせないことを主眼とする場合はメトホルミンを優先的に選択することが考えられる．また，浮腫や軽度の心不全を伴っている症例でインスリン抵抗性を改善したい場合や，女性で骨折既往のある症例に対してはメトホルミンを選択し，消化器症状が強く出現する場合や中等度以上の腎機能障害が認められる場合などにはピオグリタゾンを選択するということが適当である．さらに，シックデイ時にはメトホルミンを休薬することは，乳酸アシドーシス回避のために重要であり，メトホルミン休薬に関する理解度もメトホルミン投与の可否に関わる重要なポイントである．

両者ともインスリン分泌促進作用はなく，低血糖リスクが低いという点は同等である．

文献

1) Inzucchi SE, et al.：Efficacy and metabolic effects of metformin and troglitazone in type II diabetes mellitus See comment in PubMed Commons below.*N Engl J Med* 1998；**338**：867-872.
2) James DL, et al.：Pioglitazone Use and Risk of Bladder Cancer and Other Common Cancers in Persons With Diabetes. *JAMA* 2015；**314**：265-277.

（浜口哲矢・廣田勇士・小川　渉）

Chapter Ⅵ　チアゾリジン(TZD)薬を活用する

 TZD薬の注意すべき副作用とその対策を教えてください.

 TZD薬を使用するときには，体重増加，浮腫，心不全に注意する必要があります.

● TZD薬の副作用

　TZD薬の使用にあたり注意するのは，浮腫や体重増加，そして心不全である．これらの原因は，脂肪蓄積と水分貯留によるものであるが，両者はエネルギー過剰摂取制限や塩分制限等の患者教育を徹底することである程度コントロール可能である．浮腫の原因として，TZD薬がインスリン作用を増強することにより，腎尿細管でのナトリウムの再吸収が亢進し，循環血漿量を増加させることが考えられている．循環血漿量の増加による心臓への容量負荷への結果，心電図異常や心胸比増大が現れることがあるので，定期的に心電図検査，胸部X線検査等を行うなどの観察が必要である．PRACTICAL研究ではピオグリタゾンの18か月投与で平均1.3 kgの体重増加が認められたが，ピオグリタゾン単独投与やα-グルコシダーゼ阻害薬(α-GI)との併用では体重増加は0.6 kgであった．しかし，インスリン分泌促進薬との併用群では1.5 kgを超える顕著な増加があり，やはり低血糖の発現とともに注意が必要である．特に女性では体重増加や浮腫発現に注意して，塩分制限の徹底を指導するとともに，15 mgまたは7.5 mgの少量より投与開始するなどの工夫が必要である．

● ピオグリタゾンによる体重増加

　一般的にピオグリタゾンを投与すると体重増加を経験することが多く，その傾向は血糖コントロール改善例でより顕著である．またスルホニル尿素(SU)薬内服中の症例にピオグリタゾンを追加投与する際も血糖改善に伴う低血糖が危惧され，その傾向は有効例でより顕著である．そのような経験を踏まえて，ピオグリタゾン追加と同時に一定量のインスリン分泌促進薬を減量することも有用である．PRACTICAL研究では，インスリン分泌促進薬を減量

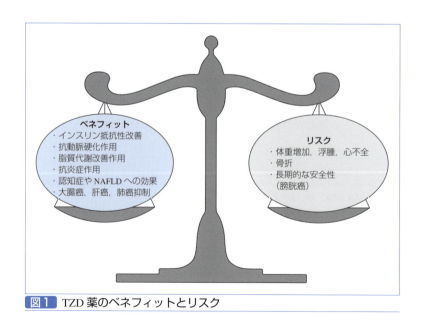

図1 TZD薬のベネフィットとリスク

せずにピオグリタゾンを追加した症例のHbA1c改善は6か月で1.1%であったが，われわれのインスリン分泌促進薬を減量する検討では0.3%程度であった．HbA1c改善効果はやや弱いが，低血糖なく安全に使用でき，ピオグリタゾンが著効しそうな症例では，このような投与法も考慮すべきである．また，ピオグリタゾンの初期投与量は，PRACTICAL研究の結果も踏まえて，血糖改善効果が女性で得られやすいこと，浮腫や体重増加が女性で高頻度であったことを考慮し，男性30 mg，女性15 mgがよいのではないかと考える．

　わが国で使用できるTZD薬であるピオグリタゾンは体重増加や浮腫，そして骨折[1]など様々なことが危惧されているが，やはり，個々の症例において，TZD薬によるベネフィットとリスクを十分に考慮し，安全かつより有効的に使用していくことが重要である(図1)．

文献
1) Loke YK, et al.：Long-term use of thiazolidinediones and fractures in type 2 diabetes：a meta-analysis. *CMAJ* 2009：**180**：32-39.

（岡田洋右）

TZD薬と膀胱癌，骨折，認知症との関連を教えてください．

A TZD薬は，膀胱癌，骨折のリスクを高める可能性と，認知機能障害を改善する可能性が報告されています．

膀胱癌患者に注意喚起

　CNAMTSは，フランス保健製品衛生安全庁が保険データーベースでTZD薬と膀胱癌発症との関係を報告した．その後，KPNC研究や様々なメタ解析を通して，膀胱癌とTZD薬の関連が検討されたが，その結果は様々であった．最も新しい欧米4か国の6コホートを併合した大規模な解析では，ピオグリタゾンの曝露と膀胱癌との間に有意な関連は認められなかった．しかし，PROactive試験，KPNC以外の成績はすべて後ろ向きの観察研究であり，本薬と膀胱癌との関連を明確にするには前向き研究が必要である．現時点では，欧州医療品庁は，膀胱癌および既往のある患者には投与しないように，米国食品医薬品局(FDA)はTZD薬の1年以上の使用は膀胱癌発症リスク増大に関連する可能性を考慮し，治療中の膀胱癌患者への使用を避けるように注意喚起している．わが国では，膀胱癌治療中の患者は避けること，既往を有する患者には十分な有効性と危険性を検討し，投与の可否を決定することとされている．いずれにせよ，TZD薬の開始後は尿検査を定期的に行う必要がある．

骨折

　2008年にTZD誘導体であるロシグリタゾンを服用している患者，特に女性において骨折頻度が高くなる可能性が報告され，同様にわが国でもピオグリタゾン内服中の閉経後女性で既存椎体骨折が多いと報告された(図1)[1]．TZD薬はPPARγを活性化し，多分化能を有する間葉系幹細胞に作用し脂肪細胞分化を促進するため，骨芽細胞に対しては分化抑制作用を有することが報告されている(図2)[2]．また，骨密度に関しても閉経後女性を対象にした検討ではTZD薬投与で骨密度低下を認めたとの報告もある．しかし，これらは骨密度を評価項

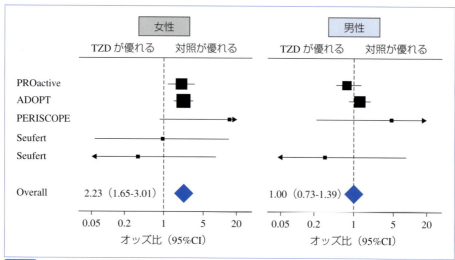

図1 TZD薬と骨折（性別解析）

TZD薬が投与され，性別毎に骨折発症に関する記載のある5つのRCTについて骨折発症頻度のメタ解析を行い，対照群（他の経口糖尿病薬またはプラセボ投与群）との比較を行った．

（文献1より引用）

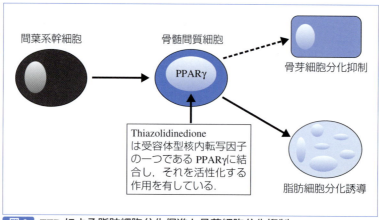

図2 TZDによる脂肪細胞分化促進と骨芽細胞分化抑制

骨形成を担当する骨芽細胞と脂肪細胞は共通の前駆細胞から分化することが知られており，曝露された環境条件によって骨芽細胞に分化するか脂肪細胞に分化するかが制御されている．
TZDは，多分化能を保持した前駆細胞の段階において，受容体型核内転写因子の一つであるPPARγに結合し，それを活性化する作用を有している．そのPPARγの活性化により脂肪細胞分化に向かうスイッチが入ると同時に骨芽細胞分化に向かうシステムが遮断されると考えられている．

（文献2より引用）

目とした前向き研究でないことや少数例であることなどの問題点が指摘されている．TZD誘導体は骨折リスクを1.5～2.5倍に上昇させるといわれているが，性別差や骨折部位などの問題，また骨折の機序についても不詳な点が多く，今後の前向きな検討が必要である．

糖尿病患者では認知症発症率が高い．2型糖尿病の認知症の要因としては，細小血管合併症や動脈硬化による虚血によるもの，終末糖化産物や酸化ストレス，そして高インスリン血

症，インスリン抵抗性によるアミロイドβ代謝異常などが考えられている．最近では，認知症の発症・進行にインスリン抵抗性が大きく関与していると考えられている．実際に2型糖尿病を合併したアルツハイマー型認知症あるいは軽度認知機能障害患者32例を2群に分け，認知機能の変化を検討した研究で，ピオグリタゾン群で認知機能障害評価指標（ADAS-Jcog）と記憶指標（WMS-R）の有意な改善が認められていた．現在，ピオグリタゾンを用いた認知症に対する前向き臨床研究が予定されており，その結果が期待されている．

文献

1) Loke YK, *et al*.：Long term use of thiazolidinediones and fracture in type 2 diabetes：a meta-analysis. *CMAJ* 2009；**180**：32-39.
2) 竹内靖博：糖尿病における骨代謝異常オーバービュー．*Clinical Calcium* 2009；**19**：1247-1255.

（岡田洋右）

Chapter VII
SGLT2阻害薬を活用する

Chapter Ⅶ　SGLT2 阻害薬を活用する

 SGLT2 阻害薬の作用機序を教えてください．

 腎近位尿細管でのグルコースの再吸収を抑制し，体内からの尿中に過剰なグルコースを排泄して高血糖を改善させます．

● SGLT2 阻害薬の作用機序

1）GLUT と SGLT

　グルコースは親水性化合物であるため，細胞膜の脂質二重層を透過できず，膜蛋白質である輸送体が必要である．糖輸送担体には，ほぼすべての細胞に存在し，細胞内外のグルコース濃度差に応じて拡散輸送を行う GLUT（glucose transporter）と，主に小腸や腎，心臓などの上皮に存在し，Na^+ 濃度勾配を利用して糖輸送を行うナトリウム依存性グルコース輸送体（sodium-dependent glucose transporter：SGLT）がある[1]．

2）SGLT の種類と機序

　主要な SGLT は小腸および腎臓，心臓，気管にも発現している SGLT1 と近位尿細管に特異的に存在する SGLT2 である．そのほかに SGLT3 から SGLT6 が知られている[2]（表1）．1日に約 180 g のグルコースが糸球体にてろ過された後，近位尿細管においてそのほとんどが再吸収される．近位尿細管でグルコース再吸収を行っているのは SGLT1 と SGLT2 である．近位尿細管は解剖学的に S1，S2，S3 のセグメントに分けられ，SGLT2 は近位尿細管 S1 セグメントの上皮細胞に特異的に存在し，グルコースに対して弱い親和性と高い輸送能力を持つ．尿細管でのグルコース再吸収の約 90％ を担っている．一方，SGLT1 は，S1 セグメントよりも遠位の S3 セグメントに存在し，ブドウ糖に対して高い親和性と低い輸送能力を持ち，残りの 10％ のブドウ糖再吸収を担っている．血糖値が 170 〜 180 mg/dL を超え，原尿中のグルコース濃度が高まると SGLT1，SGLT2 の再吸収閾値を上回り，尿糖が出現する[3]（図1，図2，表2）．

3）SGLT2 阻害薬による尿糖排泄の促進

　尿糖排泄は血糖上昇を抑えるための生体の防御反応と考えることができる．糖尿病患者では，尿糖排泄閾値が約 20％ 上昇していると報告されている．SGLT2 阻害薬の投与により尿

表1 SGLT の種類

Gene	輸送担体	物質	分布	機能
SLC5A1	SGLT1	グルコース，ガラクトース	小腸，気管，心臓，腎臓（S3 セグメント）	グルコース・ガラクトース吸収，グルコース再吸収
SLC5A2	SGLT2	グルコース	腎臓（S1/S2 セグメント）	グルコース再吸収
SLC5A4	SGLT3	Na，グルコース	小腸，肺，子宮，睾丸，腎臓（近位尿細管）	Na 輸送，グルコースセンサー
SLC5A9	SGLT4	マンノース，グルコース，フルクトース，1-5-AG	小腸，肺，肝臓，膵臓，腎臓	1,5- アンヒドロ -D- グルシトール，マンノース，フルクトース輸送
SLC5A10	SGLT5	グルコース，ガラクトース	腎臓（腎皮質）	Na 依存性糖輸送
SLC5A11	SGLT6	ミオイノシトール，キシロース	脊髄，脳，小腸，腎臓（皮質と髄質）	ミオイノシトール輸送

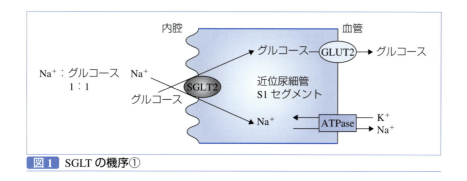

図1 SGLTの機序①

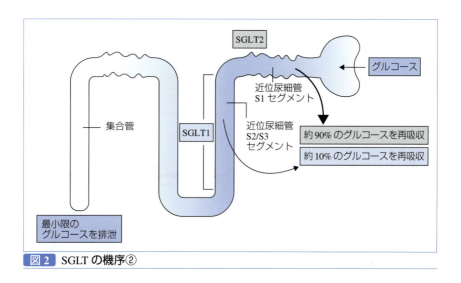

図2 SGLTの機序②

表2 SGLT1とSGLT2の比較

	SGLT1	SGLT2
位置	ほぼ小腸, 他に腎臓と心臓	ほとんどが腎臓
腎での局在	後期近位尿細管(S3セグメント)	初期近位尿細管(S1セグメント)
親和性	高い(Km=0.4 mM)	低い(Km=2 mM)
輸送性	低い	高い
グルコース再吸収の%	〜10%	〜90%

糖排泄閾値が低下すると，健常者で約 55〜65 g，糖尿病患者では約 70〜80 g の糖が尿中に排泄される．

4) 尿糖排泄による効果

尿中に糖を排泄することにより，血糖の改善に加え，体重減少(脂肪重量および除脂肪重量ともに減少する)，浸透圧利尿による体液量の減少(時に脱水)などが生じる．

5) 低血糖リスク

SGLT2阻害薬の投与により，高血糖の患者では高い血糖是正効果が期待できるが，高血糖でない場合は血糖の低下作用は限定的である．したがって，SGLT2阻害薬の単独投与では低血糖状態を引き起こすリスクは少ない．

6）禁忌

SGLT2 阻害薬は腎近位尿細管でのグルコースの再吸収を抑制し，体内から尿中に過剰なグルコースを排泄して高血糖を是正する[4]．インスリンを介さない新たな機序の薬剤であることから，1 型糖尿病をはじめとするインスリン分泌が低下（あるいは枯渇）している患者に用いることはできない．また eGFR ＜ 40 mL/ 分 /kg のような腎機能低下症例では血糖および体重の減少効果が著しく低下する．

文献

1) 前川　聡，他：新しい経口抗糖尿病治療薬：SGLT2 阻害薬．月刊糖尿病 2012：**4**：113-120.
2) Chen L H *et al.*：Inhibition of the sodium glucose co-transporter-2：its beneficial action and potential combination therapy for type 2 diabetes mellitus．*Diabetes Obes Metab* 2013：**15**：392-402.
3) Edward C：SGLT2 inhibition─a novel strategy for diabetes treatment．*NATURE REVIEWS* 2010：**9**：551-559.
4) Devineni D；Canagliflozin improves glycaemic control over 28 days in subjects with type 2 diabetes not optimally controlled on insulin．*Diabetes Obes Metab* 2012：**14**：539-545.

（朴木久恵・戸邉一之）

50 SGLT2 阻害薬のエビデンスを教えてください．

SGLT2 阻害薬の単剤および他剤との併用療法のいずれにも，良好な血糖低下作用および体重減少作用を証明したエビデンスがあります．

SGLT2 阻害薬は，尿中にグルコースを排泄することによって血糖低下作用および体重減少作用が期待できる 2 型糖尿病治療薬である．わが国で市販されてまだ 1 年前後の薬剤であるため，そのエビデンスは開発時の臨床治験データ，および先行して販売が開始された海外の報告から得られたものが多い．

● **SGLT2 阻害薬単独療法の効果**

SGLT2 阻害薬単独療法の効果に関し，欧米での使用経験の長いカナグリフロジンとダパグリフロジンで大規模かつ長期の検討結果が報告された．

食事・運動療法でコントロール不十分な 2 型糖尿病患者を対象に，カナグリフロジン 100 mg または 300 mg を 26 週間単独投与した試験では，HbA1c がそれぞれ 0.77%，1.03% 低下した．また，体重は 2.8 kg，3.9 kg 減少した（図 1）[1]．その後 52 週まで観察したところ，HbA1c の減少効果はそれぞれ 0.81%，1.11%，体重の減少は 3.3 kg，4.4 kg と持続していた[2]．

ダパグリフロジンは世界で最初に発売開始された SGLT2 阻害薬であり，他剤と比べ豊富な臨床研究のデータがある．コントロール不良な 2 型糖尿病患者において，ダパグリフロジン 5 mg 単剤を朝または夜に 1 回投与し 24 週経過観察した試験では，それぞれ 0.77%，0.79% の HbA1c の低下，および 2.8 kg，3.6 kg の体重減少が見られた[3]．102 週まで観察した試験では，ダパグリフロジン 5 mg 群の HbA1c は 0.7% 低下，体重は 1.59 kg 減少しており，その効果の持続性が証明された[4]．

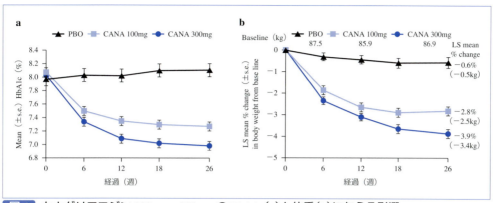

図1 カナグリフロジン 100 mg, 300 mg の HbA1c(a)と体重(b)に与える影響

(文献1より引用改変)

　エンパグリフロジン 10 mg または 25 mg を 24 週間単独投与した試験では，それぞれ 0.66％，0.78％ の HbA1c の低下，および 2.26 kg，2.48 kg の体重減少が報告された[5]．
　その後，日本人を対象とした臨床試験のデータが報告された．食事運動療法にてコントロール不十分な日本人 2 型糖尿病患者 158 を対象に，ルセオグリフロジン 2.5 mg を 24 週単独投与した試験では，平均 0.63％ の HbA1c の低下および 2.7 kg の体重減少を認めた[6]．また，日本人 2 型糖尿病患者 230 人を対象にトホグリフロジンを 24 週単独投与した第Ⅱ相試験，第Ⅲ相試験の混合解析では，20 mg 投与群において HbA1c が 1.017％ 低下，体重が 2.85 kg 減少していた[7]．日本人 2 型糖尿病患者を対象に，イプラグリフロジン 50 mg を 52 週単独投与した検討では HbA1c 低下は平均 0.51％ であった[8]．

● SGLT2 阻害薬併用療法の効果

　SGLT2 阻害薬は従来の糖尿病治療薬と比べ作用機序が異なることから，他剤への追加投与にて血糖の改善効果が期待できる．事実，わが国における発売開始時より，6 剤ともインスリンを含むすべての糖尿病治療薬との併用が認められた．主なエビデンスを示す．
　メトホルミン投与にて効果不十分な 2 型糖尿病患者に，カナグリフロジン 100 mg または 300 mg を 52 週追加投与しシタグリプチン 100 mg と比較した試験では，HbA1c の変化量において，100 mg 群（－0.73％）のシタグリプチン群（－0.73％）に対する非劣性が，300 mg 群（－0.88％）の統計学的優越性が示された．また，体重においては 100 mg 群（－3.8％），300 mg 群（－4.2％）ともにシタグリプチン群（－1.3％）に対する優越性が示された[9]．
　インスリン治療でコントロール不十分な 2 型糖尿病患者にダパグリフロジン 5 mg を 24 週間追加投与した研究では，プラセボ追加投与群に比較して HbA1c が 0.52％ 低下した．体重もプラセボ群＋0.43 kg に対しダパグリフロジン群－1.00 kg と有意に低下した[10]．

文献

1) Stenlof K, *et al.*：Efficacy and safety of canagliflozin monotherapy in subjects with type 2 diabetes mellitus inadequately controlled with diet and exercise．*Diabetes Obes Metab* 2013；**15**：372-382．
2) Stenlof K, *et al.*：Long-term efficacy and safety of canagliflozin monotherapy in patients with type 2 diabetes inadequately controlled with diet and exercise：findings from the 52-week CANTATA-M study．*Curr Med Res Opin* 2014；**30**：163-175．
3) Ferannini E, *et al.*：Dapagliflozin monotherapy in type 2 diabetic patients with inadequate glycemic control by diet and exercise：a randomized, double-blind, placebo-controlled, phase 3 trial．*Diabetes Care* 2010；**33**：2217-2224．

4) Bailey CJ, et al.：Efficacy and safety of dapagliflozin monotherapy in people with Type 2 diabetes：a randomized double-blind placebo-controlled 102-week trial. *Diabet Med* 2015；**32**：531-541.
5) Roden M, et al.：Empagliflozin monotherapy with sitagliptin as an active comparator in patients with type 2 diabetes：a randomised, double-blind, placebo-controlled, phase 3 trial. *Lancet Diabetes Endocrinol* 2013；**1**：208-219.
6) Seino Y, et al.：Efficacy and safety of luseogliflozin as monotherapy in Japanese patients with type 2 diabetes mellitus：a randomized, double-blind, placebo-controlled, phase 3 study. *Curr Med Res Opin* 2014；**30**：1245-1255.
7) Kaku K, et al.：Efficacy and safety of monotherapy with the novel sodium/glucose cotransporter-2 inhibitor tofogliflozin in Japanese patients with type 2 diabetes mellitus：a combined Phase 2 and 3 randomized, placebo-controlled, double-blind, parallel-group comparative study. *Cardiovasucular Diabetology* 2014；**13**：65.
8) 柏木厚典, 他.：日本人2型糖尿病患者におけるイプラグリフロジンの長期有効性および安全性：52週間多施設共同非盲検第Ⅲ相臨床試験—IGNITE Study—. *Jpn Pharmacol Ther*（薬理と治療）2015；**43**：85-100.
9) Lavalle-Gonzalez FJ, et al.：Efficacy and safety of canagliflozin compared with placebo and sitagliptin in patients with type 2 diabetes on background metformin monotherapy：a randomised trial. *Doabetologia* 2013；**56**：2582-2592.
10) Wilding JP, et al.：Long-term efficacy of dapagliflozin in patients with type 2 diabetes mellitus receiving high doses of insulin：a randomized trial. *Annals of Internal Medicine* 2012；**156**：405-415.

（薄井　勲・戸邉一之）

SGLT2阻害薬の血糖降下作用の特徴を教えてください．

SGLT2阻害薬は，投与開始直後から腎近位尿細管での糖再吸収抑制作用を示し，高血糖状態の1日全時間帯にわたり食前・食後血糖値，夜間血糖値を低下させます．

 SGLT2阻害薬の血糖低下作用

SGLT2阻害薬は，投与開始直後より速やかに腎近位尿細管のグルコース再吸収を抑制し，尿糖排泄促進作用を示すことから，投与直後より速やかに血糖値降下作用の効果がみられる．生理的な状態に比べて，腎近位尿細管でのグルコース排泄閾値がより低くなることより，高血糖状態のみならず健常者の血糖値変動のレベルでも尿糖排泄量を約50～100 g/日程度に増加させる．

日本人2型糖尿病（平均HbA1c7.73～8.0％）においてSGLT2阻害薬の血糖降下作用について持続血糖モニター（CGM）を用いて評価された成績の一例を図1，図2に示す．SGLT2阻害薬の一つであるエンパグリフロジン10 mg/日投与により，投与開始日より平均朝食後血糖値は38.5 mg/dL低下，2日目の平均空腹時血糖値は23.8 mg/dL低下している．また，その効果は28日目空腹時血糖値28.3 mg/dL低下，朝食後血糖値は44.0 mg/dL低下と持続しているその結果，CGMによる血糖日内変動では，投与前の1日の血糖プロファイル全体が，28日目には下方へシフトダウンしているように変化する（図2）．1日平均血糖値は30～40 mg/dL，血糖値180 mg/dL以上を示した時間は投与前約40％から約20％へ半減することが示されている[1]．

したがって，SGLT2阻害薬による血糖低下作用は，他の経口血糖降下薬に比べて，以下の特徴がある．①血糖降下作用の効果発現は投与直後からみられる，②空腹時，食前血糖値，夜間の血糖値を低下させる，③食後血糖値を低下させる，④これらの結果として，1日血糖日内変動全体を改善させ，1日平均血糖値も低下する．

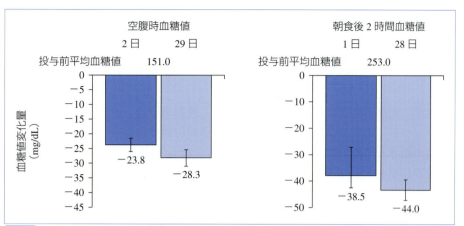

図1 SGLT2 阻害薬(エンパグリフロジン 10 mg/日)投与後 1～2 日，28～29 日の空腹時血糖値，朝食後 2 時間血糖値の投与開始前からの血糖値変化量

(文献 1 より引用改変)

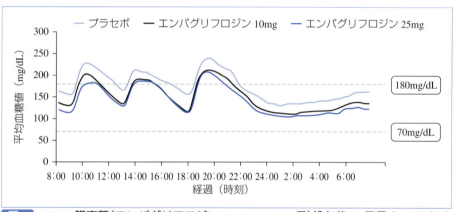

図2 SGLT2 阻害薬(エンパグリフロジン 10 mg，25 mg/日)投与後 28 日目の CGM による血糖日内変動

(文献 1 より引用改変)

文献

1) Nishimura R, *et al.*：Effect of empagliflozin monotherapy on postprandial glucose and 24-hour glucose variability in Japanese patients with type 2 diabetes mellitus：a randomized, double-blind, placebo-controlled, 4-week study. *Cardiovasc Diabetol* 2015；**14**：11.

(絵本正憲)

SGLT2阻害薬服用に際して患者に行う指導を教えてください．

 低血糖症に対する指導に加えて，脱水，尿路・性器感染症，皮疹などの副作用に対する指導，シックデイの際の休薬指導，他の薬との併用に対する注意指導などがあります．内服開始時や脱水が心配される状況などに，各SGLT2阻害薬用に準備されている患者指導用のパンフレット・小冊子などをうまく活用して指導しましょう．

　SGLT2阻害薬は，内服開始日より速やかに尿糖排泄増加，尿量増加，血糖低下作用を示すので，内服開始日から注意するように指導が必要である．特に，以下の点について指導する．

●低血糖の症状と対策
　他の経口血糖降下薬と同様に，発汗，動悸，空腹感，手指ふるえなどの初期症状とその場合の糖分摂取などの補食について改めて確認指導する．特に，スルホニル尿素（SU）薬・速効型インスリン分泌促進薬のインスリン分泌促進薬やインスリン治療中の患者では注意が必要である．

●脱水症状と対策
　尿量増加により，口渇感，めまい，ふらつき感，倦怠感，眼前暗黒感，血圧低下などの脱水症状が現れることがある．また，重篤な脳梗塞，狭心症，心筋梗塞などの誘因になるリスクもある．脱水予防として，いつもより飲水量を多くするように指導が必要である（例えば，1日2L以上などと具体的に指導する）．本剤内服後の「多尿・頻尿出現により患者自身で飲水量を減らす」ことがないように，あらかじめ指導しておくことも大切である．

●尿路・性器感染症の症状
　排尿時痛，下腹部違和感，残尿感，発熱，腰背部痛，陰部掻痒，帯下変化等の症状は，膀胱炎・腎盂炎や性器カンジダ症などを起こしている場合がある．症状が現れた場合は速やかに医療機関を受診するように指導する．特に，女性ではこれらのリスクが上昇する一方で，患者からは訴えにくいことも多いので事前の指導が大切である．

●シックデイ時の休薬指導
　発熱，感冒，インフルエンザ，胃腸炎などのときには，食事摂取の低下，脱水症状の悪化などを生じやすいので，SGLT2阻害薬の内服を一時中止するように休薬指導する．

●併用薬の注意指導
　利尿薬などとの併用により脱水症状の悪化をきたしうる．複数の医療機関を受診している場合は，受診時の「薬手帳」などの携帯を指導し，処方時に各医師に併用薬に問題ないか確認してもらうように指導する．

●その他
　体重減少作用が期待される薬剤であることから，単なる「やせ薬」と誤解するリスクもある．あくまでも「糖尿病の薬」であること，また，「他人に譲渡しない」ことの指導も改めて必要である．また，内服開始後，皮疹が出現した場合は速やかに内服を中止し，主治医に相談するように指導する．

　以上，SGLT2阻害薬内服開始時の主な指導ポイントを示したが，重篤な脱水症や関連す

る心血管イベントを予防するには，内服開始時に加えて，夏季シーズンや脱水症の増悪が予想される状況の反復指導が重要である．

（絵本正憲）

SGLT2阻害薬が血圧，検査値に与える効果を教えてください．

A SGLT2阻害薬はHbA1c，体重以外にも血圧，尿酸，脂質，肝機能，腎機能を改善する豊富な多面的効果を持つことが指摘されています．

 多面的効果

　SGLT2阻害薬は欧米で先行発売されたダパグリフロジン，カナグリフロジン，エンパグリフロジンについては多くのデータが報告されており，これらのSGLT2阻害薬が体重，血圧，尿酸を改善させることはすでに多くの報告が指摘していた．また一部の報告において脂質[1]，肝機能[1,2]，腎機能[3]が改善することも判明し，当初考えられていたよりもSGLT2阻害薬は豊富な多面的効果を持つことがわかっている．さらにわが国で開発されたイプラグリフロジン，ルセオグリフロジン，トホグリフロジンにおいても治験時のデータから同様の効果を有することが確認され，日本人においても欧米の報告と同様にSGLT2阻害薬の多面的

表1　糖尿病治療薬の多面的効果の一覧

	体重	血圧	尿酸	肝機能	腎機能
メトホルミン	○[1]	△[2]	△	○[3,4,5,6]	△
DPP-4阻害薬	△[7,8]	○[9,10,11]	×[7,15]	△[12,13]	○[7,9,14]
SU薬	×[16]	△	△	△	△
グリニド	△	△	△	△	△
TZD薬	×[7]	○[17]	○[7]	○[18]	○[19]
α-GI薬	△	△	△	△	△
SGLT2阻害薬	◎ many	◎ many	○[20,21]	○[21]	○[22]
インスリン	×[16]	△	△	△	△
GLP-1作動薬	◎[23]	○[24]	△	△	△

下線は日本人の研究．

1：*Diabetes Care* 1999；**22**：33-37.
2：*J Intern Med* 2004；**256**：1-14.
3：*Diabetes Obes Metab* 2008；**10**：733-738.
4：*Aliment Pharmacol Ther* 2004；**20**：23-28.
5：*Indian J Gastroenterol* 2004；**23**：12-15.
6：*Lancet* 2001；**358**：893-894.
7：*Diabetes Obes Metab* 2013；**15**：455-462.
8：*Diabetes Res Clin Pract* 2012；**95**：e20-22.
9：*J Diabetes* 2015；**7**：41-46.
10：*World J Diabetes* 2013；**4**：8-13.
11：*Int J Clin Pract* 2012；**66**：465-476.
12：*Acta Gastroenterol Belg* 2012；**75**：240-244.
13：*Hepatogastroenterology* 2011；**58**：2103-2105.
14：*J Diabetes Investig* 2014；**5**：313-319.
15：*J Clin Med Res* 2012；**4**：309-313.
16：*Lancet* 1998；**352**：837-853.
17：*N Engl J Med* 2011；**364**：1104-1115.
18：*N Engl J Med* 2006；**355**：2297-2307.
19：*J Clin Endocrinol Metab* 2004；**89**：6068-6076.
20：*Ann Intern Med* 2012；**156**：405-415.
21：*Lancet* 2013；**382**：941-950.
22：*Diabetes Obes Metab* 2014；**16**：1016-1027.
23：*Ann Intern Med* 2005；**143**：559-569.
24：*Hypertension* 2014；**64**：731-737.

効果が期待できることが推測された．

われわれはSGLT2阻害薬が投与された500名以上の患者を追跡しており，実臨床下においても体重，血圧，尿酸，脂質，肝機能，腎機能の改善が得られることを確認している．より具体的には，脂質については中性脂肪およびHDL-Cが有意に改善を認める一方，LDL-Cはわずかに上昇を認め，腎機能については尿中微量アルブミンが有意に改善を認める一方，eGFRはわずかに低下を認める．血圧，尿酸，肝機能が改善する機序ならびに脂質や腎機能がこのような変化をきたす機序は明らかではなく，今後の研究が待たれる．

●糸球体過剰濾過改善効果の可能性

SGLT2阻害薬は投与前のHbA1c，体重，血圧が高いほどそれぞれに対する有効性が高く，逆に標準値に近付くほどその効果は減弱する．このことはSGLT2阻害薬が実臨床下においてHbA1c，体重，血圧を際限なく下げるということがない一方，重篤な低血糖や過度の体重減少，血圧低下も起こりにくいことを示唆している．eGFRにおいても90 mL/分以上の場合は有意に低下するが，60 mL/分未満においてはほとんど低下しないことから，SGLT2阻害薬は腎機能を低下させるのではなく，逆に糸球体過剰濾過を改善させている可能性が高いと考えられている．

表1はSGLT2阻害薬を含めた糖尿病治療薬の多面的効果の一覧である．SGLT2阻害薬はHbA1c，体重以外にも様々なパラメータを改善させる応用範囲の広い薬剤であり，われわれ医師がうまく使いこなすことができれば大きな効果を発揮できると考えられる．

文献

1) Bailey CJ, *et al.*：Effect of dapagliflozin in patients with type 2 diabetes who have inadequate glycaemic control with metformin：a randomised, double-blind, placebo-controlled trial. *Lancet* 2010；**375**：2223-2233.
2) Schernthaner G, *et al.*：Canagliflozin compared with sitagliptin for patients with type 2 diabetes who do not have adequate glycemic control with metformin plus sulfonylurea：a 52-week randomized trial. *Diabetes Care* 2013；**36**：2508-2515.
3) Ji L, *et al.*：Dapagliflozin as monotherapy in drug-naive Asian patients with type 2 diabetes mellitus：a randomized, blinded, prospective phase III study. *Clin Ther* 2014；**36**：84-100.

（瀧端正博）

SGLT2阻害薬が体組成（脂肪組織，筋，骨）に与える効果を教えてください．

 SGLT2阻害薬は体組成からみると，投与開始3か月までの検討では総脂肪（内臓・皮下脂肪）と細胞外水分が減少します．

●体重減少効果

SGLT2阻害薬は血液中のグルコースを尿とともに体外へ排出させ，インスリンを介さずに空腹時血糖および食後高血糖を改善する．体重減少や血圧低下の作用も報告されている．

SGLT2阻害薬の体重減少効果は，投与早期には浸透圧利尿が，それ以降は尿中へのグルコース排泄を介した血糖減少に伴う，エネルギー喪失への代償として糖新生へ動員される脂肪組織の分解が進むためと考えられている．一部は体蛋白（筋肉など）の糖原性アミノ酸から

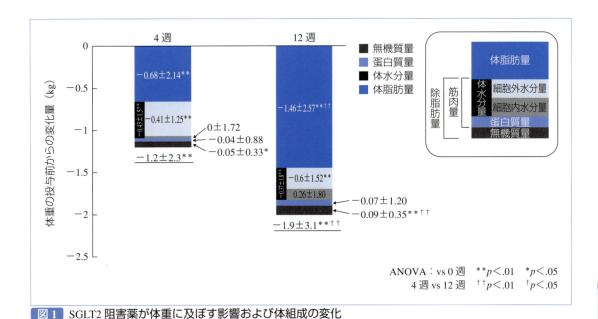

図1 SGLT2阻害薬が体重に及ぼす影響および体組成の変化

の糖新生機序による．体組成からみると，除脂肪組織量（lean body mass）と総脂肪量（fat body mass）のうち，総脂肪量の減少が期待される．主には内臓・皮下脂肪の減少が大きい．浸透圧利尿による体液量減少も大きく，同現象はSGLT2阻害薬の臨床試験では投与2週間以内に多く報告されている．体液の減少は，細胞内水分は保たれ，細胞外水分が減少する．

● イプラグリフロジンの体組成に及ぼす効果

生体電気インピーダンス（BIA）法を利用したT-SCA PLUSを使用して，イプラグリフロジンの体組成に及ぼす効果を検討したので，その一部を紹介する[1]．

対象は投与開始から12週までのHbA1c値を測定した糖尿病患者257例（男性123例，女性134例）である（図1）．治療開始から4週後および12週後における体重の変化量は，各々－1.08 kg（95% CI：－1.27，－0.89），－1.82 kg（95% CI：－2.14，－1.50）であり，有意な減少が確認され（$p < 0.001$），さらに4週後と12週後の間においても有意な減少が確認された（$p < 0.001$）．体組成計による解析の結果，治療開始時からの体脂肪量の変化量は4週後で－0.68 kg（95% CI：－0.95，－0.40），12週後で－1.46 kg（95% CI：－1.79，－1.14）と有意な減少が各々認められた（$p < 0.001$）体脂肪量の次に体重の変化量の大きな割合を占めたのが体水分量であり，その変化量は，4週後で－0.43 kg（95% CI：－0.62，－0.24；$p < 0.001$），12週後で－0.37 kg（95% CI：－0.60，－0.14；$p < 0.01$）で，いずれも有意な低下が確認された．またその体水分量のうち，細胞外水分量と細胞内水分量の治療開始時からの変化量は，4週後各々－0.41 kg（95% CI：－0.57，－0.25；$p < 0.0001$）と0.003 kg（95% CI：－0.215，0.222；有意差なし），12週で各々－0.60 kg（95% CI：－0.79，－0.40；$p < 0.0001$）と0.262 kg（95% CI：0.032，0.492；有意差なし）で，細胞内水分量に有意な変化は確認されなかったことから，体水分量の変化量のほとんどは細胞外水分量によるものであった．しかし細胞外水分量は，4週後と12週後の間においても有意な差は確認されなかった．またこれら以外に，4週後から無機質量の有意な低下が確認されたが（4週後：$p < 0.05$；12週後 $p < 0.001$），蛋白質量については有意な変化はなかった．

また，BMI 値およびウエスト周囲長はベースライン値からそれぞれ 4 週後で－0.44 kg/m²（95% CI：－0.58，－0.30），－1.24 cm（95% CI：－1.65，－0.84），12 週後で－0.71 kg/m²（95% CI：－0.88，－0.54），－2.20 cm（95% CI：－2.71，－1.69）といずれも有意な低下を示した（$p < 0.001$）．

長期的な体組成でのデータの報告はまだなく，体重減少の下げ止まりが起こるのはカロリーバランスの生理的な調整がはたらき，カロリー摂取の増加などが考えられている．長期的な体組成への SGLT2 阻害薬の効果については，今後の検討課題である．

文献

1) Takashi Iizuka, *et al.*：Efficacy and Safety of Ipragliflozin in Japanese Patients With Type 2 Diabetes：Interim Outcome of the ASSIGN-K Study. *J Clin Med Res*. 2016；**8**：116-125.

（松葉育郎）

Q55 SGLT2 阻害薬が第一選択となる患者像を教えてください．

血糖コントロールは良好でないものの，インスリン分泌能や肝・腎機能がある程度保たれていて，動脈硬化症の進行がなく，食事療法や運動療法に加えて定期的な水分摂取やシックデイ時の内服中止を理解して行える，比較的若年の肥満糖尿病患者には適した薬剤と考えられます．

SGLT2 阻害薬は上市されて間がなく，日本人におけるエビデンスが十分でないため第一選択薬にはならない．SGLT2 阻害薬の適応についてはいまだ議論の余地が大きいが，これまでの臨床試験や副作用報告をまとめると以下の適応が考えられる．SGLT2 阻害薬と死亡も含めた副作用の関連性が明確でないために，適応という視点よりは慎重投与という視点をふまえて使用したい．

●若年〜壮年の患者

SGLT2 阻害薬は脱水を生じやすく，筋肉量の低下をもたらす可能性が否定できないため，高齢者への使用には注意が必要である．特に定期的な飲水やシックデイには内服を中止するといった厳密に内服管理ができない認知症の患者や，サルコペニアを有する患者への使用は控えたい．

●血糖コントロールが良好でない患者

SGLT2 阻害薬は持続血糖モニター（CGM）のデータなどからみると，食前・食後血糖を問わず 1 日を通じて全体的に血糖を降下させると報告されているため，血糖コントロールの良好な患者が内服すると，低血糖をきたす可能性が高い．

●インスリン分泌能が保たれている患者

SGLT2 阻害薬は脂肪組織の燃焼を通じてケトン体の産生を増加させるため，糖尿病ケトアシドーシス予防の観点から，インスリン分泌能が比較的保たれている患者に使用したい．正常血糖下においてもケトアシドーシスをきたす症例が報告されているため，注意が必要で

ある.

●肥満症・メタボリック症候群の患者
SGLT2阻害薬は体重(内臓脂肪)を減少させることに加えて,降圧作用や尿酸低下作用も有すると報告されているため,高血圧や高尿酸血症を合併することの多い肥満糖尿病患者には適した薬剤と考えられる.

●血管イベント既往がない患者
SGLT2阻害薬は脱水を生じやすく,脱水によって再発が助長される可能性の高い脳梗塞や心筋梗塞など血管イベント既往がある患者,このような疾患の既往がなくとも血管の高度狭窄や閉塞,心内血栓源(心房細動)を有する患者,動脈硬化病変が進展していると考えられる患者への投与には注意が必要である.

●利尿薬を使用していない患者
SGLT2阻害薬と利尿薬を併用することにより脱水が増強される可能性があり,注意が必要である.現在のところ関連性は明確ではないが,SGLT2阻害薬開始後に死亡した症例には利尿薬を併用していた症例が散見される.

●腎機能・肝機能が保たれている患者
腎臓機能が低下(eGFR $< 30 \sim 45$ mL/分/1.73 m^2)した患者では,SGLT2阻害薬の有効性が期待できないと報告されている.また,肝硬変など肝機能障害進行例では使用経験が少ないために,現在のところ投与を控えたい.

●食事・運動療法を適切に行える患者
低栄養の患者や衰弱している患者はケトン体の産生が増加し,SGLT2阻害薬の内服によってケトーシスの発症が危惧されるため,投与を控えたい.また,運動療法を行うことのできない患者は筋肉量を維持することが困難であり,投与を控えたい.加えて,食事療法ができていないと,SGLT2阻害薬の内服によって体重が減少したことに安心して過食する患者や,SGLT2阻害薬内服によって味覚が変わったと訴え,甘味の摂取量が増えてしまう患者を経験する.

●自己効力感を高めたい患者
食事・運動療法を理解し,定期的な体重測定ができている患者に対して,SGLT2阻害薬内服による体重減少という目に見える効果をきたすことにより,自己効力感を高め,糖尿病の治療に対してより主体的な関わりを可能にする.

〈大西俊一郎・横手幸太郎〉

Chapter Ⅶ　SGLT2 阻害薬を活用する

 56 SGLT2 阻害薬の標準的な処方例を教えてください．

 SGLT2 阻害薬は，基本的には DPP-4 阻害薬やメトホルミンをベースに，第二・第三選択薬として併用するという使い方が望ましいです．また，併用によりインスリン使用量の減量を見込めます．

● 第二・第三選択薬として使用

　SGLT2 阻害薬の利点は，ほぼすべての糖尿病治療薬と併用でき，血糖降下作用に加え，他の経口血糖降下薬にはない体重減少効果を有することがあげられる．

　一般的な SGLT2 阻害薬の適応症例としては，糖尿病罹病歴が短く，インスリン分泌が保たれており，大血管障害の既往がない，標準体重以上の若年から壮年の症例となる．**Q55** で解説されたような症例に対して第一選択薬となるほか，SGLT2 阻害薬は既存の経口血糖降下薬とは違う作用機序であることから上乗せ効果を期待できる．つまり，単剤または 2 剤程度の既存の経口血糖降下薬を使用しても効果不十分である症例への第二・第三選択薬としての使用となる．また，メトホルミンの忍容性が悪い肥満 2 型糖尿病症例に対する代替薬として有用と考えられる．

　メトホルミン，ピオグリタゾンなどのインスリン抵抗性改善薬との併用は，海外においてエビデンスがあり，今後日本人でのエビデンスの構築が待たれる．

　松橋らは，イプラグリフロジンを他剤と併用し BMI 25 kg/m^2 以上の 2 型糖尿病症例 7 例に対し InBody770 を用い，投与 4 週後の体組成変化を検討した．グリコアルブミン，体重，体脂肪，細胞外水分量の改善を認めている[1]ことから，BMI 25 kg/m^2 以上の症例において海外と同様に有効であると考えられる．

　また，平均 BMI 29 kg/m^2 の欧米人糖尿病患者に比し，日本人糖尿病患者の平均 BMI が 24 kg/m^2 であり肥満症例は少ないものの，日本人では低い BMI レベルにおいても内臓脂肪蓄積が認められ，BMI 23 kg/m^2 程度からでも脂肪肝も認める．このことから BMI 23〜25 kg/m^2 程度の症例においても内臓脂肪減少効果および脂肪肝改善効果が見込まれる．したがって，高度肥満症例に限らず，BMI 23 kg/m^2 以上の症例でも有効である可能性がある．

　さらに，インスリン使用中の症例であっても，SGLT2 阻害薬を併用することでインスリン使用量を減らすことができるため，体重減少効果があると報告されている．皆川は，インスリン投与中の 21 例（平均インスリン投与量 45.0 単位/日）に対し，SGLT2 阻害薬の投与を行い，投与開始時 40.0 単位/日に減量し，2 か月後 40.4 単位/日と 1 割のインスリン投与量の減量が得られ，平均 HbA1c が 8.5% から 7.9% に改善し，平均体重も 80.5 kg から 78.4 kg に 2.1 kg 減量できたと報告している[2]．一方，インスリンを減量しない場合には，低血糖を生じる危険性があるため注意が必要である．

● 併用薬

　当院において SGLT2 阻害薬が処方されている症例の併用薬を調べたところ（表 1），メトホルミンが 61% と最多であり，続いて DPP-4 阻害薬が 44% であった．またインスリンも 39% 使われており，平均インスリン使用量が 41.1 単位/日であったが，SGLT2 阻害薬の使用により 35.1 単位/日と約 15% のインスリン使用量の減量および体重減少効果がみられた．

表1 当院における SGLT2 阻害薬との併用薬

	パーセンテージ
単剤	16.7
ビグアナイド (BG) 薬	61.1
DPP-4 薬	44.4
α-グルコシダーゼ阻害薬 (α-GI)	27.8
SU 薬	19.4
チアゾリジン (TZD) 薬	19.4
GLP-1 受容体作動薬	16.7
インスリン	38.9

　反対に多剤を用いても改善がみられない症例に対しては，効果よりも有害事象が懸念されるため，推奨されない．また不適切使用で重篤な有害事象がみられていることから，血糖低下作用が十分に得られない中等度以上の腎機能障害の症例，脳梗塞リスクがあるため脱水になりやすい高齢者，体重減少がデメリットになる極端な痩身者，心血管疾患合併症例にも原則として投与すべきではない．SGLT2 阻害薬は利尿作用を有するため利尿剤との併用に注意する．副作用が疑われる場合は，すぐに服薬を中止する指導が必要である．重篤有害事象として，死亡，脳梗塞が報告されているが，SGLT2 阻害薬による有害事象以前に糖尿病患者では健常者に比べ死亡・脳梗塞リスクが高いため，適切な症例を選択して使用する必要がある．

文献

1) 松橋有紀, 他：イプラグリフロジン投与による血糖コントロールと体組成の変化. *Progress in Medicine* 2014；34：1867-1871.
2) 皆川冬樹：インスリン治療中の 2 型糖尿病患者に対する SGLT-2 阻害剤投与時のインスリン減量に関する検討. *Progress in Medicine* 2014；34：1851-1855.

（越坂理也・横手幸太郎）

SGLT2 阻害薬の注意すべき副作用とその対策を教えてください．

 SGLT2 阻害薬の代表的な副作用としては，脱水，低血糖症，尿路・性器感染症，皮膚関連事象などがあげられます．

●脱水，体液量減少
　SGLT2 阻害薬は尿糖を増加させることがメインの作用であるため，それに伴って起こりうる副作用が使用前から想定されていた．実際に市販されてから，比較的短期間で実際に数多くの副作用が報告され，2014 年 6 月には「SGLT2 阻害薬の適正使用に関する委員会」から「SGLT2 阻害薬の適正使用に関する Recommendation」が発表され，さらに同年 8 月に改訂された[1]．

表1 SGLT2阻害薬併用時のSU薬推奨用量

一般名(販売名)	推奨用量
グリメピリド(アマリール)	2 mg/日以下
グリベンクラミド(ダオニール・オイグルコン)	1.25 mg/日以下
グリクラジド(グリミクロン)	40 mg/日以下

(文献1より引用)

脱水や体液量減少は，尿糖排泄増加に伴う浸透圧利尿で尿量が増加するために，引き起こされやすい副作用である．口渇感を生じる場合もあるが，あまり自覚されないこともあり，十分な水分を摂取できないと脱水をきたす．重篤例では脳梗塞や心筋梗塞，高血糖高浸透圧症候群も報告されている．これまでの副作用報告によると，シックデイ時や，利尿薬を併用していた症例で，重篤な脱水や脳梗塞が多く認められている．2015年1月からは添付文書上の重大な副作用の一つに「脱水」が加わり，使用上の注意の慎重投与として「脱水を起こしやすい患者(血糖コントロールが極めて不良の患者，高齢者，利尿剤併用患者等)［本剤の利尿作用により脱水を起こすおそれがある．］」が追記された．毎日十分な水分を摂取することと，シックデイ時などには必ず休薬することを患者に繰り返し指導する必要がある．また高齢者ではもともと口渇感を感じにくく，動脈硬化が進行している例も多いため，慎重に投与する．一般的には，SGLT2阻害薬を開始したら，もともとの飲水量よりも約500 mL増量するように指導する．

●低血糖

低血糖症は本薬剤単独では起こりにくいが，スルホニル尿素(SU)薬やインスリンとの併用で重症低血糖が起こりやすくなる．高用量のSU薬内服時には「Recommendation」[1]に記されているように用量を減量すべきである(表1)．インスリンとの併用でも投与量を減量することが推奨されている．血糖自己測定(SMBG)を行っている患者では，低血糖を見逃さないように頻回の血糖チェックを勧め，低血糖を繰り返す場合には早急にインスリン量の減量を行う．

●尿路・性器感染症

尿路・性器感染症は尿糖増加に伴う直接的な副作用として市販前から懸念されていた．腎盂腎炎も約0.1%で認められる重篤な副作用として報告されている．本薬剤使用患者では尿沈渣も定期的に検査し，細菌尿の有無を確認すべきである．またこれらの感染症は女性に多く認められるために，質問紙やスタッフによる問診などで，症状を見逃さないようにし早期発見を心がけるべきである．

●皮膚関連事象

本薬剤による皮膚症状は，臨床試験ではほとんど認められなかったが，市販後に数多く報告され，これまでで最も多い副作用となっている．発現までの日数は服用開始1週間以内が特に多い．症状としては，薬疹，発疹，湿疹，全身性皮疹が多く，蕁麻疹や紅斑も認められている．重篤例ではStevens-Johnson症候群に至った例も報告されている．SGLT2阻害薬の皮膚関連事象の発現機序は明らかにはなっていない．皮膚細胞の水分量が減少することによる乾燥が，症状の一つの引き金になっている可能性が考えられている．一般的にアレルギー性の薬疹は，薬剤に感作されるには内服を始めて1〜2週間ほどかかるので，そこで初めて

発症するといわれている．よって，1週間以内に発症した症状の多くは，薬疹以外の皮膚症状である可能性が高いが，有症状時には本薬剤の内服を中止し，皮膚科医の診察を勧める．

●その他

その他の副作用としてはケトン体の上昇が起こりやすくなるために，内因性のインスリン分泌能が低下している症例や，極端な糖質制限を行っている例で，ケトアシドーシスも報告されている．インスリン分泌が少ないと考えられるやせ型の症例では使用すべきではない．もともとインスリンを使用中のインスリン依存状態の患者ではインスリンの中止によってケトアシドーシスとなる．インスリンを中止する前に，必ずインスリン分泌能の評価をすべきである．

また本薬剤による体重減少では，体脂肪のみならず筋肉量の減少も伴うため，もともと筋肉量の少ないサルコペニア肥満の症例や，内服後に極端に体重が減少する症例では注意を要する．

副作用を起こしやすい背景の症例では，本薬剤の適応を慎重に検討し，また本薬剤処方後は，シックデイ時などには的確に休薬を行うように指導を繰り返す必要がある．

文献

1) SGLT2 阻害薬の適正使用に関する委員会：「SGLT2 阻害薬の適正使用に関する Recommendation」．
http://www.jds.or.jp/modules/important/index.php?page=article&storyid=48

（安孫子亜津子・羽田勝計）

Q58 SGLT2 阻害薬を基本とした併用のコツを教えてください．

 SGLT2 阻害薬はインスリン非依存経路で血糖降下作用を発揮する薬剤であり，基本的にはどの薬剤との併用でも有効である．SU 薬やインスリンとの併用では重症低血糖に注意を要する．

SGLT2 阻害薬は腎尿細管に作用して尿糖排泄増加をきたし，いわゆるインスリン非依存経路で，血糖降下作用と体重減少効果を発揮するために，既存の経口糖尿病薬，およびインスリン製剤，GLP-1 受容体作動薬など，基本的にはどの薬剤とも併用が可能である．各種 SGLT2 阻害薬の第 III 相併用療法長期投与試験の結果をみると，いずれの薬剤との併用でも，HbA1c で平均 0.7〜1.0％程度の低下が認められている．主な併用薬剤との併用上の特徴や注意は以下の通りである．

●ビグアナイド（BG）薬

SGLT2 阻害薬は肥満症例に使用することが多いため，BG 薬と併用することが多い．SGLT2 阻害薬使用時には，尿糖排泄増加，血糖低下に伴って，肝での糖新生が促進することが予想され，BG 薬併用によって過剰な糖新生を抑制することは血糖コントロールのための有効な組み合わせといえる．ただし，BG 薬では乳酸アシドーシスの背景となる病態や疾患を有する症例や，状況時に使用禁忌であることを確認すべきである．特に脱水は乳酸アシ

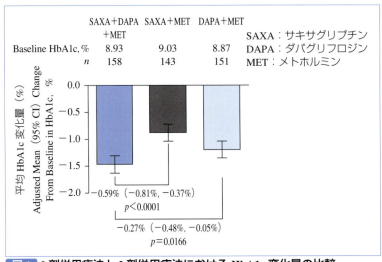

図1 3剤併用療法と2剤併用療法におけるHbA1c変化量の比較

(文献1より引用)

ドーシスのリスクの一つであるために，「脱水症，脱水状態が懸念される下痢，嘔吐等の胃腸障害のある患者」では禁忌となっている．SGLT2阻害薬内服中で十分な水分摂取ができない場合には脱水を招くことがあり，BG薬との併用時には絶対に脱水にならないよう水分摂取を繰り返し指導する．シックデイ時には，BG薬を休薬するとともに，SGLT2阻害薬も必ず休薬する必要がある．

● DPP-4阻害薬

現在2型糖尿病の経口糖尿病薬として最も使用されているDPP-4阻害薬との併用も効果的であるといわれている．SGLT2阻害薬使用中は，グルカゴン分泌が高まり糖新生が促進される．そのために，DPP-4阻害薬によるグルカゴン抑制効果が併用時に期待される．SGLT2阻害薬を使用中に体重が減少するにも関わらず血糖コントロールが改善しないような症例では，グルカゴン分泌を抑制することが必要になってくる場合がある．

● GLP-1受容体作動薬

GLP-1受容体作動薬は，強力なグルカゴン抑制効果と，さらに食欲抑制効果を有するために，肥満糖尿病患者の体重コントロール，血糖コントロールを行うためには非常に有用である．しかし，SGLT2阻害薬とGLP-1受容体作動薬の長期併用試験は，一部のSGLT2阻害薬のみの施行であり，併用における安全性に関する証明はまだ少ないため，慎重に併用すべきである．

● スルホニル尿素(SU)薬，インスリン

Q57にも記したように，SU薬やインスリンとの併用では，重症低血糖の報告が認められている．比較的併用後早期に低血糖に至る場合があり，高用量のSU薬内服時には用量を減量すべきである．インスリンとの併用でも投与量を減量することが推奨されている．特に基礎インスリンは，一般的に併用前のインスリン使用量の8～9割程度にいったん減量して，低血糖を起こさないことを確認してから，必要であればその後に徐々に増量するのが好ましい．特に高齢者や腎機能低下がある場合には，低血糖予防の観点からもSU薬との併用は推奨されない．

最近の報告によると，メトホルミン単独治療で平均 HbA1c 8.9% とコントロール不良な BMI 32 kg/m^2 の 2 型糖尿病患者に DPP-4 阻害薬または SGLT2 阻害薬，または両者を併用した場合，24 週間後の HbA1c は 3 剤を併用した群で最も低下していた（図1）[1]．体重は約 2 kg 減量し，低血糖を含めた副作用は 2 剤併用と差を認めなかった．今後，肥満 2 型糖尿病患者の治療法として，この 3 剤併用療法も選択肢となりうる．

さらなる多剤併用療法に関して長期の安全性はまだ証明されておらず，現時点では SGLT2 阻害薬の他には 2 剤程度までの併用が推奨されている．

文献

1) Rosenstick J, et al.：Dual add-on therapy in type 2 diabetes poorly controlled with metformin monotherapy：A randomized double-blind trial of saxagliptin plus dapagliflozin addition versus single addition of saxagliptin or dapagliflozin to metformin. *Diabetes Care* 2015；**38**：376-383.

（安孫子亜津子・羽田勝計）

Chapter VIII

α-グルコシダーゼ阻害薬（α-GI）を活用する

Chapter VIII　α-グルコシダーゼ阻害薬（α-GI）を活用する

Q59　α-GI の作用機序，インクレチンとの関係を教えてください．

A　α-GI は小腸吸収上皮刷子縁の二糖類分解酵素を抑制し，糖類分解吸収を遅延，結果，食後血糖上昇を抑制します．通常，十二指腸〜上部小腸で活発に糖質が吸収されますが，α-GI 使用により，相対的に下部小腸に吸収の場が移ると考えられ，上部小腸 K 細胞から分泌される GIP 分泌が抑制され，下部小腸 L 細胞から分泌される GLP-1 の分泌が増強されると考えられています．

● α-GI の作用機序

α-GI は小腸刷子縁のα-グルコシダーゼ（スクラーゼ，マルターゼ等：それぞれショ糖や麦芽糖などの二糖類をグルコース，フルクトース等の単糖に水解する酵素）を阻害し，小腸での糖の分解，吸収を遅延させる．通常糖質は主に十二指腸〜小腸上部の空腸を中心に吸収される．α-GI 使用により単糖への分解が遅延し，回腸等の下部小腸へ吸収の場が移されることになる（図1）．特に日本人など東アジア人の 2 型糖尿病の特徴として，食後早期のインスリン分泌低下とその結果としての食後高血糖があげられるが，α-GI 投与により食後早期の血糖上昇スピードが遅延し，遅れたインスリン分泌が追いつき，食後高血糖を是正する．結果として食後の急峻な血糖上昇に対するインスリンの遅延した過剰な反応をおさえる．ただし，糖質を制限した食事では原理からも効果が少ない．

● インクレチンとの関係

これらの機序によりα-GI は，単糖吸収の場を GIP の分泌部位の上部小腸から GLP-1 を分泌する下部小腸へ移すと考えられ，筆者らは日本人で，GIP の分泌抑制，GLP-1 の分泌増強効果[1〜3]を確認した．GIP に関しては生理的濃度での脂肪蓄積作用が示されており，実際

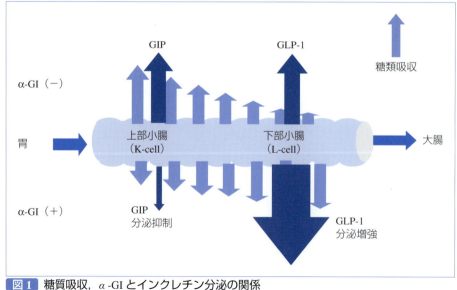

図1　糖質吸収，α-GI とインクレチン分泌の関係

α-GIで体重減少が認められること[2,3]の背景の一部にGIP分泌抑制効果が関与している可能性がある．また，GLP-1の分泌上昇は，その分解を抑制するDPP-4阻害薬との併用の際，活性型GLP-1血中濃度のさらなる上昇につながる[3]．GIP作用の抑制，GLP-1作用の増強は体重抑制につながると考えられる．最近，肥満患者ではブドウ糖などの吸収の際に関与するSGLT1が肥満者十二指腸で発現が亢進し，GIPの分泌が高まり，GLP-1の分泌が低下している報告があり，α-GIがこの現象に拮抗する可能性がある．欧米ではSGLT1阻害薬も開発中である．

文献

1) Narita T, et al.：Miglitol induces prolonged and enhanced glucagon-like peptide-1 and reduced gastric inhibitory polypeptide responses after ingestion of a mixed meal in Japanese Type 2 diabetic patients. *Diabet Med* 2009；**26**：187-188.
2) Narita T, et al.：Comparisons of the effects of 12-week administration of miglitol and voglibose on the responses of plasma incretins after a mixed meal in Japanese type 2 diabetic patients. *Diabetes Obes Metab* 2012；**14**：283-287.
3) Mikada A, et al.：Effects of miglitol, sitagliptin, and initial combination therapy with both on plasma incretins' responses to a mixed meal and visceral fat in over-weight Japanese patients with type 2 diabetes."The MASTER randomized, controlled trial". *Diabetes Res Clin Pract* 2014；**106**：538-547.

（成田琢磨）

α-GIのエビデンスを教えてください．

 α-GIはimpaired glucose tolerance(IGT)において，欧米(STOP-NIDDM試験)[1]，日本(VICTORY試験)[2]で糖尿病への進展を抑制した報告があります．また，STOP-NIDDM試験では心筋梗塞も抑制[3]，さらに日本でもSU薬，インスリン治療で抑制できない頸動脈内膜中膜肥厚進展を抑制した[5]とする報告もあり，大血管障害発症抑制に寄与する可能性があります．

● 食後高血糖是正のエビデンス

α-GIは食後高血糖を是正する薬剤であり，Q59においてその作用機序，特徴，インクレチン分泌との関連を解説した．また，α-GIは以前より，IGTレベルからの2型糖尿病発症予防と食後高血糖是正効果から，大血管障害発症予防効果が検証されてきている．欧米でのSTOP-NIDDM試験[1]と日本でのVICTORY試験[2]（図1）が2型糖尿病発症予防のエビデンスの代表的なものである．食後高血糖を糖質分解・吸収を遅延することにより低下させること自体（糖毒性の解除）なのか，それに伴う食後高インスリン血症の是正なのか，Q59で解説したGIP分泌抑制，GLP-1分泌増強や軽度ではあるが体重減少する可能性が関連するのかなど，その背景，機序は複雑である．現在日本では，高リスクのIGTの患者に，ボグリボース錠0.2 mgが，2型糖尿病発症予防薬として保険適用がある．IGT(耐糖能異常：空腹時血糖が126 mg/dL未満かつ75 g OGTTの血糖2時間値が140〜199 mg/dL)と判断され，3〜6か月間の食事療法・運動療法を行っても改善されず，かつ高血圧，脂質異常症(高トリグリセリド血症，低HDLコレステロール血症等)，肥満(BMI 25 kg/m² 以上)，2親等以内の糖尿病家族歴のいずれかを有する場合に限定されている．使用には適応の十分な検討，その

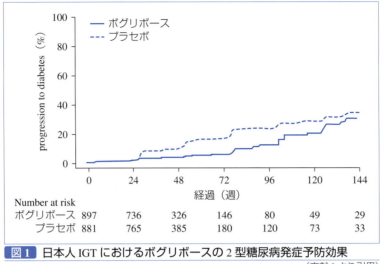

図1 日本人 IGT におけるボグリボースの2型糖尿病発症予防効果

（文献2より引用）

効果の判定，継続の可否判断を適切に行う．

●食後高血糖は大血管障害のリスクファクター

　食後高血糖が大血管障害のリスクファクターであることが，疫学研究や動物実験で示されてきた．食後血糖そのもの，これを惹起する背景としてのインスリン抵抗性・高インスリン血症，関連する血清脂質異常，高血圧，あるいは内臓脂肪由来の悪玉サイトカインなど種々の機序が想定されている．並行して，これらを是正したら，大血管障害発症が予防されるかが最も重要な課題であるが，α-GI では STOP-NIDDM 試験（IGT）での心筋梗塞予効果[3]が知られている．2型糖尿病では，無作為化比較試験の結果は出ておらず，最近では台湾のコホートでのデータ[4]（メトホルミンに追加する内服薬としてα-GI がスルホニル尿素（SU）薬に比して，心筋梗塞発症で有利であった）がある．また，日本において頸動脈内膜中膜肥厚進展を抑制したとする報告がある[5]．

文献

1) Chiasson JL, *et al.*：Acarbose for prevention of type 2 diabetes mellitus：the STOP-NIDDM randomised trial. *Lancet* 2002；**359**：2072-2077.
2) Kawamori R, *et al.*：Voglibose for prevention of type 2 diabetes mellitus：a randomised, double-blind trial in Japanese individuals with impaired glucose tolerance. *Lancet* 2009；**373**：1607-1614.
3) Chiasson JL, *et al.*：Acarbose treatment and the risk of cardiovascular disease and hypertension in patients with impaired glucose tolerance：the STOP-NIDDM trial. *JAMA* 2003；**290**：486-494.
4) Chang YC, *et al.*：Cardiovascular risks associated with second-line oral antidiabetic agents added to metformin in patients with Type 2 diabetes：a nationwide cohort study. *Diabet Med* 2015；Epub ahead of print.
5) Yamasaki Y, *et al.*：alpha-Glucosidase inhibitor reduces the progression of carotid intima-media thickness. Diabetes Res *Clin Pract* 2005；**67**：204-210.

（成田琢磨）

Q61 α-GI が効果的な患者像を教えてください．

A 糖尿病治療の基本的薬剤として幅広い患者への適応が望まれます．

● BMI は上昇傾向

　糖尿病データマネジメント研究会（JDDM）の報告によると，2009 年に DPP-4 阻害薬が登場して以来，わが国の HbA1c は着実に低下傾向にある一方で BMI は上昇しており，2013 年の 2 型糖尿病患者の平均 HbA1c は 7％ 未満を達成したが平均 BMI は 25 となってしまった．これを，ライフスタイルの欧米化のみに帰着するのは早計であり，治療薬選択への警鐘と捉える必要もある．また近年，低血糖の回避や HbA1c の質が重要視されており，軽微な低血糖やグルコーススパイクを確認するには 24 時間の血糖プロファイルの評価が必要である．理想的な血糖プロファイルには，健常者の 100 ± 15（Mean ± SD）mg/dL に近似した，平均血糖のみならず非常に小さな血糖変動が求められる．

　図 1 は治療法の異なる 4 症例の血糖を，同時期に実施した HbA1c と CGM で評価したものである．視覚的な血糖プロファイルは，上段の 2 症例に比して下段の 2 症例が良好であり，この変動幅の縮小効果は α-GI によるものであり，グルコーススパイクへの対応は DPP-4 阻害薬のみでは不十分なことを示している．α-GI の薬効は消化酵素の抑制による吸収遅延であり，食後長時間にわたって消化吸収が継続するため，α-GI は食後血糖ピークの低減と同時に満腹感の持続や食直前低血糖の回避効果を有する[1]．また，腹部症状としての

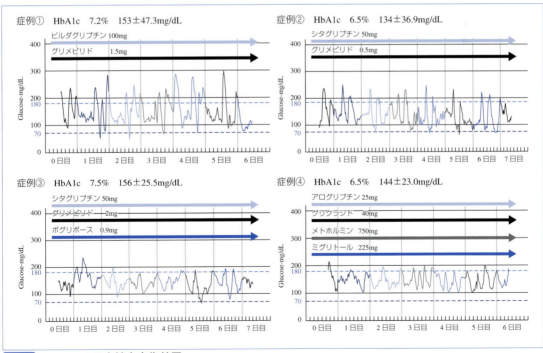

図 1 α-GI による血糖安定化効果

表1 α-GI 適応患者像と投与目的
① drug naïve 症例への第一選択薬
② DPP-4 阻害薬使用者への併用によるインクレチン作用の増大
③ SU 薬または持効型インスリン使用者への併用による食後高血糖および食前低血糖対策

注1：すでに複数の薬剤が使用されている場合にも追加可能であるが，HbA1c＜8％の肥満患者ではSU薬の離脱が容易なことや，TZD薬の食欲亢進の可能性などを考慮して薬剤数低減を図る．

注2：アドヒアランスを考慮して，他の処方薬も可能な限り食直前で処方し，α-GIの服用は食直前に固執せずに気づいた時点での服用を可として徐々に改善を図る．

ガスに含まれる水素ガスの抗酸化作用には，血管障害の低減作用も示唆されている[2]．さらに，α-GIにはメトホルミンと同様のGLP-1分泌促進作用があるため，DPP-4阻害薬と併用することでGLP-1の膵外作用としての，食欲抑制効果や血管障害抑制効果などが期待される．

以上，理論的にはすべての糖尿病患者がα-GIの適応となるが，当面の具体的なα-GI適応患者像と投与目的は表1に示した通りである．中でもdrug naïve症例への第一選択薬としての使用は最も有用性が高い．

糖尿病治療の第一選択薬に求められる条件としては，長期的に安定した血糖コントロールを得るための基礎的薬剤になることが求められる．2型糖尿病患者への介入初期には日常生活の改善が必須であり，特に食事療法の基礎としての加糖飲料やお菓子，果物といった単純糖質の制限，間食の制限，副食偏重の是正が求められる．いずれもα-GIの薬効発現に不可欠な因子であり，α-GIを服用しつつその薬効を指標に日常生活を振り返ることで，介入早期に求められる糖尿病療養の基礎の構築を容易にする．一方，第一選択薬として短期間での糖毒性解除を目的として薬剤を用いた場合には，生活習慣の改善が不十分なまま経過して長期の血糖コントロール悪化につながることが多い．次いで，DPP-4阻害薬との併用は，α-GIのGLP-1の分泌亢進作用によって，DPP-4阻害薬の薬効をより高めることが期待される．さらに，α-GIはスルホニル尿素(SU)薬や持効型インスリンを使用する際の食後高血糖や食前低血糖を低減するため，SU薬や持効型インスリンを使用する際にはα-GIの併用が望ましい．

文献

1) 遅野井　健，他：ミグリトール(セイブル®錠)による2型糖尿病患者の1日血糖推移の是正－超速効型または持効型インスリン製剤併用例での検討－．診療と新薬 2011；**48**：763-773．
2) Tamasawa A, et al.：Hydrogen gas production is associated with reduced interleukin-1β mRNA peripheral blood after a single dose of acarbose in Japanese type2 diabetic patients. *Eur. J. Pharmacol* 2015；**762**：96-101．

（遅野井　健）

62 α-GI の血糖降下作用があまり強くなくても，第一選択薬となるのか教えてください．

 α-GI はすべての糖尿病患者にとって第一選択薬として最もふさわしい薬剤の一つです．

●生活習慣の見直しが必須

　従来より，ある程度以上の高血糖を示す症例に対して，教育入院などにおいてスルホニル尿素（SU）薬やインスリンといった強力な薬剤で介入することで，数か月以内にそれら薬剤からの離脱が可能となる場合が多いことが紹介されてきた．このようなことから，早期からの糖毒性の解除が有用であり，糖尿病治療の第一選択薬としては短期間で血糖が低下する薬剤として，血糖降下作用の強い薬剤が好ましいとされてきた．また，主たる糖尿病治療の目的は慢性合併症の抑止にあるため，可及的速やかな血糖コントロールの達成とその継続が理想である．しかし，実際には一時的な血糖コントロールの達成は比較的容易であるが，長期間の維持が困難となる例が少なくない．この一因としては，生活習慣の改善が十分でないまま短期間で血糖が低下することによって，療養へのモチベーションの形成や定着が阻害されることが考えられる．つまり，生活習慣の見直しが必須の糖尿病診療においては，試行錯誤に多少の時間をかけたとしても，早い時期に生活習慣を見直したうえで，療養の基礎固めを優先する必要がある．

　したがって，糖尿病の第一選択薬としては，生活習慣是正の如何にかかわらず目先の数字（HbA1c）が低下する薬剤よりも，自制や努力の程度によって血糖値も変動する実感を得ることができる薬剤が好ましい．α-GI は，果糖や単純糖質の過剰摂取および蛋白質や脂質の過剰摂取さらには間食や夜食といった，乱れた生活習慣の是正に伴って少しずつ薬効を発揮する薬剤である．この作用を利用することで，「摂取エネルギー量と腹部症状の関係」や「薬効と副食や果物，単純糖質の摂取量との関係」といった簡単な説明にα-GI を併用することで，特別な指導者なしでも容易に行動の変容に伴う薬効の体験と血糖コントロールの維持が図れることとなる（**図 1**）．このように，α-GI は優れた糖尿病治療の第一選択薬であり，教育入院においても血糖コントロールの長期安定化への基礎形成を目指して，α-GI をベースとした治療の組み立てが望ましい（**図 2**）．

Chapter Ⅷ　α-グルコシダーゼ阻害薬(α-GI)を活用する

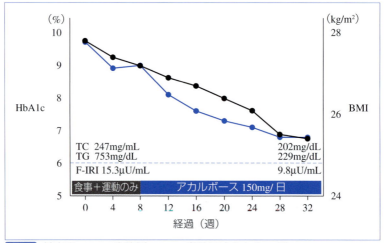

図1 外来のHbA1c高値例へα-GI単独で介入した1例
32歳男性，検診で初めて指摘を受けたため受診．
来院初診時血糖 243 mg/dL，HbA1c 9.8％，BMI 27.7，IRI(F) 15.3μu/mL．

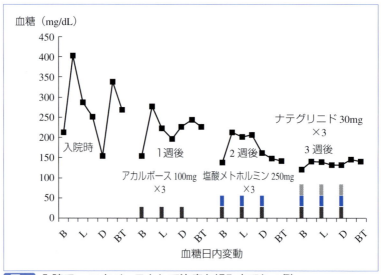

図2 入院でα-GIをベースとして治療を組み立てた1例
60歳男性，13年前に指摘されるも放置し初回治療で来院．
B：朝食，L：昼食，D：夕食，BT：就寝時．
初診時血糖 200 mg/dL，HbA1c 10.6％，BMI 24.7，IRI(F) 6.1μu/mL，CPR(F, PP) 0.9, 2.4 ng/mL．

（遅野井　健）

Q63 α-GI は食直前，毎食前に内服しないと効果がないのか教えてください．

A α-GI は，食直前服薬を忘れた場合，アカルボースなら食事開始 15 分後まで，ミグリトールなら食事開始 30 分後までに内服すれば有効です．また，服薬アドヒアランスが低下した症例では，α-GI 1 日 1～2 回から開始するとよいでしょう．

α-GI は「内服忘れ」の多い薬剤であり，この理由として，食直前の内服，1 日 3 回内服，下痢や腹部膨満感等の腹部症状の出現が考えられている．以下に，α-GI の食後投与と 1 日 1～2 回投与の有効性について述べる．

● 食後投与の有効性

α-GI は，添付文書上，食直前服薬が基本であるが，2 型糖尿病の症例において，アカルボースの内服を忘れた場合，食事開始後 15 分までにアカルボースを内服すれば食後高血糖を改善する報告がある．われわれは，ミグリトールの食後早期の血糖降下作用が強いことに着目し，食後投与でも有効ではないかと考え，ミグリトール単回投与における内服のタイミングについて検討した[1]．2 型糖尿病患者において食事開始後 30 分以内に投与すれば，食直前投与とほぼ同様の血糖改善結果が得られた．さらに，ミグリトール食後投与の長期（約 3 か月間）的な有効性について検討したところ，食後投与は食直前投与と同程度に有効であった[2]．また，もう一つ α-GI であるボグリボースを非糖尿病者に単回投与した検討では，食直前投与のみ有効であった．しかし，インスリン値に関して食直後投与（食事開始 15 分後）では，有意差は認めないもののインスリンが低下傾向にあったため，長期投与では有効であるかもしれない．

以上より，α-GI を食直前に内服し忘れてしまった場合，アカルボースなら食事開始 15 分後まで，ミグリトールなら食事開始 30 分後までは有効である．ボグリボースに関しては，今後の研究成果を待ちたい．

● 1 日 1～2 回投与の有効性

糖尿病等の慢性疾患では，毎日 3 回内服を忘れずに継続することは困難な場合が多い．そこで，1 日 1～2 回投与の有効性を明らかにするため，われわれは，2 型糖尿病症例において次の検討を行った．アカルボース 50 mg を 1 日 1 回から開始し，1 か月後からアカルボース 50 mg を 1 日 2 回に増量し，3 か月後まで継続した．その結果，3 か月後の HbA1c は，投与前と 1 か月後と比較して有意に改善し，3 か月後のグリコアルブミン（GA）も，投与前と比較して有意に改善した．また，非糖尿病者 10 名に，①コントロール群は朝食のみを摂取，②食前群は朝食直前にミグリトール 50 mg を内服，③食後群は朝食後 30 分でミグリトール 50 mg を内服，④欠食群は朝欠食でミグリトール 50 mg のみを内服を行った（図 1）[3]．すべての群で昼食時にはミグリトールを内服しなかった．その結果，ミグリトールは朝食と混じりあうことで昼食後の食後過血糖も改善する「持ち越し効果」が存在した．この事実は，α-GI の 1 日 1～2 回投与の有効性に寄与している可能性がある．

以上より，服薬アドヒアランスが低下した症例では，α-GI 1 日 1～2 回からの開始を検討されたい．

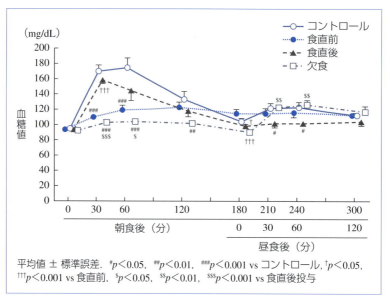

図1 非糖尿病者におけるミグリトールを朝食時のみ投与時血糖変化

（文献3より引用改変）

文献

1) Aoki K, et al.：Administration of miglitol until 30 min after the start of a meal is effective in type 2 diabetic patients. *Diabetes Res Clin Pract* 2007；**78**：30-33.
2) Aoki K, et al.：Comparison of pre- vs. postmeal administration of miglitol for 3 months in type 2 diabetic patients. *Diabetes Obes Metab* 2008；**10**：970-972.
3) Masuda K, et al.：Effects of miglitol taken just before or after breakfast on plasma glucose, serum insulin, glucagon and incretin levels after lunch in men with normal glucose tolerance, impaired fasting glucose or impaired glucose tolerance. *J Diabetes Investig* 2011；**2**：435-440.

（青木一孝・寺内康夫）

Q64 α-GI の標準的な処方例を教えてください．

A アカルボース錠 50 mg，ボグリボース錠 0.2 mg，ミグリトール錠 50 mg のいずれも 1 回 1 錠，1 日 3 回毎食直前服用として処方します．アカルボース錠は 100 mg，ボグリボース錠は 0.3 mg，ミグリトール錠は 75 mg まで増量できます．

●作用と適応症例

　食後高血糖改善薬である α-GI は，炭水化物の消化吸収を十二指腸〜空腸上部で行っているものを，小腸粘膜 α-GI を抑制してブドウ吸収を小腸全体で吸収することにより食後血糖の上昇を抑制している．肥満者の糖負荷試験ではインスリン初期分泌が低下しており，90〜120 分に頂値となるインスリン過剰分泌が認められる．この肥満患者がインスリン分泌低下 and/or インスリン抵抗性が増大すれば，2 時間血糖値が低下せず境界型あるいは糖尿病型になる．α-GI は食後の血糖上昇を低下させ，インスリン初期分泌が少なくても食後血糖上

表1 α-GIの用法用量

薬剤名	用法用量
アカルボース	50 mgまたは100 mg，1日3回食直前，適宜増減 高齢者は50 mgから開始
ボグリボース	糖尿病：0.2 mg，1日3回食直前，1回0.3 mgまで増量可 耐糖能以上における2型糖尿病発症の抑制：0.2 mg，1日3回食直前
ミグリトール	50 mg，1日3回食直前，1回75 mgまで増量可 高齢者は25 mgから開始

（添付文書より引用）

昇が抑制でき，インスリン分泌過剰も改善できる．α-GIは食後の血糖上昇を抑制することから血糖の日内変動を縮小でき，空腹時のインスリンには影響を及ぼさず，食後のインスリン分泌増加を節約できるので，膵β細胞を疲弊させず，また体重を増加させずに血糖コントロールが可能になる．α-GIの適応は空腹時血糖が高くなく，食後血糖が高値を示す症例であるが，日常診療において，このような症例の空腹時・食後の血糖値を確認することは容易ではない．持続血糖モニタリングシステムを用いれば容易だが，使用できる医療機関には制限があり，保険適用にはならないと思われる．したがって，空腹時血糖値が高くないのにHbA1cが高いか，食後血糖は高いのにHbA1cがそれほど高くない症例を選んで投与する．

糖尿病発症抑制

α-GIはSTOP-NIDDM試験[1]において，境界型症例の糖尿病発症を抑制していることが報告されている．また，EDIPの事後解析では，空腹時血糖の低い症例においてα-GIが有効であることが明らかにされている．

治療薬としてのα-GIはアカルボース，ボグリボース，ミグリトールの順に使用可能になっている．α-GIの用法用量は表1のとおりであり，食後血糖200 mg/dL以上の患者に投与し，食後血糖160 mg/dL以下が目標となる．α-GI開始直後の2，3週間は下部腸管吸収上皮の冊子縁に存在するSGLT1の発現が増加してきていないので，消化器症状が出現しやすい．常用量での投与でなく，少量からの開始や投与回数を1日1，2回に減じて消化器症状の軽減を図ることも考慮すべきである．

α-GIの中で，ボグリボース錠0.2 mgのみが耐糖能異常における糖尿病発症抑制にも適応があり，ボグリボース錠0.2 mgを1日3回食直前に服用する．投与できる要件としては，75 gOGTTで耐糖能異常であることが確認され，3〜6か月の食事・運動療法で改善が認められず，高血圧，脂質異常，肥満，2親等以内に糖尿病家族歴のいずれかが認められた場合である．投与中は1〜3か月毎に血糖値，HbA1cを検査し，6〜12か月毎に75 g OGTTを実施して十分な経過観察が求められている．

文献

1) Chiasson JL, *et al.*：Acarbose for prevention of type 2 diabetes mellitus：the STOP-NIDDM randomized trial. *Lancet* 2002：**359**：2072-2077.

（間中英夫）

Chapter Ⅷ　α-グルコシダーゼ阻害薬(α-GI)を活用する

　α-GI を基本とした併用のコツを教えてください．

 α-GI はすべての経口血糖降下薬やインスリンと併用できますが，α-GI を基本とした場合，α-GI は GLP-1 分泌を増加させるので，GLP-1 の分解を抑制する DPP-4 阻害薬との組み合わせが最適と思われます．

● DPP-4 阻害薬との併用が最適

　α-GI 投与による GLP-1 分泌増加[1,2]は報告があり，Q59 でも示されている．α-GI 投与により下部腸管での SGLT1 発現が増加し，ブドウ糖吸収時の GLP1 分泌が増加する（図1）．したがって，インクレチン（GLP-1，GIP）の分解を抑制する DPP-4 阻害薬との組み合わせが最も適していると考えられる．

　ビグアナイド（BG）薬は米国と欧州では第一選択薬とされ，日本でもよく使用されている薬剤であり，肝臓からの糖新生を抑制してインスリン抵抗性を改善するが，直接 GLP-1 分泌を刺激するので，α-GI との併用によりさらなる GLP-1 分泌増加が期待できる．チアゾリジン（TZD）薬と α-GI の併用では両薬剤とも膵β細胞には作用せず，TZD 薬のインスリン抵抗性改善作用により空腹時血糖を低下，α-GI により食後血糖を低下させて，血糖が全体に低下することが期待できる．α-GI にスルホニル尿素（SU）薬の併用では空腹時血糖，食後血糖いずれも低下するが，SU 薬，特にグリベンクラミドの早期からの使用は推奨されていない．SU 薬を投与するにしても少量のグリメピリドあるいは少量のグリクラジドを選択するが，できれば SU 薬以外の薬剤の併用が望ましい．

●グリニド薬との併用

　服薬方法からの併用の組み合わせとしては，グリニド薬は1日3回食直前服用なので，

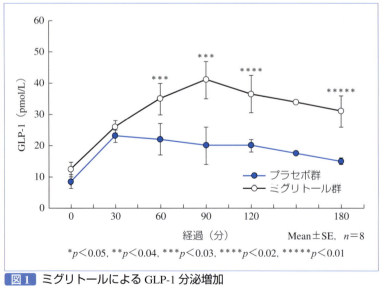

図1　ミグリトールによる GLP-1 分泌増加

（文献2から引用改変）

α-GIと同時に服用できることから併用しやすい薬剤である．グリニド薬はインスリン初期分泌を刺激して食後血糖を下げるのが主な作用であり，インスリン追加分泌が低下している2型糖尿病患者がよい適応であり，α-GI単独では効果不十分だが，HbA1cがあまり高くない軽症例の治療に適している．最近登場したSGLT2阻害薬との併用では，膵β細胞を刺激しない薬剤同士の組み合わせであり，SGLT2阻害薬の体重減少によるインスリン抵抗性の改善により膵β細胞の負荷軽減が期待できる．α-GIとインスリンの併用では食後血糖の上昇が抑制されているので，インスリン注射量の節約が期待できる．

現在，日本ではDPP-4阻害薬が糖尿病患者に最も使用されている薬剤であるのは，インクレチンの糖尿病治療効果が高く評価された結果である．GLP-1分泌を増加させるα-GIと分泌されたGLP-1の分解を抑制するDPP-4阻害薬の組み合わせが最も推奨されるべきと思われる．

文献

1) Fukase N, et al.：Differences in glucagon-like peptide-1 and GIP responses following sucrose ingestion. *Diabetes Res Clin Pract* 1992：**15**：187-195.
2) Lee A, et al.：The effects of miglitol on glucagon-like peptide-1 secretion and appetite sensations in obese type 2 diabetes. *Dibetes Obes Metab* 2002：**4**：329-335.

（間中英夫）

Q66　α-GIの注意すべき副作用とその対策を教えてください．

SU薬，グリニド薬，インスリンとの併用時に起こる低血糖には，ブドウ糖を使用します．また，α-GIを内服すると下痢，便秘，腹部膨満感，放屁などの腹部症状が出現しやすいため，注意が必要です．

α-GIを使用するにあたっての注意すべき副作用について，以下に述べる．

●低血糖

α-GI単独投与では低血糖を起こすことは少ないが，SU薬，グリニド薬，インスリンとα-GIの併用投与時には低血糖が起こりうるため，注意を要する．併用する場合には，あらかじめ患者に「低血糖症状」を説明し，低血糖時にはブドウ糖を服用するよう指導する．

●腹部症状

α-GIは小腸にて作用を発揮するため，腹部膨満感，便秘，下痢，放屁などの腹部症状が出現しやすい．特に高齢者や腹部手術歴のある症例では，α-GI使用による腸閉塞にならないよう注意する．もし高齢者に投与する場合には，最初から1日3回使用するのではなく，少量を1日1回投与から開始するとよい．

腹部症状により患者が内服をためらう場合があるため，腹部症状の出現は，服薬アドヒアランスを低下させる．そこで，われわれは次のような検討を行った．健常男性にミグリトール75 mgとアカルボース100 mgをそれぞれ1日3回3日間（クロスオーバー法）投与し，腹部症状に関するアンケート（3段階のアンケート）を行い，その結果をスコア化した（**図1**）．

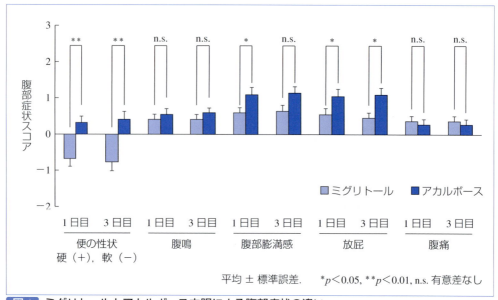

図1 ミグリトールとアカルボース内服による腹部症状の違い

(文献1より引用改変)

両薬剤間で有意差がみられたのは，ミグリトールが軟便傾向，アカルボースが便秘傾向で，腹部膨満感と放屁はアカルボースのほうが多かった．アカルボースはαアミラーゼの作用を抑制するため，未消化の多糖類が大腸に入る．したがって，腸内細菌により腸管内のガス発生が多くなるため，放屁や腹部膨満感が増加したと考えている．一方，ミグリトールは二糖類分解酵素のみを抑制するため，二糖類が大腸に入り浸透圧変化が生じ，軟便傾向になったと思われる．したがって，十分な観察の下ではあるが，便秘体質の方にはミグリトール，下痢体質の方にはアカルボースといった使い分けを検討する価値があると考えられる．

●肝機能障害

アカルボースの添付文書には「劇症肝炎等の重篤な肝機能障害が現れることがある．これらは投与開始後概ね6か月以内に認められる場合が多いので，投与開始後6か月までは月1回，その後も定期的に肝機能検査を行うこと」と記載されている．ボグリボースの添付文書でも，「劇症肝炎，AST（GOT），ALT（GPT）の上昇等を伴う重篤な肝機能障害，黄疸（いずれも0.1％未満）が現れることがあるので，観察を十分に行い，異常が認められた場合には投与を中止し，適切な処置を行うこと」との記載がある．したがって，α-GIを使用中の場合には，定期的に採血等による肝機能のチェックを行い，薬剤による肝機能障害が疑われる場合には，すぐに中止する．

●まとめ

食後高血糖を抑制する内服薬として，α-GI，グリニド薬，DPP-4阻害薬があるが，α-GIにはインスリン分泌の抑制，境界型糖尿病から糖尿病発症の抑制などのエビデンスがあり，有用である．したがって，ここで述べた副作用に注意して使用すれば，利益は大きいと考えられる．

文献

1) Aoki K, *et al.*：Comparison of adverse gastrointestinal effects of acarbose and miglitol in healthy men：a crossover study. *Intern Med.* 2010；**49**：1085-1087.

（青木一孝・寺内康夫）

Chapter IX
速効型インスリン分泌促進薬を活用する

速効型インスリン分泌促進薬が効果的な患者像を教えてください．

 食後高血糖が主体で空腹時血糖が 160 mg/dL 程度までの 2 型糖尿病患者が適応の目安となります．特に，糖尿病の罹病期間が短く，インスリン分泌能が保たれている drug naïve な症例や長期の SU 薬治療歴のない症例で効果が期待できます．

●血糖降下特性

速効・短時間型インスリン分泌促進薬であるグリニド薬（ナテグリニド，ミチグリニド，レパグリニド）は，スルホニル尿素（SU）薬と同様に，膵β細胞の ATP 感受性 K^+ チャネル（KATP チャネル）の SU 受容体に結合し，KATP チャネルの活性を抑制することで細胞外 Ca イオンを細胞内に流入させ，インスリン分泌を促進させる．SU 薬と比較してグリニド薬の SU 受容体への結合力は弱く，血中濃度半減期も短い．そのためインスリン分泌促進作用は SU 薬と比較して速効・短時間型であり，血糖降下作用はより速やかに発現し作用も短時間であるため，食後血糖改善に適している．

●有効例の患者像

本剤有効例の患者背景として，ナテグリニド開始時の HbA1c 値，前治療薬，年齢，罹病期間，BMI 値と開始 15 か月後の HbA1c 値の低下との関係を検討した成績が報告されている．ナテグリニドの治療目標達成率を治療開始時の HbA1c 値別に比較した成績では，HbA1c 8.0% 以下の症例で，HbA1c 値 8.0% 以上の症例と比較して，達成率が高率であった[1]．ナテグリニドの効果を前治療別に比較した成績では，前治療薬なし（drug naïve）の症例や前治療薬が α-GI であった症例では HbA1c 値が有意に低下したのに対し，前治療薬が SU 薬であった症例では有意な低下を示さなかった[1]．また，65 歳以上と 65 歳未満に分けての解析，罹病期間を 3 年未満，3 年以上 10 年未満，10 年以上に分けての解析，BMI 25 未満と 25 以上に分けた解析では，いずれも HbA1c 値の変化に有意差を認めなかった[1]．さらに，グルカゴン負荷試験における血中 C-ペプチド 6 分値 > 4.5 ng/mL[2]，随時血中 C-ペプチド値／随時血糖値を BMI で補正した値 > 3.253[3]，外来受診時の尿 C-ペプチド /Cr > 61 μg/g Cr[4] などもナテグリニドの有効症例判定に有効であったと報告されている．

●具体的な患者像

発症早期の日本人 2 型糖尿病患者では，食前や夜間のインスリン基礎分泌は保たれているが，食後のインスリン追加分泌が遅延しているのが特徴である．したがって，グリニド薬は主に基礎分泌を促す SU 薬よりも先に使用すべき薬剤といえる．具体的には，食後高血糖が主体で空腹時血糖が 160 mg/dL 程度までの 2 型糖尿病患者が適応の目安となる．特に，糖尿病の罹病期間が短く，インスリン分泌能が保たれている drug naïve な症例や長期の SU 薬治療歴のない症例で，効果が期待できる．しかしながら，筆者らは入院時 HbA1c が 9.2% で食事療法のみでは空腹時血糖値が 174 mg/dL のインスリン分泌が保たれた drug naïve な 2 型糖尿病患者において，レパグリニド 1.5 mg/ 日の単独投与により，持続血糖モニター（CGM）で食後高血糖のみならず食前高血糖も改善された症例（図 1）[5] を経験しており，臨床的には長期の SU 薬治療歴のなく，drug naïve ということが「膵β細胞機能が保持されている」という部分に最も大きく関与しているものと推察される．

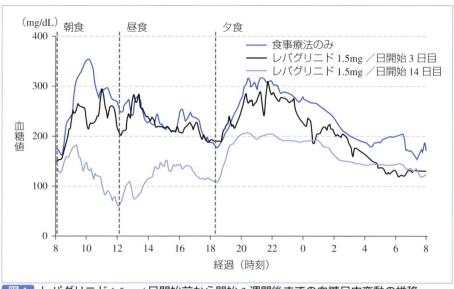

図1 レパグリニド 1.5 mg/日開始前から開始2週間後までの血糖日内変動の推移

血糖コントロール目的で入院した drug naïve な2型糖尿病患者(75歳,女性,入院時 HbA1c 9.2%,1,5AG 1.8 μg/mL,尿 C-ペプチド 109 μg/日)に,食事療法にて血糖値が安定した時点でレパグリニド 1.5 mg/日を開始し,開始前から開始2週間後まで血糖日内変動を CGM にて経過観察した.

文献

1) Taki H, et al.：Study of nateglinide in Japan：long-term treatment of patients with type 2 diabetes. *Adv Ther* 2006；**23**：307-324.
2) 高橋健二, 他.：2型糖尿病に対するナテグリニドの有効性に関する分析. 倉敷中病年報 2002；**65**：25-29.
3) 大島英二：2型糖尿病患者を対象としたナテグリニド有効症例判定における C/G 比測定の有用性. *Diabetes Frontier* 2004；**6**：882-886.
4) 福田正博, 他：糖尿病診療における1回尿 C-ペプチド値の有用性―糖尿病治療法選択時の指標としての検討―. 日臨内科医会誌 2004；**18**：532-538.
5) 森　豊：食後血糖改善薬の特徴と使い方. 月刊糖尿病 2012；**4**：58-67.

(森　豊)

Q68 速効型インスリン分泌促進薬の標準的な処方例を教えてください.

A グリニド薬は1日3回の服用が基本ですが,状況に応じたフレキシブルな使い方でも効果が期待できる薬剤です.

　日本人における発症早期の2型糖尿病の特徴は,基礎インスリン分泌能は維持されているが,食後のインスリン追加分泌が遅延,低下している点である.そして食後高血糖の抑制は,大血管障害の進展予防の観点からも重要である.

●グリニド薬の種類と作用

　速効型インスリン分泌促進薬のグリニド薬は,SU薬とは異なる化学構造を持ちながら,膵β細胞のスルホニルウレア受容体(sulfonylurea receptor：SUR)1に選択的に結合し,ATP感受性 K^+ チャネルの閉鎖を介してインスリン分泌を促進する.しかし SUR1 との結合力は弱

く，解離も早いので，短時間かつ速効的に食後のインスリン追加分泌促進作用を呈し，生理的なインスリン分泌パターンを形成しうる特徴を有している．わが国では，グリニド薬は1999 年にナテグリニド（ファスティック®，スターシス®），2004 年にミチグリニド（グルファスト®），2011 年にレパグリニド（シュアポスト®）が上市されている．

●グリニド薬が適応となる患者

グリニド薬は作用時間が短く，SU 薬より低血糖をきたしにくいが，血糖降下作用は SU 薬に比して弱いため，適応はおもに軽症糖尿病患者が対象となる．すなわち，食前や夜間のインスリン基礎分泌はある程度保たれているが，食後のインスリン追加分泌が遅延し，ピークは正常〜やや低下している症例である．したがって，本剤は，おもに基礎分泌を促す SU 薬よりも先に使用すべきである．具体的には，空腹時血糖がせいぜい 160 mg/dL 程度まで，食後血糖が 160 mg/dL 以上を呈する場合が目安となる．特に，空腹時血糖が 110 mg/dL 未満の正常値で，食後血糖のみが軽度上昇している症例で最も効果が期待できる．

●グリニド薬の標準的使い方

ナテグリニドは 1 回 60 〜 90 mg を 1 日 3 回，毎食前 10 分以内に投与する．効果により投与量を増減し，1 日最高 360 mg，毎回 120 mg の投与が可能である．ミチグリニドは 1 回 5 〜 10 mg を 1 日 3 回，毎食前 5 分以内に投与する．レパグリニドは 1 回 0.75 〜 1.5 mg を 1 日 3 回より開始し，効果により投与量を増減する（表 1）[1]．

●グリニド薬の使い方の根拠

グリニド薬は内服後 15 分でインスリン分泌作用が発現し，約 1 時間で頂値となり，持続時間が 2 〜 3 時間と短い．いずれのグリニド薬も食前 15 分より前に内服すると低血糖の危険性が高まる．このため高齢者や他の経口血糖降下薬との併用に際しては，低血糖に留意して低用量から開始することが望ましい．また食事開始後に服薬しても十分な効果が得られないため，適切な服薬指導が大切である．実際には，種々の理由で飲み忘れがあり，1 日 3 回の服薬が守れないケースが少なくない．そこで，昼食前の服薬を忘れやすい症例には，グリニド薬を朝夕の 1 日 2 回から開始する．その理由は，朝食後の血糖上昇幅が昼食後に比して大きい傾向があるからである．この機序として，第 1 にインスリン拮抗ホルモンとインスリン基礎分泌のバランス異常の影響，第 2 に遊離脂肪酸（FFA）の日内変動が考えられている．

カテコラミンやコルチゾールは早朝から上昇するが，基礎インスリンの分泌が低下している糖尿病患者では，相対的に拮抗ホルモンの作用が強くなっており，朝食後の血糖が上昇しやすい．

次に，血中の FFA の由来は脂肪細胞の中性脂肪の分解であることから，FFA は肝臓と骨

表 1 速効型インスリン分泌促進薬の血中半減期，作用時間，1 日の使用量について

一般名	商品名	血中半減期（時間）	作用時間（時間）	1 錠中の含有量（mg）	1 日の使用量（mg）
ナテグリニド	スターシス ファスティック	0.8	3	30，90	180 〜 270
ミチグリニドカルシウム水和物	グルファスト	1.2	3	5，10	15 〜 30
レパグリニド	シュアポスト	0.8	4	0.25，0.5	0.75 〜 1.5

（文献 1　p.47 より引用）

格筋におけるインスリン作用を妨害するが，FFAの血中濃度は朝食前が最も高く，朝食後は急激に低下する．そのため，FFAが低下している昼食時はインスリンが効きやすくなり，食後血糖の上昇幅が小さくなる．朝食を抜くと昼食前までFFAは高値が持続するので，昼食後の血糖は，朝食を摂ったときに比べてより高くなる．このように，2回目の食事となる昼食後の血糖が1回目の朝食後の血糖より低くなることは，Second meal phenomenon（2回目の食事の現象）とよばれている[2]．

したがって，糖尿病患者に対しては，朝食後の血糖を大きく上昇させないことが，1日の血糖を改善するためのポイントとなる．それゆえ，朝食時には必ず，野菜など食物繊維を含む食材を多く摂ること，ゆっくり食事をすることに加え，グリニド薬により朝食後の高血糖を抑制することが有効となる．実際，日本人2型糖尿病患者にレパグリニドを1日2回投与した場合の有効性，安全性，コンプライアンスを検討した試験において，1日3回投与と同程度の有効性・安全性が報告されている[3]．

● おわりに

グリニド薬は食後高血糖の是正を目的としているため，1日3回の服用が基本であるが，状況に応じたフレキシブルな使い方でも効果が期待できる薬剤である．

文献

1) 日本糖尿病学会編・著：糖尿病治療ガイド 2014-2015. 文光堂，2014.
2) Jovanovic A, *et al.*：The second-meal phenomenon in type 2 diabetes. *Diabetes Care*. 2009；**32**：1199-1201.
3) Kamiyama H *et al.*：Effect of repaglinide, administered two or three times daily for 3 months, on glycaemic control in Japanese patients with type 2 diabetes mellitus. *J Int Med Res*. 2014；**42**：1150-1160.

（加藤浩之・田中　逸）

食事が不規則な患者には，速効型インスリン分泌促進薬とα-GIのどちらがよいのか教えてください．

 個々の症例に配慮した薬剤選択が大切です．

速効型インスリン分泌促進薬であるグリニド薬は，膵β細胞のスルホニルウレア受容体に選択的に結合し，SU薬とは異なり，短時間かつ速効的に食後のインスリン追加分泌促進作用を有する薬剤である．α-グルコシダーゼ阻害薬（α-GI）は消化酵素のα-グルコシダーゼを競合的に阻害して，二糖類から単糖類への分解を抑制し，グルコースの吸収を緩徐にさせ，膵β細胞に直接作用することなく食後血糖を改善させる薬剤である．いずれも作用機序は異なるものの，食後高血糖の是正に効果を発揮する薬剤となる．

● 食事が不規則であったり，服薬コンプライアンスが守れない場合

日本人における2型糖尿病の発症早期の特徴は，基礎インスリン分泌能は維持されていても，食後のインスリン追加分泌が遅延または低下している点であり，両薬剤とも発症早期の2型糖尿病患者に使用されることが多い．いずれの薬剤も1日3回毎食直前の内服が基本であるが，食事ごとの服薬のため，服薬コンプライアンスが不良となる症例が少なくない．特に，朝の忙しさから朝食を抜くケース，遅い夕食で服薬状況が乱れるケース，昼食の服薬を

Chapter IX　速効型インスリン分泌促進薬を活用する

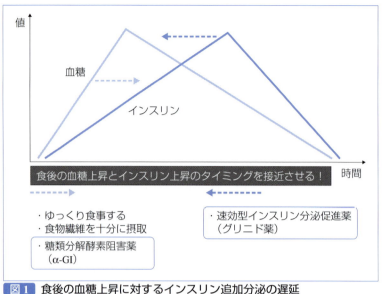

図1　食後の血糖上昇に対するインスリン追加分泌の遅延

（文献1より引用）

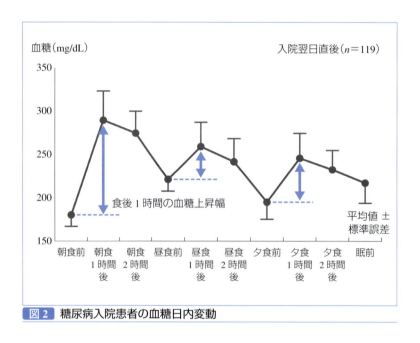

図2　糖尿病入院患者の血糖日内変動

忘れるケースなどをよく経験する．かかる症例には，遅くて多い夕食や夜食を控えることや，朝食を抜かずに3食を摂ることなど，時間栄養学からの視点をふまえた指導を行う．そして初期の2型糖尿病患者には，食後高血糖の改善を目的に，グリニド薬またはα-GIを朝食前・夕食前の1日2回から開始するのがよい．**図1**に示すように，軽度の2型糖尿病患者ではインスリンの追加分泌が遅延しており，食後の血糖上昇とインスリン上昇のタイミングを接近させることにより，食後血糖が改善する．そのための食事指導や薬剤の選択を行うこ

とが大切である[1].

● 朝食後血糖が最も上昇しやすい

図2は，聖マリアンナ医科大学病院に糖尿病教育および治療目的で入院した119例の入院翌日の血糖日内変動の平均値である．入院中の3食のエネルギー量はほぼ均等であるにもかかわらず，食後の血糖上昇幅は，朝食時が最大となっている[2]．これは前項のQ68でも示したSecond meal phenomenonとよばれる現象であり，インスリン拮抗ホルモンとインスリン基礎分泌のバランス異常の影響，血中遊離脂肪酸(FFA)の日内変動により，2回目の食事となる昼食後の血糖は1回目の朝食後の血糖より低くなる．このため糖尿病患者では，朝食後の血糖を大きく上昇させないことがポイントとなる．日本人2型糖尿病患者を対象とした検討が，レパグリニドを1日2回(朝，夕の食直前)内服した場合，1日3回投与と同程度の有効性・安全性の報告が示された結果[3]や，α-GIのアカルボースを1日1回または2回内服することでも，HbA1c，GAの改善を認められた結果[4]が報告されている．

● グリニド薬とα-GIのどちらを選択しますか

食事が不規則な症例に対して，グリニド薬とα-GIのどちらがよいかについては明確なエビデンスはないが，個々の症例に配慮した薬剤選択が大切である．普段の食事で糖質の摂取量を制限している場合，開腹手術や腸閉塞の既往のある場合などは，グリニド薬を優先とし，肥満を合併している場合や低血糖の配慮が必要な場合には，α-GIから開始するのが望ましい．

文献
1) 田中逸：セミナー糖尿病アドバイス．日本医事新報社，2014.
2) 田中逸：時間栄養学を応用した糖尿病の食事療法．日本内科学会誌 2013；**102**：931-937.
3) Kazutaka A, *et al.*：Effect of Acarbose Therapy Once or Twice a Day on Glycemic Control in Japanese Patients with Type 2 Diabetes. *Japanese Journal of Clinical Pharmacology and Therapeutics*．2012；**43**：17-20.
4) Kamiyama H, *et al.*：Effect of repaglinide, administered two or three times daily for 3 months, on glycaemic control in Japanese patients with type 2 diabetes mellitus. *J Int Med Res*．2014；**42**：1150-1160

（加藤浩之・田中　逸）

70　速効型インスリン分泌促進薬の注意すべき副作用とその対策を教えてください．

　インスリン分泌が早いため，低血糖が一番の副作用といえます．食直前もしくは食前5～10分以内の内服で防げます．肝臓で代謝されるため，時に肝機能障害もみられます．

● 副作用対策

速効型のインスリン分泌が特徴の薬であるため，食後高血糖に有効とされているが，**表1**のように低血糖が5～15%みられる．特にレパグリニドは血糖降下作用が強く，より有効ではあるが食前10分以内の内服が必須である．食前30分の内服で食前の低血糖がみられている．もし，飲み忘れてしまった場合，食後に飲んでも吸収の立ち上がりが不十分で，作用も遷延化する恐れがあり内服は勧められない．また，食事開始10分以内で内服しても吸収

表1 グリニド製剤の特徴

一般名	ナテグリニド	ミチグリニド	レパグリニド
商品名	スターシス・ファスティック	グルファスト	シュアポスト
血中半減期	1.2 時間	1.2 時間	0.8 時間
作用時間	3 時間	2～3 時間	5 時間
代謝	肝臓	肝臓	肝臓
腎排泄	30～40%	93%	10% 以下
常用量	90 mg × 3 回	10 mg × 3 回	0.25～0.5 mg × 3 回
食前内服	10 分以内	5 分以内	10 分以内
低血糖出現率	0.1～5% 未満	5.8%	15.1%
肝機能障害出現率	0.56%	1～2%	0.4%

（文献 1～3 より引用改変）

は阻害されないと考えられている．肝臓で代謝されるため，肝機能障害がみられることがあり（表1），内服開始後の生化学検査は必須と考える．

文献

1) スターシス錠インタビューフォーム，2014 年 4 月（改訂第 22 版）．
2) グルファスト錠インタビューフォーム，2013 年 9 月（改訂第 8 版）．
3) シュアポスト錠インタビューフォーム，2014 年 12 月（改訂 6 版）．

（井上雅寛）

Q71 速効型インスリン分泌促進薬間に違いはあるのか教えてください．

ナテグリニド，ミチグリニド，レパグリニドの順に血糖降下作用が強いと考えられています．レパグリニドは腎臓からの排泄が少なく（表1），透析患者にも慎重投与ができます．ミチグリニドにはボグリボースとの合剤があり有用です．適応症の違いがあます．

● 3剤の特徴と使い方

　レパグリニドは食後血糖降下作用が強力と考えられている．レパグリニドはスルホニル尿素（SU）受容体のベンズアミド結合部位に結合し，ナテグリニドとミチグリニドはSU受容体のスルホニルウレア結合部位に結合する（図1）．ベンズアミド結合するのはグリベンクラミドやグリメピリドで強力な作用を有する薬剤と同じである．さらに作用時間が4～6時間で，他のグリニドより長いことやグルカゴン分泌しないことが影響しているらしい[1]．また，胆汁排泄が主体で腎臓負担が少なく，透析患者にも慎重投与できる．ナテグリニドは透析患者や重篤な腎障害患者には投与禁忌である．ナテグリニドがGLP-1分泌を促進することが報告されている[2]．ミチグリニド10 mgには，ボグリボース0.2 mgの合剤（グルベス®）

表1 グリニド製剤の相違点

一般名	ナテグリニド	ミチグリニド	レパグリニド
商品名	スターシス・ファスティック	グルファスト	シュアポスト
血糖降下作用	弱	中	強
高齢者65歳以上	低用量 1回60 mgから開始	低用量 1回5 mgから開始	低用量 1回0.25 mgから開始
肝機能障害のある患者	低用量 1回30 mgから開始	低用量 1回5 mgから開始	低用量 1回0.125 mgから開始
腎機能障害のある患者	重篤な腎機能障害,透析は禁忌 上記以外低用量 30 mgから開始	低用量 1回5 mgから開始	透析中でも可能 低用量 1回0.125 mgから開始
グルカゴン分泌[1]	促進	不明	促進せず
GLP-1分泌[2]	促進	不明	不明

(文献1～3より引用改変)

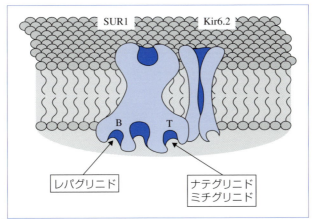

図1 各グリニド製剤の膵β細胞 K_{ATP} チャンネルの結合部位

表2 併用可能薬剤(適応症上)

一般名	食事・運動療法のみ	TZD薬	BG薬	α-GI	DPP-4阻害薬	インスリン製剤	GLP-1アナログ	SGLT2阻害薬
ナテグリニド	○	○	○	○	−	−	−	−
ミチグリニド	○	○	○	○	○	○	○	○
レパグリニド	○	○	○	○	○	○	○	○

(文献4～6より引用改変)

があり,筆者は肥満例でもインスリンを節約し食後血糖を有効に下げられることを確認している[3].

2015年8月現在 ミチグリニド,レパグリニドは"併用制限なしの適応症：2型糖尿病"を取得している.ナテグリニドに関しては,保険上併用薬剤はチアゾリジン(TZD)薬,ビグアナイド(BG)薬,α-グルコシダーゼ阻害薬(α-GI)との併用のみが認められている(**表2**).

文献

1) Krister B, *et al.*：Selectivity of prandial glucose regulator：nateglinide, but not repaglinide, accelerates exocytosis in rat pancreatic A-cell. *European J of Ph* 1999；**386**：105-111.
2) Kitahara Y, *et al.*：Nateglonide stimulates glucagon-like peptide-1 release by human intestinal L cells via a K（ATP）channel-independent mechanism. *Biol Pharm Bull* 2011；**34**：671-676.
3) Inoue M：Tighter control of postprandial hyperglycemia with mitiglinide/voglibose fixed-dose combination in Japanese patients with type 2 diabetes mellitus. Expert Opin. *Pharmacother* 2012；**13**：2257-2268.
4) スターシス錠インタビューフォーム，2014年4月（改訂第22版）．
5) グルファスト錠インタビューフォーム，2013年9月（改訂第8版）．
6) シュアポスト錠インタビューフォーム，2014年12月（改訂6版）．

〈井上雅寛〉

Chapter X

配合薬を活用する

Q72 配合薬の種類を教えてください．

わが国では，経口血糖降下薬の配合薬として，メタクト®配合錠（TZD薬＋BG薬），ソニアス®配合錠（TZD薬＋SU薬），リオベル®配合錠（TZD薬＋DPP-4阻害薬），エクメット®配合錠（DPP-4阻害薬＋BG薬），グルベス®配合錠（速効型インスリン分泌促進薬＋α-GI）の5種類の配合薬を処方できます．

●経口血糖降下薬選択の基本

2型糖尿病の治療は，良好な血糖コントロールによって合併症の出現を予防することが目的で，患者自身が治療の目的と病態を十分理解する必要がある．医療提供者はその指導を行い，食事，運動療法による生活習慣の改善と，肥満がある場合には適正体重を目指す．これらを2〜3か月継続しても血糖コントロールの改善がみられない場合，薬物療法を追加する．薬物療法の中でも，経口血糖降下薬の選択には，個々の患者の病歴（罹病期間，合併症の状態，治療歴など），現在の血糖コントロール状況，既往歴，家族歴，内因性インスリン分泌能，インスリン注射の絶対適応の有無，肥満の有無，高血圧の有無，脂質異常の有無，患者の背景，基礎病態を考慮して，個々にふさわしい薬剤を選択する．

経口血糖降下薬は，1種類の薬剤を少量から開始し，空腹時血糖値やグリコヘモグロビンなど血糖コントロールの状態をみながら調節する．単剤の経口血糖降下薬では良好な血糖コントロール（目標HbA1c値7.0%以下）が得られない場合や，開始当初は良好な血糖コントロールが得られても，経過中に再び血糖コントロールが悪化してくる症例も経験される．このような場合に，作用部位や作用機序の異なる薬剤の併用が行われる．この治療の流れで，薬剤併用の利便性を図った配合薬が使用されるので，配合薬は第一選択とはならない．

●配合薬の種類と使い方

経口血糖降下薬は，作用機序別に，①インスリン抵抗性改善系，②インスリン分泌促進系，③食後高血糖改善系，④糖吸収・排泄調節系の大きく4つに分類される．これらの組み合わせによる配合薬が，現在5種類ある．

異なる作用機序の薬剤を配合させたものとして，ⅰ)インスリン抵抗性改善剤のチアゾリジン（TZD）薬（ピオグリタゾン）＋インスリン分泌促進薬のスルホニル尿素（SU）薬（グリメピリド）であるソニアス配合錠，ⅱ)インスリン抵抗性改善剤のTZD薬（ピオグリタゾン）＋インスリン分泌促進薬のdipeptidyl peptidase（DPP）-4阻害薬（アログリプチン）であるリオベル配合錠，ⅲ)インスリン分泌促進薬かつ食後高血糖改善薬の速効型インスリン分泌促進薬（ミチグリニド）＋食後高血糖改善薬かつ糖吸収・排泄調節薬のαグルコシダーゼ阻害薬（ボグリボース）であるグルベス配合錠，ⅳ)インスリン抵抗性改善剤のビグアナイド（BG）薬（メトホルミン）＋インスリン分泌促進薬のDPP-4阻害薬（ビルダグリプチン）であるエクメット配合錠の4剤がある．また，作用部位の異なるインスリン抵抗性改善薬を配合させたものとして，ⅴ)TZD薬（ピオグリタゾン）＋BG薬（メトホルミン）であるメタクト配合錠がある（図1）[1]．

メタクト配合錠，ソニアス配合錠，リオベル配合錠，エクメット配合錠については，異なる薬剤含有量の組成から各々2剤型ずつが処方可能である．

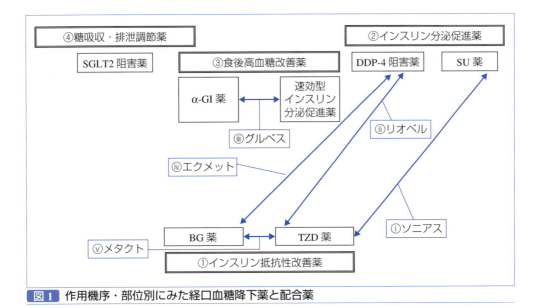

図1 作用機序・部位別にみた経口血糖降下薬と配合薬

文献

1) 河合俊英：他剤併用のメリット―ビグアナイド剤（合剤も含めて）―．糖尿病の最新治療 2011；**2**：176-180．

（河合俊英・伊藤　裕）

Q73 配合薬を使用するメリットとデメリットを教えてください．

A 配合薬を使用することのメリットは，内服錠数を減らすことで服薬のアドヒアランスが向上すること[1]，作用機序・部位が異なる薬剤によって相加的な血糖改善が期待されること，薬価の低減を図ることができることなどです．一方，配合薬を使用することのデメリットは，個々の薬剤量の調節が困難であることのほか，副作用の発生時に原因がわかりにくいことなどです．

●アドヒアランスの向上と適正価格

経口糖尿病薬の配合薬は，内服する錠剤数と内服回数が減ることで，患者が服薬を忘れたり，服薬を誤って重複する可能性が減る[2]．実地面では，予想しえない高血糖・低血糖をきたす頻度を減らし，良好な血糖コントロールが得られる可能性が高くなる．また，服薬アドヒアランスの向上は，作用機序の異なる点での効果が継続し，相加的な血糖改善が期待できる．

さらなるメリットとして，配合薬は，1剤ごとに処方する場合の値段よりも安価な設定であることがあげられる．たとえば，単剤ごとの薬価では，ピオグリタゾン（30 mg）は137.5円，グリメピリド（3 mg）は43.4円で，両剤をあわせると180.9円であるが，同量の配合剤であるソニアス®HDは138.5円で，約23％の低減となる（**表1，2**）．

表1 糖尿病配合薬の価格

商品名	成分・含有量	成分・含有量	価格(円)
メタクト HD	ピオグリタゾン 30 mg	メトホルミン 500 mg	138.0
メタクト LD	ピオグリタゾン 15 mg	メトホルミン 500 mg	74.0
ソニアス HD	ピオグリタゾン 30 mg	グリメピリド 3 mg	138.5
ソニアス LD	ピオグリタゾン 15 mg	グリメピリド 1 mg	74.3
リオベル HD	ピオグリタゾン 30 mg	アログリプチン 25 mg	270.5
リオベル LD	ピオグリタゾン 15 mg	アログリプチン 25 mg	219.4
エクメット HD	ビルダグリプチン 50 mg	メトホルミン 500 mg	87.7
エクメット LD	ビルダグリプチン 50 mg	メトホルミン 250 mg	87.7
グルベス	ミチグリニド 10 mg	ボグリボース 0.2 mg	55.1

注：2016年2月時点

表2 糖尿病配合薬の各成分・含有量の価格

商品名	成分・含有量	価格(円)
アクトス	ピオグリタゾン 30 mg	137.5
アクトス	ピオグリタゾン 15 mg	73.8
メトグルコ	メトホルミン 500 mg	19.0
メトグルコ	メトホルミン 250 mg	10.2
アマリール	グリメピリド 3 mg	43.4
アマリール	グリメピリド 1 mg	18.6
ネシーナ	アログリプチン 25 mg	186.9
エクア	ビルダグリプチン 50 mg	87.7
グルファスト	ミチグリニド 10 mg	54.5
ベイスン	ボグリボース 0.2 mg	38.2

注：薬品価格は，ジェネリックではないオリジナル製品(2016年2月時点).
アクトス，アマリール，ベイスンにはOD(口腔内崩壊錠)がある.

●用量調節が困難

一方で，配合薬に含まれる薬剤用量の固定化は，良好な血糖コントロールが得られている場合にはこれを継続することが望まれるが，コントロールが不安定となった場合に，用量調節が困難となり，デメリットとなる．たとえばソニアス®LD(ピオグリタゾン 15 mg/グリメピリド 1 mg)を内服している患者が低血糖を繰り返し，インスリン分泌作用の強いSU成分のみを減量したいと考えても，配合薬ではこれができない．また，副作用が生じた場合に，原因となる成分の同定や，配合薬に含まれる成分に気づかず同じ成分の薬を重複して内服してしまう可能性があること，さらには単剤ではOD錠(口腔内崩壊錠)として普及し利便性が図られているもので，OD錠でなくなることによるデメリットも考えられる．

文献

1) Bangalore S, et al.：Fixed-dose combinations improve medication compliance：a meta-analysis. *Am J Med*. 2007；**120**：713-719.
2) Coleman Cl, et al.：Dosing frequency and medication adherence in chronic disease. *J Manag Care Pharm*. 2012；**18**：527-539.

（河合俊英・伊藤　裕）

Chapter XI
インスリン製剤を活用する

Chapter XI インスリン製剤を活用する

Q74 インスリン製剤のエビデンスを教えてください．

A インスリン治療において，その導入は経口血糖降下薬に1日1回の持効型インスリン製剤の補充が簡便かつ安全性が高く推奨されます．しかし，血糖コントロール目標が達成できない場合は，細小血管症の発症・進展阻止が明らかにされている強化インスリン療法への移行が必要となります．

●インスリン治療の導入

インスリン治療のレジメンは，①持効型インスリン製剤による基礎インスリン補充療法，②超速効型インスリン製剤の頻回インスリン療法，③混合型インスリンによる1日2回注射療法に大別される．4T研究では，経口血糖降下薬で十分な血糖コントロールが得られない症例に対して，この3つのレジメンを比較している．その結果，基礎インスリン補充療法が最も体重増加が小さく，かつ低血糖が低頻度であった（図1）[1]．また，ORIGIN試験では，境界型耐糖能異常者から軽症糖尿病に対する基礎インスリン補充療法は，心血管イベントの発症リスクも高めることなく，境界型耐糖能異常者から糖尿病への発症リスクを軽減することが示された[2]．したがって，安全性の面から基礎インスリン補充療法は優れていることが明らかにされている．しかし4T研究では，基礎インスリン補充療法はHbA1cの低下度が最も小さかったため，インスリン導入としては優れているものの，強化インスリン療法へ治療強化が必要な治療法であることも明らかとなった．

●強化インスリン治療と合併症予防のエビデンス

1型糖尿病に対するDCCT研究では，基礎と追加インスリン補充によるインスリン頻回法

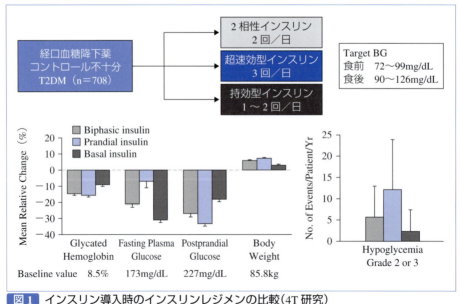

図1 インスリン導入時のインスリンレジメンの比較（4T研究）

（文献1より引用）

または continuous subcutaneous insulin infusion（CSII）に，血糖自己測定（SMBG）および患者教育を行う強化インスリン療法を実施すると，糖尿病網膜症，腎症，神経障害いずれも発症および進展の予防が可能となった．特に HbA1c が正常に近ければ近いほど糖尿病網膜症の発症・進展は抑制された．DCCT 介入後の長期観察研究である DCCT/EDIC 研究においては，9 年間にわたる強化インスリン療法の効果が，介入終了後 HbA1c が同等であるにもかかわらず，18 年にわたり長期間継続した．特に心血管イベントの発症抑制効果は介入開始後 10 年目より認められ，血糖コントロールに差が消失した介入後も持続した．

　2 型糖尿病において，インスリンによる厳格な血糖コントロールが糖尿病細小血管症の発症・進展を抑制するエビデンスを示したのは UKPDS とわが国の Kumamoto Study である．後者では細小血管症を予防する閾値として，HbA1c 6.9% 未満，空腹時血糖値 110 mg/dL 未満，食後 2 時間血糖値 180 mg/dL 未満が示された[3]．10 年間の UKPDS 介入後の観察研究でも，介入後 10 年間は血糖コントロールが同等であったにもかかわらず，細小血管症の発症予防効果は維持された．一方，強化治療の大血管症や死亡率に対する効果は個々の試験では明らかにならなかったが，UKPDS を含むメタ解析では，良好な血糖コントロールにより大血管症（心血管死，非致死的脳血管障害，非致死的心筋梗塞）の抑制効果が示された[3]．したがって，強化インスリン療法による良好な血糖コントロールは大血管症の発症・進展抑制に有効であると考えられる．しかし現在までのところ，総死亡率への強化インスリン治療の有効性は示されていない．

文献

1) Holman RR, et al.：Addition of biphasic, prandial, or basal insulin to oral therapy in type 2 diabetes. *N Engl J Med* 2007；**357**：1716-1730.
2) The Origin Trial Investigators：Basal insulin and cardiovascular and other outcomes in dysglycemia. *N Engl J Med* 2012；**367**：319-328.
3) Turnbull FM, et al.：Intensive glucose control and macrovascular outcomes in type 2 diabetes. *Diabetologia* 2009；**52**：2288-2298.

〈松久宗英〉

 超速効型インスリン製剤の有効活用を教えてください．

 超速効型インスリン製剤は，追加分泌インスリンの補充として食後血糖を改善させます．

● 超速効型インスリンの種類と特徴

　超速効型インスリン製剤には，インスリンリスプロ，アスパルト，グルリジンの 3 剤があり，いずれもヒトインスリンのアミノ酸配列を変えたインスリンアナログ製剤である．従来の速効型ヒトインスリン製剤は，作用発現時間が 30 分〜1 時間，効果のピークが 1〜3 時間，血糖降下作用が 5〜8 時間であったが，超速効型インスリン製剤は皮下注射後 10〜20 分で作用が発現し，30 分〜1.5 時間でその効果はピークとなり，3〜5 時間は血糖降下作用が持続する．このように超速効型インスリンの速やかな作用動態は，より生理的なインスリン追加分泌を再現し，食後高血糖の改善が期待できる．さらに，食前や夜間の低血糖の頻度

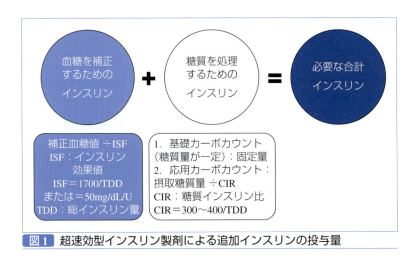

図1 超速効型インスリン製剤による追加インスリンの投与量

が低下し，患者のQOL向上に有効である．また，速効型インスリン製剤が食事30分前の皮下注射が必要とされるのに対し，超速効型インスリン製剤は食直前の皮下注射で対応できるため，この点からも患者のQOLの改善に大きく寄与する．一方，その速やかな作用と作用持続の消失はインスリンポンプによるcontinuous subcutaneous insulin infusion（CSII）での有用性も高く，速効型ヒトインスリン製剤と同等以上の有効性が報告されている．

超速効型インスリンの3製剤には，作用発現までの時間と持続時間に若干の差がある．アスパルトが最も緩やかに作用が発現し，リスプロ，アスパルトの順で作用が早くなるとされる．肥満症例などインスリン吸収が遅延する場合は，少しでも作用の早い超速効型インスリン製剤が適することになるが，実臨床の場では，必ずしもこの差を考慮して製剤を選択すべき違いはないと考える．

●超速効型インスリンの調節方法

超速効型インスリン製剤が追加インスリンとして，食後高血糖の抑制をめざした積極的な治療を達成するためには，内因性基礎インスリン分泌が十分に残存するか，持効型インスリン製剤が適切に補充されていることが前提条件である．この条件下では，摂取糖質量が食後高血糖を規定する最大因子となるため，2型糖尿病患者では糖質量を一定化すること（基礎カーボカウント）が，また1型糖尿病では糖質量に応じた超速効型インスリン製剤の調整（応用カーボカウント）を行うことが重要となる．応用カーボカウントにおける超速効型インスリン量の算出は，1単位のインスリンが処理できる糖質量であるカーボインスリン比（CIR）から求める（図1）．CIRは，総インスリン量（TDD）から算出でき，CIR＝300〜400/TDD（g/U）となる[1]．

強化インスリン療法において，食直前の超速効型インスリンの投与量は，摂取糖質量とともに，その時点の血糖値に応じた補正を行うことでさらに厳格な血糖コントロールが実現する．この場合，1単位の超速効型インスリンが低下させることができる血糖幅であるインスリン効果値（ISF）を用いて補正する．日本人1型糖尿病患者では，ISFは1,700/TDDで算出でき，2型糖尿病患者では50 mg/dLから開始し適切に調整する．

●超速効型インスリンで注意を要する場合

最近，1型糖尿病治療において，持続血糖モニター（CGM）を搭載したインスリンポンプ（sensor augmented pump：SAP）が臨床応用された．この血糖変動の可視化は，現在の超速効

型インスリンでも食後高血糖の抑制が不十分であることを経験する．このような場合，食後高血糖を抑制するためには，食事15分前の投与が推奨されている[2]．さらに，米国食品医薬品局(FDA)で承認された吸入インスリンや，より作用発現が早い超速効型インスリン製剤やインスリン吸収促進薬の開発が進められている．

　また，一部の症例では食後血糖上昇よりも血糖降下作用が早く発揮され，食後に低血糖をきたす場合がある．進行した自律神経障害により消化管運動障害を有する症例や，BMI低値の高齢者の症例[3]で注意が必要である．このような症例では，超速効型インスリンの食後注射，あるいは速効型インスリンを食直前に注射することで対応できる．また，1型糖尿病の場合は，CSIIに変更し，ある一定時間をかけてボーラスインスリンを皮下注入するスクエアボーラスで対応することができる．

文献

1) Kuroda A, et al.：Carbohydrate-to-insulin ratio is estimated from 300-400 divided by total daily insulin dose in type 1 diabetes patients who use the insulin pump. *Diabetes Technol Ther* 2012：**14**：1077-1080.
2) Kaufmann RF：Insulin Pumps and Continuous Glucose Monitoring：A User's Guide to Effective Diabetes Management. American Diabetes Association 2012.
3) Kuroda A, et al.：Regular insulin, rather than rapid-acting insulin is a suitable choice for premeal bolus insulin in lean patients with type 2 diabetes mellitus. *Journal of Diabetes Investigation* 2013：**4**：78-81.

（松久宗英）

76 持効型インスリン製剤が効果的な患者像を教えてください．

 経口糖尿病治療薬を使っていても血糖コントロールが不十分で，特に空腹時血糖値がやや高めの患者に，インスリン治療導入時に使用するインスリン製剤として有効です．

●空腹時血糖の改善

　空腹時血糖(FPG)値が100 mg/dLを超えると末梢組織でのインスリン抵抗性が生じ，筋肉，脂肪細胞での糖利用障害がみられる．140 mg/dLを超えると乳酸，ピルビン酸，アラニン，グリセロールなど非炭水化物性基質から肝糖産生の亢進が指摘されている．摂食後の肝糖取り込み率は健常人で約30％あるが，FPGが100 mg/dLを超えると著しく低下する(図1)[1]．

　したがって，2型糖尿病の血糖コントロール改善には，まずFPGを正常値まで下げることが重要であり，早朝空腹時高血糖が認められる場合には積極的に基礎インスリンを補充する必要がある[1]．

　FPGが正常化すると，膵β細胞から分泌されて門脈から肝臓に到達した内因性インスリンによる肝での糖取り込み増加や糖放出抑制が促進する（糖毒性解除による肝臓におけるインスリン抵抗性改善）[2]．つまり，FPGの低下分がだるま落とし的に食後血糖値を低下させるのみでなく，それ以上の食後血糖値の改善をもたらすことが期待されるのである．

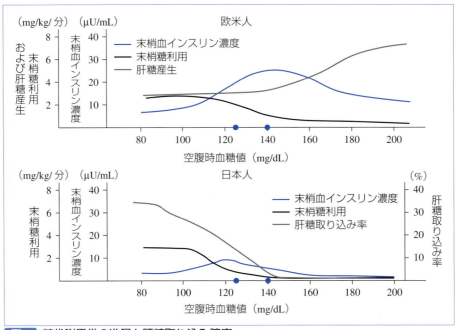

図1 糖代謝異常の進展と肝糖取り込み障害

糖代謝異常は，肝臓での糖取り込み障害を原因とした食後過血糖から始まる．
空腹時血糖値が100 mg/dLを超えると末梢組織でのインスリン抵抗性が生じ，末梢血インスリン濃度の上昇がみられ，140 mg/dLを超えると肝糖産生が亢進する．

●BOT

　専門医でなくても誰もがより簡単に外来でインスリン治療を開始できる．そのハードルを下げてくれるインスリン療法の入り口ともいえるのがBOT（basal supported oral therapy）である．多くは基礎インスリンとして持効型インスリン製剤が使用される．これまでのBOTの普及には以下の長所があげられる．

① 1日1回の注射をこれまで行ってきた経口糖尿病治療薬に上乗せするので，経口糖尿病治療薬をやめることで導入後に起こりうるコントロール悪化の心配がない．

② 1日1回の持効型インスリン製剤の皮下注射は，毎日定時に行えば患者の生活に合わせてその時間を選択できる．

③低血糖や体重増加が少ない．

④インスリン投与量は空腹時血糖値を指標に簡便に調整できる．

　BOTはそのコンプライアンスの高さから"1回注射のわりに"血糖コントロールの改善効果は高い．しかしFPGの上昇はみられず，食後高血糖だけが著しいような患者に対して，効果は期待できないと考えられる．

　またHbA1c 7.0%未満の達成率といった数字に目を向けると，必ずしも両手離しに優れた方法というわけにはいかない．BOTで血糖コントロール不十分であれば，超速効型インスリン製剤を朝食前か夕食前に1回上乗せするBasal Plus，そして朝食前と夕食前に2回上乗せするB2B（basal 2 bolus），さらに強化インスリン療法へとstep-upする必要がある．

　FPGを110 mg/dL未満にきっちり下げるよう十分な持効型インスリン製剤を補充した後に超速効型インスリン製剤を上乗せすることで，超速効型の効果を最大限に引き出すことがで

きるものと考えられる．その意味でBOTは簡単なインスリン導入法であるばかりでなく，これから行うインスリン治療における基礎インスリン量を決定するためのきわめて重要なステップであることを忘れてはならない．

文献

1) 石田俊彦，他：糖代謝異常のインスリン製剤による修正．*Pharma Medica* 2001；**19**：19-26.
2) 石田俊彦，他：肝臓における糖の流れ．*Diabetes Frontier* 2007；**18**：491-498.

（大工原裕之）

Q77 インスリン自己注射指導と血糖自己測定指導のコツを教えてください．

A 患者の十分な理解と同意を得て，具体的かつ現実的な指導を繰り返し行うことが重要です．

●インスリン自己注射指導

糖尿病患者にとってインスリン自己注射の開始は治療と日常生活の大きな転機となる．患者自身になぜインスリン自己注射が必要なのかという十分な理解がない，もしくは治療に対する拒否や抵抗があるようなケースではインスリン自己注射の打ち忘れや中断率が高まるため，最初にインスリン自己注射の医学的必要性を含めた十分な説明とそれに対する患者の確かな理解と同意が必要である．

手技の説明は，一般的な操作手順だけを話すのではなく，個々の患者の理解力や身体機能を考慮しながら行う．すなわち，一連の操作の流れの中で何がどこまでできて，何が覚えられない，もしくはできないのか，一つひとつ確認しながら指導することが重要である．高齢者，視力障害者，身体障害者などにはペン型ではなくイノレットタイプのインスリンを勧めたり，補助具や単位の表示数字が見えやすいように拡大鏡を勧める場合もある（**表1**）．

また，指導者の前ではできた手技を帰宅すると忘れてしまう患者がいるが，そのような場合は不明な点があればいつでも相談できるように病院の連絡先を伝えたり，手技確認のために定期的に来院するよう指示することが必要である．

表1 インスリン自己注射指導とSMBG指導のコツ

1. インスリン療法の必要性に対する患者の理解と受け入れ度を確認する．
2. インスリン療法に対する拒否や抵抗がある場合はその理由を明確化し，十分に話し合う．
3. 注射手技説明は何ができて，何ができないのかを，一つずつ確認しながら．
4. 帰宅後も問い合わせができるように病院の連絡先を伝える．
5. 血糖自己測定は具体的かつ現実的な回数とタイミングを指導する．
6. 得られた結果をどのように血糖コントロール改善に活かせるかにも言及．
7. 必ずしも血糖自己測定はインスリン自己注射開始時に始めなくてもよい．
8. インスリン自己注射指導も血糖自己測定指導も継続的に行うことが重要．

●血糖自己測定（SMBG）指導

　SMBGもまた多くの患者にとって苦痛でわずらわしい心身の負担となる．なぜSMBGが必要なのか，血糖を測って記録することでどのように血糖コントロールの改善に活かせるか（結果の解釈とそれによる気づき）を十分説明する必要がある．患者自身が納得してSMBGを開始しないと，測定が中断されてしまったり，結果の振り返りもなくただ漫然と測定されることになりかねない．患者の理解と同意が得られたら，まず一連の操作手順を見せる，もしくは実際に患者に操作してもらいながら説明する方法で手技を指導する．1日何回，どのタイミングで測定するのかは，個々の患者のライフスタイルや家族が測定する場合はその家族の事情なども考慮し，具体的かつ現実的な測定回数や時間帯を指示する．SMBG指導はインスリン自己注射開始時に同時に指導することが多いが，患者が混乱しないように，まずはインスリン自己注射が安全かつ確実に行えるよう注射に専念してもらうために，あえてSMBG指導は行わず，後日様子をみて開始する場合もある．

●導入後の手技確認

　インスリン自己注射指導もSMBG指導も導入時の指導だけでなく，患者の手技確認のために導入後の定期的，継続的な指導を行うことが望ましい．初期には遵守していた手順を次第に忘れてしまう場合もあるし，いつのまにか自己流の手順になってしまうことも少なくない．病態的に説明できない血糖コントロール悪化の原因が誤ったインスリン自己注射手技であったことも実臨床でしばしば経験されることである．

（岸本美也子）

78 インスリン自己注射に対する患者心理と拒否する患者への対処法を教えてください．

 患者がインスリン自己注射を拒否する理由を理解・共感し，それに対する解決法を提示することによって患者の理解と同意を得るようにするとよいでしょう．

●患者の心理的負担

　インスリン自己注射に対して不安や抵抗といった心理的障壁を感じている患者は非常に多い．2004年から2005年にかけて行われた糖尿病患者の心理的・社会的問題を調査したDAWN JAPAN study[1]によると，インスリン未使用の患者の約9割が「インスリン療法に抵抗がある」と回答している．DAWN JAPAN studyにおいては表1の項目が「インスリン治療について」というタイトルのチェックシート[2]にあげられ，それぞれの項がどの程度自分の今の気持ちに当てはまるかが問われたが，そのチェックシートおよびProblem Areas in Diabetes Survey（PAID）を使用したインスリン治療中の2型糖尿病患者対象の調査によると，患者は「インスリンを打つことは糖尿病が悪くなっていることだ」と思っており（治療の最終手段），「インスリン自己注射は面倒」，「怖い」，「一生ずっと打つのが嫌だ」，「インスリン治療で生活が制限され，活動範囲が狭まる」，「低血糖が怖い」，「人前で打つのがはずかしい」，「友達付き合いがしにくくなる」等を心理的負担として感じていることが明らかとなった[2]．またこのような否定的感情に加えてインスリン自己注射開始に伴う経済的負担も患者の受け入れ

表1 インスリン注射における患者心理

1. 自己注射は痛い．
2. 自己注射は面倒．
3. 自己注射は怖い．
4. 注入器の操作手順が難しそう．
5. 一生ずっと打つのが嫌だ．
6. インスリンを打つと自分の膵臓が働かなくなる恐れがあると思う．
7. インスリン治療をする理由がわからない．
8. 生活が制限され，活動範囲が狭まる．
9. 低血糖が怖い．
10. 他人に知られるのは嫌だ．
11. 人前で打つのははずかしい．
12. 友達付き合いがしにくくなる．
13. インスリンを打つことは糖尿病が悪くなっていることだと思う．
14. インスリンを打つことは，今までやるべきことをちゃんとしてこなかったからだと思う．

（文献2より引用改変）

を妨げる要因と考えられる．

● 医療従事者のサポート

　これら負の感情の中にはインスリン療法に対する知識不足ゆえの偏見や誤解，漠然とした不安や恐怖が根底にあると考えられるものがある．医療従事者はまず，インスリン療法に対する患者の思いを聞き出し，何がインスリン自己注射に対する心理的障壁となっているのかを患者とともに一つひとつ明確化していくことが重要である．そのうえで，偏見や誤解があれば是正し，血糖コントロールの改善やそれによってもたらされる合併症進展抑止など，インスリン療法の効果と肯定的情報を提供する．また注射による痛みや怖さに対しては実際に患者に自己注射を体験してもらい，恐怖の緩和につとめることもできるであろうし，社会生活の制限を心配する患者には，日常生活の中に上手に工夫して注射をとりこんでいる他の患者の例を示したり，実際に他患者の話を聴く機会を提供することが有効な場合もある．いずれにせよ医療従事者は患者のインスリン自己注射に対する心理と拒否する原因を理解・共感し，その解決案を提示し，患者自身が納得，安心してインスリン自己注射ができるようサポートする必要がある．

文献

1) DAWN™（Diabetes Attitudes. Wishes and Needs）．
   http://www.novonordisk.co.jp/documents/article_page/document/changingdiabetes_dawn.asp
2) 田中正巳，他：DAWN JAPAN study　チェックシートとPAIDを用いた引水リン治療中の2型糖尿病患者心理の検討．プラクティス　2013；**30**：649-655．

（岸本美也子）

Chapter XI　インスリン製剤を活用する

　インスリン導入時の投与方法と投与量，その後の調整法を教えてください．

インスリン導入が必要な場合は，①2型糖尿病で経口薬を使用しているがコントロール悪化のために導入する場合と，②入院して経口薬を中止して強化療法を開始する場合と思われ，これらについてお答えします．

●経口薬使用の2型糖尿病にインスリンを導入する場合

1）この方法の特徴

　導入が簡単で，患者の心理的，技術的負担が少なく可能であり，導入後のコントロールも良好で副作用も少ない．

2）具体的方法

　従来の経口薬はそのまま維持して，持効型インスリンを2～3単位から開始する．就寝前など患者が精神的，時間的に一番安定した時間帯に行うよう指導し，同時に血糖自己測定（SMBG）を教える．以後，1～2単位ずつ早朝空腹時血糖が目標血糖内に入るまで増加していく．もちろん，患者の生活スタイルによっては低血糖が予想外のところで起きる可能性があり，生活スタイル全体を把握すると同時に低血糖症状の有無について医師の側から声をかけ対応する．

3）留意すべき点

　インスリン量は3単位までの少量から開始する．今まで服薬していた経口薬はそのまま維持する．特にスルホニル尿素（SU）薬を減量した場合はインスリン量が非常に増加することがあり，そのままの量を維持することがポイントである．

4）フォローの方法

　その後も不良なコントロール状態であれば，必要に応じて超速効型，中間型インスリンを追加していく．強化療法を一度に行うことが難しければ，夕食後高血糖例では夕食前に超速効型を打ち，昼夕後高血糖例では朝食前に混合型インスリンを追加する．持効型インスリンと同時に注射することで患者負担を減らすことが可能である．

●2型糖尿病で入院して経口薬を中止してインスリンを導入する場合

　入院した場合，持続血糖モニター（CGM）を装着してインスリン量，パターンを検討するというのが当世風であるが，CGMが使用できない場合などでは以下のようにしてインスリン強化療法を導入する．

1）方法

　経口薬中止と同時に3食前に超速効型インスリンを2～3単位から開始する．朝昼夕各々のインスリン量の調節は，次の食前血糖値がインスリン注射時の食前血糖と比べ同等ならそのまま，下降していれば減量，上昇なら増量する（図1）．増量する量は1～2単位ずつ変化させる．持効型インスリンは超速効型の調整が終了した時点で朝食前血糖値が夕食後3.5時間以降の就寝前血糖値より上がっていれば2～3単位から追加する．増量は1～2単位ずつとする．インスリン量の決定は日差もあるため4日以上のデータを見て決めていく．このとき血糖値を時間帯ごとに見ていくよりも，時間帯ごとの血糖較差に注目し，各時点のインスリンの効き方を判定する．空腹時血糖値がその時点での平均値よりも50 mg/dL以上違う場

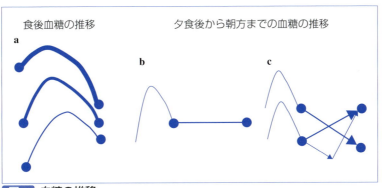

図 1　血糖の推移
a：食事用インスリン量とは食事による血糖上昇を元の血糖値まで戻すために必要なインスリン量．太線はインスリン過量　細線は不十分量，中太線は適切な量を示す．●は測定血糖．
b：就寝前と早朝の血糖値が同じなら持効型インスリン量は妥当と考える．
c：Somogy 効果による早朝朝食前高血糖の判定の方法．Somogy 効果があれば就寝前血糖が高いときに朝食前血糖は低下し，就寝前血糖が低いときには逆に朝食前血糖は高くなり，図のような交叉現象がみられる．インスリンを減量すると朝の血糖は下がる．

合が頻回に生じている際は食事，運動，ストレスなどの生活上の問題を検討する．特に炭水化物量を各食事ごとに一定にする．

2）留意点

ここでのポイントは基礎インスリンを十分使用すれば，体重増加，低血糖が少なくなる[1]ということである．適切な基礎インスリン量は 1 日の総インスリン量の 40〜45% を目安とするとよい．

● その他の方法

なお，混合型インスリンでの導入は容量決定が難しく，強化療法のインスリンパターンから混合型へ移行する方が安全かつ早い．

文献

1) Holman RR, *et al.*：Three-year efficacy of complex insulin regimens in type2 diabetes. *N Engl J Med* 2009；**361**：1801-1803.

（益子　茂）

CSII のフル活用を教えてください．

A 一般にポンプ導入といえばすぐ入院して変えようということになるが，外来でも可能な導入方法をベースに必要に応じて入院を考える．

● 簡単で患者負担が少ない導入方法

①インスリン強化療法に切り替える．このとき持効型としてグラルギンを使用する．切り替え後に continuous subcutaneous insulin infusion（CSII）の基礎注入量との重複が少ないためで

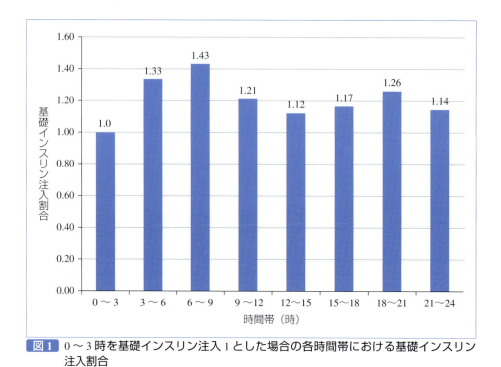

図1 0〜3時を基礎インスリン注入1とした場合の各時間帯における基礎インスリン注入割合

(文献1より引用改変)

ある．②強化療法下の外来でインスリンと血糖の生理学を3〜6か月かけて指導する．③ポンプのソフト入力を説明し，1週間の宿題で毎日違う注入パターンを入力させる．④ソフトに習熟したらポンプに生理食塩水入りのリザーバーと注入チューブを装着する説明を行い，再び1週間生理食塩水をリザーバーに入れて毎日違うインスリンメニューで2〜3日おきにチューブとリザーバー交換を行わせる．説明はポンプ斡旋会社が行ってくれる．習熟不十分な場合は週単位で練習期間を延ばす．⑤次に生理食塩水の代わりにインスリンを入れて開始となる．ポンプの装着は夜でもよいが，インスリン注入は朝から開始し，当日の朝から強化療法は中止にする．朝からCSIIを始めると夜間血糖が安定しやすい．

● 血糖，インスリンの生理学

各々のインスリン量が適切かを血糖値から判断する方法を指導する．各栄養素により血糖上昇は異なり，主に炭水化物量に比例して血糖上昇が起きる．蛋白はカロリーの60%が，脂質は10%が糖質に変換される．また，脂質は胃排出時間を停滞させ，同時に摂った炭水化物による食後血糖上昇を抑制する．食物繊維は食後血糖を抑制する．インスリンを打つタイミングが食事開始から前になるほど血糖降下作用が強く，遅れるほど効果は弱まる．朝食前高血糖は夜間低血糖のリバウンド(somogy効果)によることもあれば，高血糖が続いていることもある．複数の就寝前と朝食前血糖の血糖較差を観察検討する．また，朝の遅い時間帯の高血糖は，朝やけ現象によることが多く，早朝血糖とは区別する必要がある．

● インスリン注入の特徴

「基礎インスリン注入量」とは空腹時血糖を正常に維持する量であり，夜間，朝やけ現象，日中，夕暮れ現象時で異なる(図1)．「追加インスリン量」は食事による血糖上昇を処理するために必要なインスリン量である．食前と食後4時間血糖が等しいときに適量である．さら

に「調整用インスリン」は食前血糖を目標血糖まで下げるためのインスリン量である．強化療法のスライディングスケールに，ポンプ治療のインスリン感受性にあたる．この2者を合わせると次の食前血糖はほぼ目標血糖値に収束する．

● インスリンメニューの変更

　強化療法からCSII変更時には，追加インスリン量の80〜90%ほどの量をCSIIの追加インスリン量として使用する．基礎注入量はランタスの量と総量を同じくするが，図1の割合に従って0〜3時を1Bとして各時間帯に割り振る．1日量＝29.0Bとなるのでこれがランタスの量と等しく，各時間帯の注入速度が決まる．開始後は追加注入量の適正化に集中する．調整用インスリンも併用する．3〜7日で追加注入量が決まったら，基礎注入量を調整する．就寝前と早朝血糖から夜間基礎注入量を調整する．次に朝やけ現象用の量を3時から6〜7時までの血糖の変化から調整する．日中の量は昼食後4時間以降の血糖値と夕食前血糖値の比較から調整する．カーボカウントを使用する場合は患者ごとに炭水化物量とインスリンの関係を経験的に割り出し，3食ごとの数値を決める．

文献

1) 楠　宣樹，他：日本人1型糖尿病患者の持続インスリン注入における基礎注入プログラムの確立 -CGMと絶食試験の応用．糖尿病 2012；**55**：957-965．

（益子　茂）

Chapter XII
GLP-1受容体作動薬を活用する

Chapter XII　GLP-1受容体作動薬を活用する

GLP-1受容体作動薬の作用機序を教えてください．

 GLP-1受容体作動薬は，内在性GLP-1と同様に，膵β細胞では血糖依存的なインスリン分泌増強作用を促進します．

●血糖依存的にインスリン分泌を促進

　インクレチンであるGIPとGLP-1は，食事中に含まれる栄養素に反応して消化管から分泌され，血糖依存的にインスリン分泌を促進するホルモンの総称である．高血糖状態ではGIP受容体の発現が低下しGIPのインスリン分泌作用が減少する．一方で，GLP-1によるインスリン分泌作用は保持されていたことから，GLP-1が2型糖尿病の治療薬として有用であると考えられた．しかし，内在性GLP-1は分解酵素であるDPP-4により数分以内に分解されるため，DPP-4により分解されにくく生体内で長時間作用するGLP-1受容体作動薬が開発された．GLP-1受容体作動薬は，構造上，ヒトGLP-1誘導体とアメリカ毒トカゲの唾液腺から抽出されたexendin-4誘導体に大別される．さらに，作用時間の違いから長時間作用型と短時間作用型に分類され，膵島機能と胃排泄に対する効果に違いが認められる（図1）．製剤としては現在5種類，リラグルチド（1日1回注射，ヒトGLP-1誘導体），エキセナチド（1日2回注射，exendin-4誘導体），徐放型エキセナチド製剤（週1回注射，exendin-4誘導体），リキシセナチド（1日1回注射，exendin-4誘導体），デュラグルチド（週1回注射，ヒトGLP-1誘導体）が利用可能である．

●インスリン分泌増強作用のメカニズム

　GLP-1受容体作動薬は，内在性GLP-1と同様に，膵β細胞では血糖依存的なインスリン

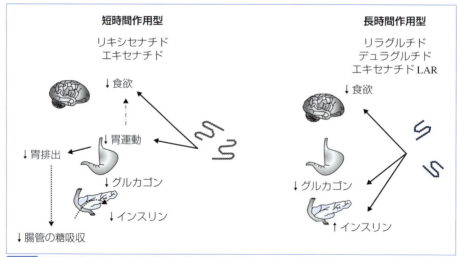

図1　短時間作用型と長時間作用型の効果の違い

以上のデータから，longとshortの作用点の相違についてまとめる．
　long acitngは主に膵臓に作用してインスリン，グルカゴンの分泌不全を是正することで血糖改善作用を発揮する一方，short actingは胃運動に作用して食後の血糖を低下させると考えられる．
　したがって，long acitngは2型糖尿病の病態の根幹を是正する治療といえるのではないだろうか．

（文献1より引用改変）

分泌増強作用を促進する．膵・細胞におけるインスリン分泌経路は主に惹起経路と増幅経路からなり，インスリン分泌に寄与する割合は正常ではそれぞれ約50％である．インクレチンは増幅経路を担うが，GLP-1受容体作動薬もインスリン分泌の増幅経路を促進する．さらに，非肥満2型糖尿病モデルであるGKラット膵島を用いた実験により，糖尿病状態の膵・細胞にedendin-4を投与して細胞内cAMPレベルを上昇させると，グルコースによるATP産生が亢進し膵・細胞の代謝が改善する．この作用は，正常な膵・細胞では認められず，糖尿病状態の膵・細胞にのみ認められることから，GLP-1の作用が増強されることで膵・細胞の代謝が改善しインスリン分泌の回復が認められることを示唆する．一方，膵・細胞では，内因性GLP-1と同様にGLP-1受容体作動薬もグルカゴン分泌を抑制する．インスリン分泌作用とグルカゴン抑制作用の両面から，GLP-1受容体作動薬は，食前および食後血糖を低下させる．また，血糖依存的にインスリン分泌を増強することから，単独投与では低血糖をきたしにくい．

●作用時間による違い

　GLP-1受容体作動薬は，生理学的血中濃度を超え薬理学的血中濃度となることから，胃排泄遅延や食欲抑制作用を示し，体重を減少させ，血糖コントロールの改善を示す．しかし，長時間作用型と短時間作用型ではその効果が異なる．長時間作用型は主にインスリンおよびグルカゴン分泌異常の是正を介するのに対し，短時間作用型は主に胃排出遅延作用を介して血糖改善効果を発揮する．長時間作用型であるリラグルチドのHbA1c改善効果は残存膵・細胞機能に依存する一方，短時間作用型であるリキシセナチドでは残存膵・細胞機能とHbA1c改善効果に明確な関係はなく，膵・細胞機能低下例でも十分に血糖改善作用を発揮しうることが明らかとなっている．また，長時間作用型は短時間作用型に比較して空腹時血糖やHbA1cの改善効果が大きいこと，体重については長時間作用型と短時間作用型で明らかな差異がないことがメタ解析により示されている．当初，短時間作用型は長時間作用型に比較して胃排出遅延作用が強く悪心，嘔吐を含め消化器症状の頻度が高いことから減量効果が大きいと期待されていたが，最近，食欲抑制作用が中枢神経系に発現されるGLP-1受容体を介したものであることが明らかとなり，脳血液関門通過可能であればいずれの作用型によらず食欲効果作用が期待できる．

文献

1) 矢部大介, 他：糖尿病のすべて．インクレチン関連薬の位置づけと適正使用．医学のあゆみ 2015；**252**：591-598.

（原島伸一）

Q82 GLP-1受容体作動薬のエビデンスを教えてください.

A アジア人では，非アジア人と比べてGLP-1受容体作動薬の血糖降下作用において，有用性がより高いことが明らかにされています.

●アジア人の有用性

アジア人では，非アジア人と比べてGLP-1受容体作動薬の血糖降下作用において，有用性がより高いことがメタ解析から明らかにされている(**図1**)[1].

長期効果に関しても，DURATION-1試験では，徐放型エキセナチド製剤の合計5年間の投与により，平均HbA1cレベルは開始時8.1%から5年後には7.0%を維持していることが示されている．また，DURATION-3試験では，徐放型エキセナチド製剤とインスリングラルギンとの有効性が評価された．156週におけるHbA1c低下度は両群間で有意差はなくそれぞれ約1%低下したが，体重はグラルギン群で2kg増加したのに対し，徐放型エキセナチド群では2.5kg低下した．低血糖の発生頻度も徐放型エキセナチド群で有意に低かった.

一方で，GLP-1受容体作動薬はインスリンとの併用療法が可能となってからより広く用いられるようになった．その有用性は，Get-Goal-Asia試験(リキシセナチドとインスリンの併用)で示されている．本試験は，基礎インスリン(SU薬を含む)で血糖コントロールが不良なアジア人2型糖尿病患者を対象とした24週間，プラセボ対照二重盲検試験である．リキシセナチド追加群ではプラセボ追加群に比し，HbA1cレベル，朝食後2時間血糖値ともに有意な低下が示された．一方，体重増加を抑える傾向が示されたものの有意差は認められなかった．また，インスリングラルギンにエキセナチド1日2回投与の追加でも，HbA1c値と体重の低下が示されている．逆に，リラグルチドにインスリンデテミルを追加投与した試験では，デテミル追加群は非追加群と比較して体重増加をきたさず，有意にHbA1c低下をきたすことが示されている.

●多面的効果

GLP-1受容体作動薬は膵・細胞に対するインクレチン作用のみならず，食欲抑制に加え腎

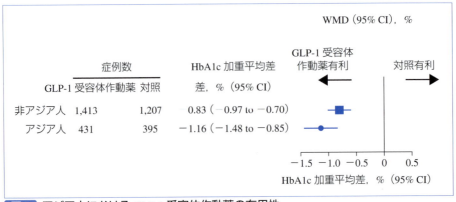

図1 アジア人におけるGLP-1受容体作動薬の有用性

(文献1より引用改変)

保護，心筋保護作用，神経保護作用など多面的な効果が報告されている．また，血圧，脂質，脂肪肝の改善効果も報告されている．そのため，GLP-1 受容体作動薬は，単に血糖コントロールを超えて糖尿病合併症予防を望める抗糖尿病治療薬としても期待されている．現在心血管アウトカムを目的とした大規模臨床研究は，EXSCEL 試験（エキセナチド），ELIXA 試験（リキシセナチド），LEADER 試験（リラグルチド），REWIND 試験（デュラグルチド）が進行している．初のイベント主導型心血管アウトカムのデータとして 2015 年 6 月，第 75 回米国糖尿病学会で ELIXA 試験の結果が発表された．ELIXA 試験は，急性冠症候群発症歴を有する 2 型糖尿病患者を対象とした無作為化二重盲検並行群間比較試験である．心血管イベントの高リスク群である 2 型糖尿病成人 6,000 人以上が登録され，平均観察期間は 2.1 年であった．主要複合エンドポイントは心疾患死，非致死性心筋梗塞，非致死性脳卒中，不安定狭心症による入院とされた．HbA1c レベルは，リキシセナチド群で 0.27% 低かった．主要複合エンドポイントに関して，リキシセナチドはプラセボに対する優越性を示すには至らなかったものの，あらかじめ設定された非劣性が示された．そのほか，心不全，膵炎，膵癌または重度の症候性低血糖症のリスク増加は認められなかった．

安全性に関しては，GLP-1 受容体作動薬では，特に急性膵炎と甲状腺癌との関連性が注意されている．エキセナチドでは，市販後調査で急性膵炎（致死的または非致死的な出血性膵炎，壊死性膵炎を含む）の関連性が示唆された．現時点では，4 つの大規模疫学調査では，エキセナチドと膵炎リスクの情報は関連がないとされている．甲状腺癌は，齧歯類では甲状腺 C 細胞癌（随様癌）との関連性が報告された．一方，甲状腺乳頭癌と甲状腺濾胞性腫瘍との関連性は報告されていない．ヒトでは現時点は甲状腺癌リスクとの関連性は明らかでないが，エキセナチドの甲状腺癌イベントを評価する試験が検討されている．

文献

1) Yabe D, et al.: Why are incretin-based therapies more efficient in East Asians? Perspectives from the pathophysiology of type 2 diabetes and East Asian dietary habits. *European Medical Journal* 2015.

（原島伸一）

Q83 GLP-1 受容体作動薬が効果的な患者像を教えてください．

A DPP-4 阻害薬から GLP-1 受容体作動薬への切り替えは体重を減少させ，血糖を改善します．しかしながら，血糖を改善させる予測因子は明らかではありません．インスリンから GLP-1 受容体作動薬への切り替えでは，治療開始時の HbA1c が低く，膵β細胞機能が保持され，糖尿病罹病期間が短い症例において血糖改善効果を認めます．

● リラグルチド切り替えの有効性

われわれはシタグリプチンを基本とした治療で目標に達しない患者に対する step-up として，ビルダグリプチンあるいはリラグルチドへ切り替えることの有用性を報告した[1]．シタグリプチンからリラグルチド切り替え 3 か月後，BMI 23.8 ± 1.3 → 22.9 ± 1.3，HbA1c 7.6

表1 インクレチン改善薬による血糖改善の予測因子

	ビルダグリプチン		リラグルチド	
	R	P	R	P
体重（kg）	0.047	0.735	0.072	0.603
BMI	0.107	0.438	0.047	0.732
糖尿病罹病期間（年）	−0.479	0.071	−0.275	0.341
空腹時血糖（mg/dL）	−0.374	0.005	−0.098	0.483
HbA1c（%）	−0.339	0.012	−0.075	0.587
総コレステロール（mg/dL）	−0.059	0.677	0.009	0.948
空腹時インスリン（IU/L）	−0.128	0.377	−0.096	0.498
CPR（ng/mL）	−0.113	0.429	−0.136	0.337
QUICKI	0.120	0.416	0.156	0.274
HOMAIR	−0.201	0.161	−0.123	0.391
CPR インデックス	0.059	0.682	−0.094	0.511
HOMA-β	0.065	0.654	−0.035	0.809
エイコサペンタエン酸（mg/mL）	−0.200	0.223	−0.286	0.077
ドコサヘキサエン酸（mg/mL）	−0.428	0.007	0.050	0.764

（文献1より引用改変）

± 0.1 → 6.8 ± 0.1% と各々有意に低下した．そこで，リラグルチドによる HbA1c 改善を予測する因子について検討した（**表1**）．リラグルチドは切り替え時の身体所見・糖尿病罹病期間・血糖状態・インスリン分泌能とは関連することなく血糖を改善させていた[1]．

一方，インスリンからリラグルチドに切り替えた後ろ向き研究において，内因性インスリン分泌能がリラグルチドの有効性を予知していた[2,3]．インスリン療法からリラグルチドに切り替えた際，高血糖によるリラグルチド中断例は，内因性インスリン分泌能が低下している症例であり，グルカゴン負荷試験⊿ CPR 1.34 ng/mL が一つの目安であった[2]．さらに，糖尿病罹病期間が短い，切り替え時の総インスリン量が少ない，切り替え時の空腹時血糖値・HbA1c が低い，CPR インデックス（CPR/ 空腹時血糖値× 100）が高いこともリラグルチドの効果的な予測因子とされている[3]．血糖コントロール不良例では，GLP-1 受容体の down regulation によりインクレチン関連薬の効果が乏しいことが指摘されている[4]．そのため，いったん血糖値をある程度下げてから切り替えを行うことが推奨されている．GLP-1 受容体作動薬は，インスリンからの切り替えに限定すると，治療開始時の HbA1c が低く，膵 β 細胞機能が保持され，糖尿病罹病期間が短い症例に効果的と考えられる．長期有効性に関しては β 細胞機能が関与する可能性もあり今後の検討が待たれる．

文献

1) Takeshita Y, et al.：Establishment of Rationale for Antiaging Diabetic Medicine（ERA-DM）Study Chapter 2 Group. Vildagliptin vs liraglutide as a second-line therapy switched from sitagliptin-based regimens in patients with type 2 diabetes：A randomized, parallel-group study. J Diabetes Investig 2015；**6**：192-200.
2) Usui R, et al.：Retrospective analysis of safety and efficacy of insulin-to-liraglutide switch in Japanese type 2 diabetes：A caution against inappropriate use in patients with reduced β-cell function. J Diabetes Investig 2013；**4**：585-594.
3) Kondo Y, et al.：Defining criteria for the introduction of liraglutide using the glucagon stimulation test in patients with type 2 diabetes. J

Diabetes Investig 2013；**4**：571-575.
4) Xu G, et al.：Downregulation of GLP-1 and GIP receptor expression by hyperglycemia：possible contribution to impaired incretin effects in diabetes. *Diabetes* 2007；**56**：1551-1558.

（竹下有美枝・箕 俊成）

Q84 short acting, long acting GLP-1 受容体作動薬の有効活用を教えてください．

A short acting GLP-1 受容体作動薬は胃内容物排出速度を遅延させ，食後血糖値を低下させる作用が強い一方で，long acting GLP-1 受容体作動薬は空腹時血糖値を強力に低下させます．胃排出能への影響が少なく消化器症状の出現も少ないですが，心拍数上昇に対する留意が必要です．

● short acting と long acting

　short acting と long acting GLP-1 受容体作動薬はいずれも膵・細胞の GLP-1 受容体を刺激してインスリンを分泌促進し，グルカゴンを分泌抑制する．両者の最も大きな違いは消化管運動に対する作用である．short acting GLP-1 受容体作動薬は胃内容排出を遅延させることで食後血糖値を強力に抑制する．一方，long acting GLP-1 受容体作動薬の胃内容排出遅延作用はタキフィラキシーにより短時間で消失してしまう．そのため，short acting GLP-1 受容体作動薬は，long acting GLP-1 受容体作動薬と比較して食後血糖低下効果に優れた特性を持つ（表1）[1, 2]．食後血糖値の改善が強い short acting GLP-1 受容体作動薬は prandial GLP-1 受容体作動薬とも呼ばれている．最近，空腹時血糖を抑制する基礎インスリンと食後血糖を抑制す

  表1　short acting, long acting GLP-1 受容体作動薬の特徴

	short acting	long acting
薬剤	エキセナチド（バイエッタ）	リラグルチド（ビクトーザ）
	リキシセナチド（リキスミア）	エキセナチド（ビデュリオン）
半減期	2〜5時間	12時間〜数日
空腹時血糖値	わずかな低下作用	強い低下作用
食後血糖値	強い低下作用	わずかな低下作用
空腹時インスリン分泌	わずかに促進	強く促進
食後インスリン分泌	低下	わずかに促進
グルカゴン分泌	低下	低下
胃排泄への影響	強い（遅延）	なし
血圧	低下	低下
脈拍	なし〜わずかな上昇（0〜2拍/分）	中等度上昇（2〜5拍/分）
体重減少	1〜5 kg	2〜5 kg
悪心の発現	20〜50%　緩徐に（数週間〜数か月）で減弱	20〜40%　速やか（4〜8週間まで）に減弱

る prandial GLP-1 受容体作動薬を併用した basal supported prandial GLP-1 receptor agonist therapy(BPT)が注目されている．

● 心拍数に注意

　ADA/EASD ポジションステートメント 2015 において，GLP-1 受容体作動薬の disadvantages の欄に心拍数の上昇が追記された．心拍数に対する作用は short acting と long acting GLP-1 受容体作動薬で大きく異なる(表1)[1]．とりわけ long acting GLP-1 受容体作動薬は心拍数を 2〜5拍/分増加させる．持続的な GLP-1 受容体の活性化は，迷走神経活性を抑制して，心拍数を増加させている可能性がある[3]．一方，short acting GLP-1 受容体作動薬は，心拍数を上昇させないか，リキシセナチド投与では 3.6 拍/分低下したとの報告[1]もある．今後，long acting GLP-1 受容体作動薬による心拍数の増加が心血管イベントや致死性不整脈のリスクにつながらないか，長期にわたる慎重な観察が必要である．

文献

1) Meier JJ：GLP-1 receptor agonists for individualized treatment of type 2 diabetes mellitus. *Nat Rev Endocrinol* 2012；**8**：728-742.
2) Nauck MA, *et al.*：Rapid tachyphylaxis of the glucagon-like peptide 1-induced deceleration of gastric emptying in humans. *Diabetes* 2011；**60**：1561-1565.
3) Imeryüz N, *et al.*：Glucagon-like peptide-1 inhibits gastric emptying via vagal afferent-mediated central mechanisms. *Am J Physiol* 1997；**273**：G920-927.

〈竹下有美枝・篁　俊成〉

Q85 GLP-1 受容体作動薬の血糖降下作用，体重減少効果の持続性について教えてください．

A すべての GLP-1 受容体作動薬の臨床試験において，52 週以上の持続的な血糖降下作用，体重減少効果を認めており，長時間作用型 GLP-1 受容体作動薬で最長 5 年効果が持続した観察研究の報告があります．しかし，それらの作用機序については，GLP-1 受容体作動薬の作用時間の違いにより異なることが考えられます．

　短時間作用型，長時間作用型 GLP-1 受容体作動薬のどの薬剤においても，血糖降下作用，体重減少効果の持続性を認めている．しかし，血糖降下作用や体重減少効果の薬理学的な機序については，効果の持続時間によって異なる可能性が考えられる．

● GLP-1 受容体作動薬の血糖降下作用と胃排出遅延作用

　短時間作用型 GLP-1 受容体作動薬の一つであるリキシセナチドと，長時間作用型 GLP-1 受容体作動薬の一つであるリラグルチドを比較した 8 週間投与の無作為化比較試験において[1]，血糖値の日内変動ではリラグルチド投与群にて毎食後のインスリン分泌促進と血糖低下を認めたのに比し，リキシセナチド投与群では朝食後での強力な血糖低下作用を認め，昼食後夕食後では認めなくなった(図1)．その効果はインスリン分泌促進を伴わず，^{13}C 呼気試験法による胃排出速度の測定から胃排出遅延作用によると考えられた(図2)．心拍数の日内変動に関しては，ベースラインからの変化として作用時間に応じて上昇を認めた(図3)．このように GLP-1 受容体作動薬の血糖低下作用は，インスリン分泌促進作用(およびグルカ

Q85 GLP-1受容体作動薬の血糖降下作用，体重減少効果の持続性について教えてください．

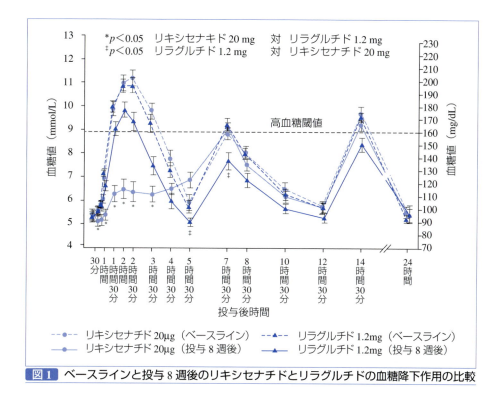

図1 ベースラインと投与8週後のリキシセナチドとリラグルチドの血糖降下作用の比較

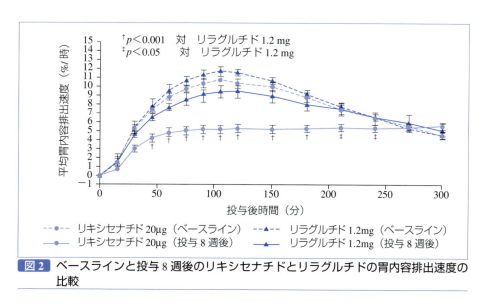

図2 ベースラインと投与8週後のリキシセナチドとリラグルチドの胃内容排出速度の比較

ゴン分泌抑制作用）と胃排出遅延作用が主な機序と考えられている．それらの効果が減弱するタキフィラキシーについて懸念されていたが，インスリン分泌促進作用は長時間作用型GLP-1受容体作動薬で効果は持続しており，胃排出遅延作用は長時間作用型GLP-1受容体作動薬でタキフィラキシーが起きやすい．したがって，中長期投与での血糖低下効果に対するインスリン分泌促進作用と胃排出遅延作用の寄与の程度については，長時間作用型ではインスリン分泌促進作用が，短時間作用型では胃排出遅延作用が優位であると考えられる．

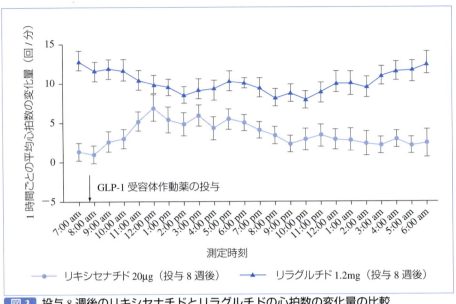

図3 投与8週後のリキシセナチドとリラグルチドの心拍数の変化量の比較

持続性に関しては，GLP-1受容体作動薬のうち，2015年8月現在，最長で徐放性GLP-1製剤（長時間作用型GLP-1製剤）の一つであるビデュリオン®において5年間持続的な効果を認めた成績がある[2]．この研究は，週1回投与の徐放性エキセナチドと1日2回投与のエキセナチドを30週で比較したDURATION-1試験の後，延長試験に参加した258名において，1日2回のエキセナチド群を徐放性エキセナチドに置き換え，徐放性エキセナチド群は継続加療し，5年治療を完遂した153名（完遂率59.3%）の観察研究である．内訳は単独療法15%，メトホルミン併用32%，メトホルミン＋スルホニル尿素（SU）薬28.1%が多い集団であった．ベースラインからの低下として，HbA1c平均−1.6%，7%未満達成率43.9%，空腹時血糖平均−28.8 mg/dL，体重平均−3.0 kgであった．しかし，良好な血糖コントロールのために半数以上が他の血糖降下薬の併用を必要としており（メトホルミン35.3%，SU薬48.4%の新たな追加），GLP-1受容体作動薬単剤だけでは2型糖尿病の進行を阻止できないことを示唆している．

● GLP-1受容体作動薬の体重減少効果

体重減少効果に関しては，GLP-1受容体作動薬のうち，エキセナチドとリラグルチドの32の臨床試験（観察期間12〜52週）のシステマティックレビューおよびメタ解析において[3]，体重は実薬対照に比し体重3.31 kgの低下を，プラセボに比し1.22 kgの低下を認めた．また，心拍数は実薬対照に比し1.86 bpmの上昇，プラセボに比し1.90 bpmの上昇を認めた．心拍数に関してはQ86でも後述する．

体重減少効果は，胃排出遅延作用，摂食中枢への直接作用による食欲低下作用のいずれも関与していると考えられる．前述した胃排出遅延のタキフィラキシーの起こりやすさの違いから，短時間作用型GLP-1受容体作動薬の体重減少の長期効果は胃排出遅延作用に依存し，長時間作用型GLP-1受容体作動薬では摂食中枢への作用に依存していることが考えられる．

副作用の面から考えると，2005年世界初のGLP-1受容体作動薬であるエキセナチドが発

売されてまだ10年程度であり，報告されていない未知の有害事象を含め，これからも注意して使用していく必要がある．特に，短時間作用型GLP-1受容体作動薬の胃排泄遅延作用の長期持続による逆流性食道炎，バレット食道および食道癌の発症や，増悪，長時間作用型GLP-1受容体作動薬において特に脈拍数増加による心臓への影響，また全GLP-1受容体作動薬において膵炎，膵癌の発症リスクの増加の可能性についても注視していく必要がある．

文献

1) Meier JJ, et al.：Contrasting Effects of Lixisenatide and Liraglutide on Postprandial Glycemic Control, Gastric Emptying, and Safety Parameters in Patients With Type 2 Diabetes on Optimized Insulin Glargine With or Without Metformin：A Randomized, Open-Label Trial. Diabetes Care 2015；38：1263-1273.
2) Wysham CH, et al.：Five-year efficacy and safety data of exenatide once weekly：long-term results from the DURATION-1 randomized clinical trial. Mayo Clin Proc 2015；90：356-365.
3) Robinson LE, et al.：Effects of exenatide and liraglutide on heart rate, blood pressure and body weight：systematic review and meta-analysis. BMJ Open 2013；3：e001986.

（根本憲一・前川 聡）

GLP-1受容体作動薬と慢性膵炎，膵癌，脈拍数増加について教えてください．

慢性膵炎に限らず，膵炎の既往のある患者に対しては，添付文書上，慎重投与となっています．膵癌の発症リスクについても明らかではありませんが，今後も注視していく必要があります．脈拍数は軽度有意に増加しますが，その臨床的意義は現時点で明らかではありません．

● GLP-1受容体作動薬と慢性膵炎，膵癌の関連性

　GLP-1受容体作動薬を含むインクレチン関連薬が，発売前より膵炎の発症母地となる外分泌腺や膵癌の発生母地となる膵管上皮細胞へ何らかの影響がある可能性が懸念されていたところ，2013年インクレチン関連薬の投与患者の剖検例において膵炎および膵前癌病変を認めたとの報告があった[1]．その報告後，米国食品医薬品局（FDA）および欧州医薬品庁は，それぞれ独自に製薬会社の資料を含む前臨床試験と臨床試験を包括的に評価し，独自の動物実験により因果関係について調査したが，明らかな膵臓への影響を認めず[2,3]，今のところそのリスクよりベネフィットが上回ることから，今後も注意しながら使用していくこととした．

　わが国においても，GLP-1受容体作動薬は2015年8月現在の添付文書上，急性および慢性にかかわらず，膵炎の既往のある患者では慎重投与となっている．また，急性膵炎が発現した場合，本剤の投与を中止し，再投与しないこと，急性膵炎の初期症状（嘔吐を伴う持続的な激しい腹痛等）が現れた場合は，使用を中止し，速やかに医師の診断を受けるよう指導すること，胃腸障害が発現した場合，急性膵炎の可能性を考慮し，必要に応じて画像検査等による原因精査を考慮するなど，慎重に対応することとなっている．また，膵炎の既往のない患者での膵炎の発症リスクは，いくつかの大規模試験において否定的であるが，さらなる長期安全性については現時点では明らかでない．

　2010年2月から2013年3月までのOpum社の診療報酬請求データベースの解析では，

GLP-1受容体作動薬の1つであるリラグルチドと非GLP-1受容体作動薬治療患者の間に，膵炎，膵癌の発症率に有意差はなかったと報告されている[4]．デンマークの診療データベースを用いた急性膵炎の発症を検討したケースコントロール研究においても，インクレチン関連薬の使用は急性膵炎の発症と関連を認めなかった[5]．また，急性冠症候群発症後180日以内の49か国782施設で6,068例の2型糖尿病患者における，GLP-1受容体作動薬による心血管への影響を検討した初めての国際共同治験であるELIXA試験では，追跡期間中の膵炎の確診例は，リキシセナチド群が0.2％，プラセボ群が0.3％，膵癌がそれぞれ，＜0.1％，0.3％であり，有意差を認めなった．したがって，今のところ膵炎や膵癌を引き起こす可能性は指摘されていない．心血管イベントをエンドポイントとした長期の臨床試験は他剤でも進行中であり，その報告が待たれる．

また，そもそも慢性膵炎や糖尿病自体が膵癌の危険因子であり[6]，これらの交絡因子を十分に評価したうえで，薬剤の影響を評価する必要がある．

今後の課題として，膵癌は発がんのイニシエーションから12年以上の長期間を要するとされており[7]，膵炎や膵癌の発症リスクを主要評価項目とした試験を行うとともに，GLP-1受容体作動薬の超長期使用実績が全世界的に不十分であり，今後も注意を払っていく必要がある．

● GLP-1受容体作動薬による脈拍数増加

脈拍数増加の機序として，動物実験により孤束核のGLP-1感受性ニューロンへの作用，洞結節への直接作用，交感神経刺激，副交感神経遮断作用が示唆されている[8]．Q85でも触れた通り，薬剤の作用時間に依存しているため，GLP-1受容体作動薬の薬効依存的な効果と考えられる．システマティックレビューにおいては1.86 bpm程度の上昇を認めているが，この脈拍数上昇による長期の心臓を含む生体に及ぼす影響や，不整脈を有する患者への長期安全性，糖尿病患者の自律神経障害の程度と心拍数上昇の反応性に関する検討は明らかでなく，これらについて新たな知見が期待される．

文献

1) Butler AE, *et al.* : Marked expansion of exocrine and endocrine pancreas with incretin therapy in humans with increased exocrine pancreas dysplasia and the potential for glucagon-producing neuroendocrine tumors. *Diabetes* 2013 ; **62** : 2595-2604.
2) European Medicines Agency. *Assessment report for GLP-1 based therapies* 2013.
3) Egan AG, *et al.* : Pancreatic safety of incretin-based drugs--FDA and EMA assessment. *N Engl J Med* 2014 ; **370** : 794-797.
4) Funch D, *et al.* : A prospective, claims-based assessment of the risk of pancreatitis and pancreatic cancer with liraglutide compared to other antidiabetic drugs. *Diabetes Obes Metab* 2014 ; **16** : 273-275.
5) Thomsen RW, *et al.* : Incretin-based therapy and risk of acute pancreatitis : a nationwide population-based case-control study. *Diabetes Care* 2015 ; **38** : 1089-1098.
6) 正宗 淳，他：慢性膵炎と膵癌．日消誌 2015 ; **112** : 1464-1473.
7) Yachida S, *et al.* : Distant metastasis occurs late during the genetic evolution of pancreatic cancer. *Nature* 2010 ; **467** : 1114-1117.
8) Saraceni C, *et al.* : Effects of glucagon-like peptide-1 and long-acting analogues on cardiovascular and metabolic function. *Drugs R D* 2007 ; **8** : 145-153.

（根本憲一・前川　聡）

Chapter XIII
多様な患者への薬物療法のコツ

Q87 腎機能障害がある場合の薬剤選択を教えてください．

A メトホルミンは中等度以上の腎機能障害のある症例では禁忌となります．腎機能低下に伴い，インスリンやSU薬は効果が増強し，逆にSGLT2阻害薬は効果が減弱します．

● 各薬剤の影響と投与上の留意点

　腎排泄型の薬剤では，腎機能障害によって血中濃度が上昇し，効果が増強したり副作用の頻度が増える懸念がある．

　ビグアナイド（BG）薬はメトホルミン，ブホルミンのいずれも腎排泄性の薬剤であり，最も重篤な副作用である乳酸アシドーシスの発生頻度も腎機能低下に伴って上昇する．メトホルミンの場合，中等度以上の腎機能障害が禁忌であり，目安として成人男性ではクレアチニン値 1.3 mg/dL以上，成人女性では1.2 mg/dL以上の症例では使用が不適切となる．また，ブホルミンでは軽症を含む腎障害が禁忌となる．

　スルホニル尿素（SU）薬の代謝経路は薬剤によって異なる．グリメピリドは肝臓で代謝され，主に腎臓から排泄されるため重度の腎障害では禁忌である．腎障害の進行に合わせて減量，ないしは他剤への変更を考慮する．

　インスリン分泌促進薬で腎障害の影響が少ない薬剤は，DPP-4阻害薬とグリニド薬である．中でもテネリグリプチン，リナグリプチンの2剤は透析患者を含む重篤な腎機能障害の症例にも使用することが可能である．その他のDPP-4阻害薬には腎障害の程度に応じて減量を要するものがある（表1）．またグリニド薬のレパグリニドは大部分が胆汁排泄であり，腎障害の影響が少ない薬剤である．ナテグリニドは重篤な腎障害や透析例は禁忌である．

　インスリン抵抗性改善薬であるチアゾリジン（TZD）薬は約30％が腎排泄であり，中等度の腎障害までは使用することが可能である．ただし，体液貯留や浮腫が生じやすいため，注意して使用する．

表1 DPP-4阻害薬の腎機能障害の際の注意点

一般名	シタグリプチン	ビルダグリプチン	アログリプチン	リナグリプチン	テネリグリプチン	アナグリプチン	サキサグリプチン	トレラグリプチン（週1回製剤）
商品名	ジャヌビア グラクティブ	エクア	ネシーナ	トラゼンタ	テネリア	スイニー	オングリザ	ザファテック
正常腎機能	50 mg（最大100 mg）	100 mg（50 mgも可）	25 mg	5 mg	20 mg（最大40 mg）	100 mg（最大200 mg）	5 mg（2.5 mgも可）	100 mg 週1回
軽度の腎障害	50 mg（最大100 mg）	100 mg（50 mgも可）	25 mg	5 mg	20 mg（最大40 mg）	100 mg（最大200 mg）	5 mg（2.5 mgも可）	100 mg 週1回
中等度の腎障害 Ccr 30〜50	25 mg（最大50 mg）	50 mg1回を推奨	12.5 mg	5 mg	20 mg（最大40 mg）	100 mg（最大200 mg）	2.5 mg	50 mg 週1回
重度腎障害 Ccr＜30	12.5 mg（最大25 mg）	50 mg1回を推奨	6.25 mg	5 mg	20 mg（最大40 mg）	100 mg	2.5 mg	禁忌
透析症例	12.5 mg（最大25 mg）	50 mg1回を推奨	6.25 mg	5 mg	20 mg（最大40 mg）	100 mg	2.5 mg	禁忌

　　は「慎重投与」を示す．

表2 SGLT2阻害薬の腎機能障害の際の注意点

一般名	イプラグリフロジン	ダパグリフロジン	トホグリフロジン	ルセオグリフロジン	カナグリフロジン	エンパグリフロジン
商品名	スーグラ	フォシーガ	デベルザ アプルウェイ	ルセフィ	カナグル	ジャディアンス
正常腎機能	50 mg（最大 100 mg）	5 mg（最大 10 mg）	20 mg	2.5 mg（最大 5 mg）	100 mg	10 mg（最大 25 mg）
軽度の腎障害	50 mg（最大 100 mg）	5 mg（最大 10 mg）	20 mg	2.5 mg（最大 5 mg）	100 mg	10 mg（最大 25 mg）
中等度の腎障害	慎重投与	慎重投与（eGFR < 45 では中止を検討要）	慎重投与	慎重投与	慎重投与	慎重投与
重度腎障害	投与不可	投与不可	投与不可	投与不可	投与不可	投与不可
透析症例	投与不可	投与不可	投与不可	投与不可	投与不可	投与不可

は「慎重投与」を示す．

α-グルコシダーゼ阻害薬（α-GI）のうち，ボグリボースとアカルボースは腎障害症例に投与が可能である．ただし，ミグリトールは重篤な腎障害では慎重投与となる．

SGLT2阻害薬は腎の近位尿細管に作用する薬剤であり，腎機能低下に伴って血糖降下作用が減弱する．中等度腎機能低下（eGFR 30～60 mL/分/1.73m^2）ではSGLT2阻害薬の有効性の目安となる1日尿糖排泄量が半減しているので，リスクとベネフィットを考慮して慎重に使用する．透析を含む重度の腎機能低下例では使用できない（**表2**）．

インスリン製剤は腎排泄性であり，腎機能低下に伴って効果の増強や遷延が認められる．一過性の腎障害に際しても減量するなどの対応をとること．ただし，1型糖尿病患者ではインスリンを中止することは不可である．腎不全が進行する症例では，持続時間の長い持効型や中間型では夜間の低血糖が生じやすいため，作用時間のより短い製剤（速効型や超速効型製剤）への変更を考慮する．ただし，インスリン依存状態にある1型糖尿病や膵全摘後の症例では持続型インスリンの継続が必要である．

〔森　保道〕

肝機能障害がある場合の薬剤選択を教えてください．

 重篤な肝障害ではインスリン治療を第一選択とします．軽度～中等度の肝障害では多くの経口血糖降下薬の代謝が影響を受けるため，少量から慎重に使用します．

●肝機能障害症例での原則

経口血糖降下薬の多くは肝臓での代謝を受けることから，肝機能障害のある症例では代謝遅延・効果増強の懸念がある．また，経口糖尿病薬の副作用としても肝機能異常が認められることがあるため，投与後も肝機能の慎重なモニターが必要である．

表1 DPP-4阻害薬の肝機能障害の際の注意点

週1回製剤

一般名	シタグリプチン	ビルダグリプチン	アログリプチン	リナグリプチン	テネリグリプチン	アナグリプチン	サキサグリプチン	トレラグリプチン
商品名	ジャヌビア グラクティブ	エクア	ネシーナ	トラゼンタ	テネリア	スイニー	オングリザ	ザファテック
軽度の肝障害	特記事項なし	慎重投与	特記事項なし	特記事項なし	特記事項なし	特記事項なし	特記事項なし	特記事項なし
重度の肝障害	特記事項なし	禁忌	特記事項なし	特記事項なし	慎重投与	特記事項なし	特記事項なし	特記事項なし

表2 SGLT2阻害薬の肝機能障害の際の注意点

一般名	イプラグリフロジン	ダパグリフロジン	トホグリフロジン	ルセオグリフロジン	カナグリフロジン	エンパグリフロジン
商品名	スーグラ	フォシーガ	デベルザ アプルウェイ	ルセフィ	カナグル	ジャディアンス
軽度の肝障害	特記事項なし	特記事項なし	特記事項なし	特記事項なし	特記事項なし	特記事項なし
重度の肝障害	慎重投与 低用量から投与すること	慎重投与	慎重投与	安全性は未確立	安全性は未確立	慎重投与

　肝機能が著しく低下した状態,例えば非代償期の肝硬変や黄疸を伴う症例では原則インスリン治療を第一選択とすべきである.肝硬変の症例ではインスリン抵抗性によって外来性インスリンの効果も一般に減弱するが,肝の糖新生減少による夜間低血糖のリスクも高まることから,血糖の日内変動を確認しつつ投与量の調節が必要である.インスリン治療が困難である際には経口血糖降下薬の使用を考慮する.

● 各薬剤の投与上の留意点

　スルホニル尿素(SU)薬は軽度の肝障害症例では使用可能である.グリメピリドは肝臓で代謝され,主に腎臓から排泄されるため重度の肝障害では禁忌である.肝機能障害の進行に合わせて減量,ないしは他剤への変更を考慮する.グリベンクラミドやグリクラジドも重度肝障害の症例では禁忌である.

　インスリン分泌促進薬の中では,DPP-4阻害薬やグリニド薬が肝障害の影響が少ない薬剤である.DPP-4阻害薬の中では,ビルダグリプチンのみ重度の肝障害に禁忌であるが,他の薬剤は肝障害のある症例に投与することが可能である(表1).ただし,肝硬変等の重度例での使用経験は十分ではなく,インスリン治療の選択が優先されるべきである.グリニド薬については肝障害の症例でも慎重に使用することができる.レパグリニドでは当初は1回あたり通常の半量である0.125 mgから開始することが望ましい.

　ビグアナイド(BG)薬はメトホルミン,ブホルミンのいずれも腎排泄性の薬剤であるが,乳酸代謝が主に肝臓で行われるため重篤な肝障害では使用しない.軽度～中等度の肝障害例でも乳酸アシドーシスの発症に注意して使用する.チアゾリジン(TZD)薬は,主に肝臓で代謝されるため重篤な肝障害例では禁忌である.また薬剤性肝障害の報告もあり,投与中は定期的に肝機能を確認する.

　α-グルコシダーゼ阻害薬(α-GI)は軽度の肝障害では使用に制限はない.重度の肝障害では慎重投与であるが,ボグリボースで肝硬変例に高アンモニア血症を誘発した報告もあり,

一般に使用を避ける傾向である．

SGLT2阻害薬は軽度の肝障害の症例では特に使用の制限はない．重篤な肝障害の症例での安全性の情報が不十分であるため，リスクとベネフィットを考慮して慎重に使用する（表2）．

(森　保道)

89 心機能低下がある場合の薬剤選択を教えてください．

A 心不全急性期ではピオグリタゾン，BG薬は禁忌であり，インスリンによる血糖コントロールを行います．慢性期には安全性が確認されているα-GI，ある種のSU薬・DPP-4阻害薬，インスリンを使用します．

●心不全合併

糖尿病患者では心不全の発症が2〜5倍多く，糖尿病合併心不全患者の予後は悪い．糖尿病では心不全の原因となる虚血性心疾患や高血圧症の合併が多いため，糖尿病を心不全の原因または併発症とみなすべきか否かは明らかではない．一方，糖尿病患者の40〜60%に拡張機能不全を認め，その機序の一つに糖尿病性心筋症の存在が示唆されている．

●薬剤選択

ビグアナイド(BG)薬は乳酸アシドーシスの増加が危惧され心不全に禁忌とされているが，最近の臨床試験結果では安全性に問題なく，心不全合併糖尿病患者の生存率を改善したとする多数の報告がある．米国では心不全は禁忌条件から外されたが，心不全急性増悪期や入院管理では投与しないほうが安全である．日本の添付文書では心不全に禁忌のままである．

チアゾリジン(TZD)薬は，腎においてNa再吸収を促進し心不全を発症，増悪させることから，心不全に禁忌である．RECORD(ロシグリタゾン)，PROactive試験(ピオグリタゾン)，メタ解析の結果，TZD薬は心不全による入院を増加させた．

DPP-4阻害薬は動物において抗動脈硬化作用を示し，人においても従来治療群と比較して頸動脈内膜中膜複合体肥厚度(IMT)の改善をきたす．また，冠動脈疾患合併2型糖尿病患者の左室駆出率(LVEF)を改善する．DPP-4阻害薬による心血管保護メカニズムとしてGLP-1による血管保護，心筋保護作用，そしてSDF1αや神経ペプチド(NPYなど)を介するGLP-1非依存性の血管保護作用とそれによる心筋保護作用が知られている．DPP-4阻害薬の心血管(CV)アウトカム試験は安全性を検証する試験であり，CVイベント抑制効果を検証するものではない．表1に示す3剤は主要評価項目について非劣性でありCVイベントへの安全性が確認された．

GLP-1受容体作動薬は，少数例の検討でLVEFを改善したとする報告と否定する報告がある．最近，LVEF＜35%の心不全の患者にエキセナチドを投与し心係数(CI)の有意な改善を認めた報告が出た．

スルホニル尿素(SU)薬，速効型インスリン分泌促進薬，インスリンは心不全を悪化さ

表1 DPP-4阻害薬のCVアウトカム試験

	EXAMINE	SAVOR-TIMI53	TECOS
DPP-4阻害薬	アログリプチン	サキサグリプチン	シタグリプチン
対象	ACS後	既存のCVDまたはCVD危険因子複数	既存のCVD
症例数	5,380	16,492	14,671
HbA1c(%) 平均	6.5～11.0 8.0	6.5～12.0 8.0	6.5～8.0 7.2
観察期間の中央値(年)	1.5	2.1	3.0
心不全による入院(HR)	1.19(0.89-1.58)	1.27(1.07-1.51)	1.0(0.83-1.2)

　る危険性はないが，SU薬のうちグリベンクラミドは心機能低下のある症例では避けるべきである．急性期はインスリン管理が望ましい．進展した心不全では著明なインスリン抵抗性をきたすので，経口薬では血糖コントロールは困難でありインスリン治療を行う．

　SGLT2阻害薬は心不全による入院を抑制することが報告されているが，副作用の一つである脱水によりCVイベントの増加が危惧され，日本糖尿病学会の「SGLT2阻害薬の適正使用に関するRecommendation」により利尿薬との併用は推奨されない．

　最近発表されたCVイベント既往2型糖尿病患者を対象としたEMPA-REG OUTCOM試験の結果，エンパグリフロジン投与群では心不全による入院が35%抑制された．日本人を対象とした検証が待たれる．

（井上達秀）

ステロイド薬を使用している場合の薬剤選択を教えてください．

 基礎疾患による各種臓器障害を考慮して経口薬の選択をします．空腹時血糖値100 mg/dL以上ではインスリン療法を選択します．

●ステロイド糖尿病

　ステロイド糖尿病は糖質コルチコイドによる糖尿病を意味し，発症頻度は5～25%であり，多くはステロイド治療開始後1年以内に発症する．投与開始早期は代償機構が働くが，投与後は耐糖能の注意深い経過観察が必要である．特徴は食後高血糖であり，血糖コントロールの指標では1,5-AGやグリコアルブミンが有用である．

　糖質コルチコイドによる糖代謝異常の機序を**表1**に示す．

　ステロイド糖尿病発症の危険因子の有無やステロイド投与量・投与期間などが異なり，ステロイド糖尿病の程度には個人差が大きい．現在のところ治療ガイドラインやアルゴリズムはない．治療目的は短期的には急性代謝失調の防止や感染症対策であり，長期的には糖尿病慢性合併症予防や膵機能保護である．

表1 糖質コルチコイドが糖代謝異常をきたす機序

部位	機序
肝臓	PEPCK 活性化による糖新生亢進
筋・脂肪	GLUT4 の細胞膜への移動抑制→インスリン抵抗性
脳など全身	GLUT1 の発現低下→インスリン抵抗性
膵臓	(β細胞)インスリン分泌低下 (α細胞)グルカゴン分泌促進
脳	食欲亢進

表2 インスリン療法

空腹時血糖値＞100 mg/dL	・速効型あるいは超速効型インスリン ・1日 0.2 単位/kg より開始 ・1：2：1に分割投与 ・目標　食前血糖値＜130 mg/dL 　　　　食後血糖値＜180 mg/dL ・プレドニゾロン 5 mg あたり 2～4 単位必要
上記で血糖コントロール不良時	夕食前あるいは就寝前に 中間型あるいは持効型インスリンを追加

●経口薬治療

　軽症の場合は食事療法や運動療法の非薬物療法で血糖コントロールが可能な場合もあるが，食事・運動療法で十分な血糖コントロールが得られない場合には，薬物療法が必要になる．経口薬としては，α-グルコシダーゼ阻害薬（α-GI）・速効型インスリン分泌促進薬・DPP-4 阻害薬・チアゾリジン（TZD）薬・ビグアナイド（BG）薬などの単独療法あるいは併用療法を検討する．ステロイドを必要とする基礎疾患（腎機能障害や肝・心肺機能障害など）によっては禁忌の薬剤もあるので注意を要する．ステロイドは尿糖排泄閾値を低下させるが，SGLT2 阻害薬は，強力な尿糖排泄促進作用を介して食後高血糖の改善，体重減少効果を発揮することが期待される．しかし，尿路・性器感染症やケトーシスの副作用が懸念されるため投与は控える．GLP-1 受容体作動薬エキセナチドがグルカゴン分泌抑制・胃排出遅延・インスリン感受性改善を介して，ステロイドによる血糖上昇を抑制することが報告されている．インスリン治療は，入院中など厳格な血糖コントロールが可能な場合や，経口薬で血糖コントロールが困難な場合に行う．空腹時血糖値 100 mg/dL 以上で必要になることが多い．

●インスリン療法（表2）

　ステロイドによる急激な血糖値上昇やステロイド投与量の変更による血糖値変動に対して，迅速かつ的確に対応するため，可能な限りインスリンを使用する．血糖値の日内変動の特徴としては，通常の朝食時1回投与の場合，ステロイドの効果発現が投与数時間後に最大になること（プレドニゾロンでは 5～8 時間後に血糖値はピークに達する）や，早朝にはステロイドの血中濃度が低下するために，軽症～中等症では朝食前血糖値に比べて昼食前，夕食前血糖値の上昇を認めることが多い．使用するインスリンは，速効型，もしくは超速効型インスリンを責任インスリン方式で注射することが基本である．朝食前血糖値上昇がみられれば，早朝夜間低血糖に注意して，夕食前もしくは就寝前に中間型もしくは持効型インスリンを追加する．

比較的短期間にステロイドを減量する場合やパルス療法時には血糖変動が激しく，一時的にスライディング・スケール法を用いることもあるが，速やかにインスリン量を固定する．必要ならインスリン少量持続静注療法を考慮する．可能であれば，持続血糖モニター（CGM）機器を用いて血糖変動の平坦化を目指す．
　臓器移植時に免疫抑制薬としてカルシニューリン阻害薬（シクロスポリン，タクロリムス）を併用するとインスリン分泌が抑制され著明な高血糖をきたすことがあり注意を要する．移植時の糖尿病の発症，血糖コントロールの不良は生着率を低下させる．

〈井上達秀〉

認知症患者の薬物療法で考慮すべきことを教えてください．

服薬アドヒアランスを考慮した処方内容と家族や介護者の理解と協力が不可欠です．

服薬アドヒアランスの確保

　超高齢化社会を迎えるわが国では，増加する糖尿病患者の中でも認知障害を持つ高齢者の割合が高まっている．糖尿病では動脈硬化を基盤にした脳血管性認知障害が進展する一方で，アルツハイマー型認知障害の発症も高頻度にみられ，重要な糖尿病合併症の一つと認識されている[1]．高齢者の血糖コントロール目標値は高めに設定されることが多いが，認知症に関してのエビデンスが乏しいなか，健康な高齢者よりさらに目標が緩やかに設定されている（表1）．
　認知症患者では，記銘力の低下や併発疾患治療薬も含めた内服薬剤数の多さなどのため服薬アドヒアランスが低下している．また糖尿病特有の問題として，インスリンなどの自己注射手技が不確実となってくる．さらに食事摂取にも偏りが生じてきて，欠食がみられる，間食が止められない，また適量で制限することができず大量に食べ過ぎるといった問題のため血糖コントロールが悪化する．
　こうした問題に対処するためには，内服薬の種類や内容をできるだけシンプルに整理し，

表1 認知症を有する糖尿病患者の管理目標値

	高齢者	治療の強化が難しい場合
日本糖尿病学会	7.4％未満* 大きな併発疾患のない高齢者	8.0％未満** 虚弱な高齢者 （要介護，認知症など）
European Diabetes Working Party for Older People[2]	7.0〜7.5％	7.6〜8.5％

	健康な高齢者	軽度〜中等度の認知症	重度認知症長期療養者
American Diabetes Association[3]	7.5％未満	8.0％未満	8.5％未満

*科学的根拠に基づく糖尿病診療ガイドライン2013（日本糖尿病学会，南江堂）．
**糖尿病治療ガイド2014-2015（日本糖尿病学会，文光堂）．

例えば朝食後1回など，できるだけ他の薬剤と内服タイミングを統一することが望ましい．並行して，服薬や注射に関しては家族へサポートを依頼する必要がある．家族が難しい場合はヘルパーの訪問や訪問看護といった社会的な支援も活用すべきである．このときに，服薬や注射のタイミングを介護者の事情に合わせることが，在宅での療養を維持するポイントである．

● 糖尿病治療薬の制限

糖尿病治療薬の選択にも制限が伴う．ビグアナイド(BG)薬は乳酸アシドーシスに対する懸念から高齢者への処方は推奨されない．またα-グルコシダーゼ阻害薬(α-GI)やグリニド薬は毎食直前の内服であることから，認知症患者では服薬アドヒアランスに問題がある．チアゾリジン(TZD)薬は認知機能の改善効果が期待されているが，高齢者への処方にあたっては浮腫や心不全，また骨折との関連に注意が必要である．スルホニル尿素(SU)薬を内服している高齢者は少なくないと思われるが，特に認知症患者に対しては低血糖に最新の注意を払いながら少ない用量で投与するべきである．

DPP-4阻害薬やGLP-1受容体作動薬といったインクレチン関連薬は，単剤では低血糖のリスクも低く認知症を持つ高齢者に対して使いやすい薬剤である．認知症患者に対しては，薬剤の一包化が服薬アドヒアランスの向上に有効であるが，シックデイの対応の問題からSU薬などの糖尿病薬を一包化に含めるには問題がある．その中でもDPP-4阻害薬は一包化に含めても問題となるリスクが低く，その意味でも認知症患者への適応が高い薬剤であろう．また週1回投与の長時間作用型GLP-1受容体作動薬は周囲のサポートも受けやすく，内服治療のみでは高血糖がコントロールできない高齢者に対して使用されるケースが増えている．

認知機能の低下によって注射手技に不安があっても，インスリン治療が必要な患者は少なくない．加齢に伴って注射回数を減らしていくのが一般的で，持効型インスリンの選択肢が増えたことにより，1日1回のインスリン注射に内服薬を併用する治療法(BOT：basal supported oral therapy)が普及している．インスリン治療に際しても，低血糖には十分留意する必要があるが，BOT療法は低血糖のリスクが少なく，注射のタイミングも介護者に合わせることが可能であるためアドヒアランスを保つことができる．

食事・運動療法への認識やその実行性，さらには薬物療法のアドヒアランスといった糖尿病自己管理の根幹が認知症によって大きく障害される．患者のライフステージや状況に応じた治療内容を心がけるとともに，周囲からのサポートを受けられるよう環境づくりに努めなければならない．

文献

1) Biesseles GJ, *et al.*：Risk of dementia in diabetes mellitus：a systematic review. *Lancet Neurol* 2006；**5**：64-74.
2) European Diabetes Working Party for Older People 2011：Clinical Guidelines for Type 2 Diabetes Mellitus. *Diabetes Metab* 2011；**37**：S27-S38.
3) Kirkman MS, *et al.*：Diabetes in older adults. *Diabetes Care* 2012；**35**：2650-2664.

（佐々木敦美・石垣　泰）

Q92 服薬アドヒアランスの悪い患者の薬物療法を教えてください.

A シンプルな処方内容と十分な患者への説明が内服アドヒアランス改善に重要です．

糖尿病治療薬では食事に応じた服薬の調整や食直前の内服薬の併用などの特徴があるため，服薬アドヒアランスの低下が問題となる．服薬アドヒアランス低下の要因とその対策について述べる（表1）．

●服薬回数とタイミング

朝・昼・夕・眠前の内服用法と飲み忘れ頻度との関連を調査したところ，昼の服薬遵守度が顕著に低く，朝が良好であると報告されている[1]．糖尿病以外の生活習慣病治療薬は1日1回服用の薬剤が多いことを考えると，服薬遵守が十分でない患者には作用時間の長い薬剤はできるだけ朝1回にまとめることが望ましい．また α-グルコシダーゼ阻害薬（α-GI）およびグリニド薬は各食直前の内服で有効性を発揮するため，なるべく併用薬剤も食前に統一するよう工夫する．また内服薬剤が7剤を越えると服薬アドヒアランスが低下するという報告もあり[2]，配合剤を利用することで服薬錠数を減らすことも有効な手段である．

●内服薬に対する説明不足

服薬に関する医師からの説明不足は服薬アドヒアランス低下につながる．説明を十分受けていると答えた患者では服薬遵守率が良好だが，説明が不十分と答えた患者では服薬アドヒアランスが有意に低かったと報告されている[1]．特に処方開始時には，薬剤の効果と副作用について十分に説明することが重要である．薬剤師による服薬指導も患者の理解度向上に役立つと期待される．

●副作用の出現

低血糖を経験した患者では，低血糖を避けるため医師に内緒で薬剤を減量していることがある．また，α-GI によって出現する腹部症状を嫌がるあまり，内服を自己調整しているケースもしばしば経験する．対策としては，副作用に関して丁寧に説明を行うことと，困っていることを相談しやすい信頼関係を構築しておくことである．特に低血糖に関しては，症状と対処法を繰り返し説明し，出現時には患者自身で対処できるよう指導しておかねばならない．

表1 服薬アドヒアランス低下の要因と対策

要因	対策
服薬回数の多さ 服薬タイミングの煩雑さ	服薬回数を少なくする 服薬タイミングを統一する
薬物治療に対する知識不足	薬効および副作用とその対策について十分に説明する
副作用の出現	
高齢化	服薬方法の単純化 周囲の服薬サポート
生活習慣	薬剤の携行

●高齢者，認知機能低下

　服薬の記憶が曖昧になるといった問題のため，年齢とともに服薬管理能力は低下してくる．また併発疾患が増えるため内服薬が多数に及ぶことも服薬アドヒアランス低下につながる．自己管理が難しくなった高齢者に対しては，低血糖を避ける目的でも血糖コントロール目標値は高めに設定するのもやむを得ない．したがって，もっとも薬効の期待できる服薬方法と引き換えにしても，服薬のタイミングはできるだけ併発疾患の治療薬と統一し，シンプルにすることが望ましい．また家族に服薬管理を依頼する，あるいは介護関係の社会的サポートを活用することも考慮する．

●不規則な生活習慣

　仕事によって外出する機会が多い場合や外食に際して，薬剤の携行を忘れることが多い．定期的な内服薬は，職場にも置いておき，また財布や常用するかばんなどに入れておくよう工夫する．

　2型糖尿病患者では，服薬遵守率の向上とHbA1c値の低下に有意な相関がみられ，服薬アドヒアランスの重要性が示されている[3]．患者とのコミュニケーションを心がけ，服薬アドヒアランスとその阻害要因につき配慮しながら診療していくべきである．

文献

1) 上島悦子, 他：老年患者の服薬コンプライアンス. 日老医誌 1992；**29**：855-863.
2) Chapman RH, *et al.*：Predictors of adherence with antihypertensive and lipid-lowering therapy. *Arch Intern Med* 2005；**165**：1147-1152.
3) Rozenfeld Y, *et al.*：Oral antidiabetic medication adherence and glycemic control in managed care. *Am J Manag Care* 2008；**14**：71-75.

（八代　諭・石垣　泰）

Q93 うつ病がある場合の薬物療法で注意すべきことを教えてください．

A 治療のアドヒアランスが悪化するのでシンプルな治療とすることが必要です．抗うつ薬，抗精神病薬には糖尿病患者に投与禁忌のものや食欲増進作用があるものがあり，注意が必要です．

●糖尿病とうつ病の関連

　糖尿病とうつ病には相互に強い関連がある．糖尿病患者のうち10～20%がうつ病を併発しているとされている．2型糖尿病患者が将来うつ病になる危険率は1.15倍であるのに対し，うつ病患者が2型糖尿病になる危険率は1.6倍と後者のほうがより強い相関性があった．うつ病のときは交感神経系の活動が活発になり糖質コルチコイドやエピネフリンの産生と放出が増加することや，サイトカインが増加することが糖尿病の発症に影響を与えるという説がある．糖尿病の治療や合併症が心理的ストレス因子になりうつ病が発症しやすくなる．

　うつ病の合併により糖尿病の血糖コントロールは悪化する．治療アドヒアランスの悪化や活動性低下が要因としてあげられる．また，うつ病では，視床下部－下垂体－副腎系の亢進，交感神経系の亢進がみられ，インスリン抵抗性が誘発される．よって，インスリン抵抗

性改善薬は有用であると考えられる．うつ病では治療アドヒアランスが低下するので食直前3回投与などをなるべく避け，朝1回などのシンプルな治療とすることが必要とされる．

抑うつ状態の悪化により食欲不振をきたし，低血糖がみられることがある．低血糖をきたしづらい薬剤を選ぶことや，シックデイへの指導が重要である．逆に抑うつや不安状態に反応して過食がみられることがある．炭水化物の摂取にはインスリン分泌を介して脳内のセロトニンを増加させる作用がある．うつ病でセロトニンが低下している場合は，抑うつ状態の改善に働く．双極性障害で躁状態になった場合も過食がみられ，抗うつ薬，抗精神病薬の調整が必要である．

● 投与禁忌，副反応

抗うつ薬，抗精神病薬には糖尿病患者に投与禁忌のものや食欲増進作用があるものがある．オランザピン，クエチアピン，クロザピンは，「糖尿病患者またはその既往のある患者に対して投与禁忌」である．リスペリドン，ペロスピロン，ブロナンセリン，アリピプラゾールは「糖尿病の家族歴，高血糖，肥満などの糖尿病の危険因子を有する患者には慎重投与」となっている．三環系抗うつ薬には炭水化物への渇望を強め，体重を増加させ血糖値を上げる作用もある．精神科医と連携し対応することが必要である．SSRIのフルボキサミンが血糖降下薬のグリメピリド，ピオグリタゾンなどの代謝を低下させるので，使用時には低血糖に注意が必要である．

抑うつ症状の治療としてはSSRIがもっとも一般的に用いられる．選択的セロトニン再取り込み阻害薬（SSRI）による抑うつの治療により血糖コントロールが改善する可能性も示唆されている．うつ病に対する認知行動療法が血糖コントロールを改善したとの報告もある．

うつ病の治療に対する糖尿病の血糖コントロールの改善や，血糖コントロール改善によるうつ病の改善の報告がある．糖尿病とうつ病の治療は双方向性に有用である．

文献

1) Mezuk B, *et al.*：Depression and type 2 diabetes over the lifespan：a meta-analysis．*Diabetes care* 2008；**31**：2383-2390．

（吉岡成人・宮野有希恵）

妊娠の可能性がある場合の薬物療法で注意すべきことを教えてください．

催奇形性や胎児毒性のリスクがある薬剤の認識と，妊娠の時期によって異なる薬の影響，糖尿病合併妊娠についても含め，十分なインフォームドコンセントを行うことが必要です．

● 催奇形性等のリスク確認

糖尿病患者は，高血圧や脂質異常症などの生活習慣病を合併している場合も多く，糖尿病治療薬以外の薬剤も使用されていることが多い．

そのため，妊娠の可能性がある場合には，糖尿病治療薬に限らず使用している薬剤に催奇形性や胎児毒性のリスクがないか確認しておく必要がある．患者本人にもそのことを伝え，

表1 催奇形性の確率による分類(疫学研究をもとにした)

	薬剤の種類・一般名 (代表的な商品名)
高リスク (＞25%)	サリドマイド 男性ホルモン 蛋白同化ステロイド
中等度の リスク (10-25%)	ワルファリン(ワーファリン®) ビタミンA誘導体(チョコラA®) D-ペニシラミン(メタルカプターゼ®)
低リスク (＜10%)	抗てんかん薬 　バルプロ酸(デパケン®) 　カルバマゼピン(テグレトール®) 　フェニトイン(アレビアチン®) 　フェノバルビタール(フェノバール®) 　プリミドン(プリミドン®) メトトレキサート(メソトレキセート®) ミソプロストール(サイトテック®) チアマゾール(メルカゾール®) リチウム(リーマス®) 抗がん剤

(文献1より引用改変)

妊娠が判明した際の対応について話をしておくとよい．また，糖尿病患者が妊娠した場合には，糖尿病合併妊娠となるが，その場合リスクも高く，血糖コントロールも妊娠前に可能な限り正常化にするなど計画的な妊娠が望ましいということも伝えておくべきであろう．

妊娠中に薬剤治療を行った際の胎児への影響には，大きく分けて催奇形性(妊娠4～15週末までの投与)と胎児毒性(妊娠16週以降の投与)があり，薬剤の種類によっては妊娠時期によって「禁忌」となりうる薬剤もあるため，添付文書などでの確認が必要である．

●妊娠時期による注意点

妊娠3週末まで(受精後2週間)は「All or None(全か無か)」の時期と呼ばれ，この時期に胎児に影響を及ぼす可能性のある薬を使用したことにより有害な影響があった場合には，受精卵は着床しないか，もしくは流産の結果となり，逆に流産にならなかった場合には奇形として影響が残ることはないと考えられている．

妊娠4～7週末までは中枢神経や心臓，消化器などの重要臓器，四肢などが発生する「絶対過敏期」であり，奇形の発生と関連するもっとも重要な時期である．催奇形性が明らかな薬剤について，発生の確率により分類したものが表1である．

妊娠8～15週末までは，薬剤に対する過敏性は低下する時期だが，外性器の分化や口蓋の閉鎖が起こる時期であり，薬剤の投与にはまだ注意を要する．

妊娠16週～分娩までは，薬剤による奇形は形成されず，胎児毒性が問題となる時期である(例外としてACE阻害薬，ワルファリンでは形態的な異常が起こる)．胎児毒性として問題となるのは，発育の抑制，子宮内胎児死亡，胎児環境の変化(胎児尿量の減少による羊水減少)である．胎児毒性のリスクがある主な薬剤について表2に示す．妊娠後期の非ステロイド性抗炎症薬(NSAIDs)の使用は，胎児の動脈管の早期閉鎖から児の肺高血圧を引き起こす可能性があり，この時期はアセトアミノフェンが第一選択になっている．

また，妊娠中の薬剤使用に関して，2005年に厚生労働省の事業として発足した「妊娠と薬情報センター」(http://www.ncchd.go.jp/kusuri/index.html)などの相談機関を活用すること

表2 胎児毒性のリスクのある主な薬剤

薬剤の種類 （代表的な商品名）	症候
アルコール	胎児アルコール症候群
NSAIDs* （ボルタレン®）	動脈管早期閉鎖による肺高血圧症，羊水減少，分娩遷延
ACE阻害薬（降圧剤） （カプトリル®）	胎児の低血圧と腎血流低下による頭蓋冠低形成や腎機能異常
AII拮抗薬（降圧剤）** （ブロプレス®）	胎児の低血圧と腎血流低下による頭蓋冠低形成や腎機能異常
抗甲状腺剤 （メルカゾール®）	甲状腺機能低下，甲状腺腫
ヨード（大量） （イソジンヨード®）	甲状腺機能低下，甲状腺腫
精神系薬剤 （ベンゾジアゼピン系抗不安薬など）	出生児の呼吸障害，出生後しばらくしての離脱症状

＊NSAIDs：非ステロイド性抗炎症薬．
＊＊AII拮抗薬：アンギオテンシンII受容体拮抗薬．

（文献1より引用改変）

もよい．

文献

1) 村島温子：妊娠・授乳と薬．助産雑誌 2008；**62**：354-359.

（福山貴大・清水一紀）

妊娠糖尿病，糖尿病合併妊娠におけるインスリン療法で注意すべきことを教えてください．

血糖の正常化，特に最もコントロールの困難な食後2時間の血糖値をしっかり120 mg/dL未満という目標値へ抑えていくことが重要です．また，妊娠時期による血糖の推移の特徴を理解することが大切です．

●インスリンはカテゴリーB

妊娠中の母体の耐糖能異常が様々な母児の周産期合併症を引き起こすことは広く知られており，母体と胎児に大きな危険をもたらすため，血糖コントロールは重要な問題である．軽度の高血糖であっても巨大児をはじめとする周産期合併症が増加し，また血糖コントロール良否により先天異常の頻度が異なる．さらに妊娠糖尿病からの将来の真の糖尿病移行率は極めて高い．

妊娠中の血糖コントロールの基本は食事療法であるが，血糖コントロールが目標値（**表1**)[1]に達しない場合，インスリン療法が選択される．現時点で妊娠時に安全に使用可能

表1 妊娠中の血糖コントロール目標値

空腹時血糖値	70 〜 100 mg/dL
食後 2 時間血糖値	< 120 mg/dL
HbA1c（NGSP）	< 6.2%

（文献 1 より引用）

表2 妊娠時に用いられることの多いインスリン製剤の種類

分類名	カートリッジ製剤	プレフィルド / キット製剤	バイアル製剤
超速効型	ヒューマログ®注カート ノボラピッド®注ペンフィル®	ヒューマログ®注ミリオペン® ノボラピッド®注フレックスペン® ノボラピッド®注イノレット®	ヒューマログ®注 100 単位 /mL ノボラピッド®注 100 単位 /mL
速効型	ヒューマリンR®注カート	ヒューマリンR®注キット ヒューマリンR®注ミリオペン® ペンフィルR®注フレックスペン® イノレットR®注	ヒューマリンR®注 100 単位 /mL ノボリンR®注 100 単位 /mL
中間型	ヒューマリンN®注カート	ヒューマリンN®注キット ヒューマリンN®注ミリオペン® ノボリンN®注フレックスペン® イノレットN®注	ヒューマリンN®注 100 単位 /mL ノボリンN®注 100 単位 /mL
持効型	レベミル®注ペンフィル®	レベミル®注フレックスペン® レベミル®注イノレット®	

（文献 2 より引用）

とされているインスリン製剤の種類を表2[2)]に示す．これらのインスリンはすべて，米国食品医薬品局（FDA）の胎児危険度分類のカテゴリー B（ヒトに対して危険という証拠がない）に属する．

● 食後血糖の管理

表1 の目標値にあるように，妊娠中の血糖コントロールにおいては，食後血糖をしっかり 120 mg/dL 未満へ抑えていくことがポイントといえる．胎児が大きく成長していくにつれて，胎児が消費する栄養分が増え，食前の血糖は低下していく（図1）[3)]．食前の血糖値が低いと，インスリン投与をためらってしまいがちだが，そこで必要なインスリンを投与せずに食後に高血糖になってしまうと，胎児のインスリン分泌を促し，巨大児へつながり，さらに食前の血糖が低くなるという悪循環となってしまう．

妊娠初期には，妊娠悪阻などの影響でインスリン必要量が低下することが多いが，妊娠中期以降はインスリン拮抗ホルモン（ヒト胎盤ラクトーゲン，プロラクチン，プロゲステロンなど）の増加に伴いインスリン抵抗性が増大し，妊娠末期にはインスリン必要量が増大していくことにも注意が必要である．

● 血糖自己測定（SMBG）を使う

適切な血糖コントロールを行うには SMBG を用いることが望ましい．適切な血糖コントロールの必要性を患者自身に理解していただき，食事記録や生活行動などの記録と血糖値を一緒に記録すると効果的である[1)]．明らかな糖尿病およびハイリスク妊娠糖尿病では，非インスリン治療であっても血糖自己測定が保険上認められている．

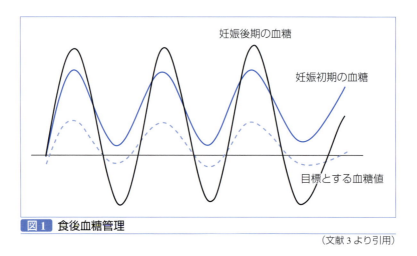

図1 食後血糖管理

（文献3より引用）

文献
1) 濱田洋実：医薬品添付文書とFDA分類，オーストラリア分類との比較．産科と婦人科 2007；**74**：293-300.
2) 小澤純二，他：5 インスリン療法A．インスリン製剤と頻回インスリン注射療法，「妊娠と糖尿病」母児管理のエッセンス．金芳堂，179-181.
3) 清水一紀：SMBGで血糖管理・指導の達人になる－血糖日記のススメ－．南江堂，2011.

（福山貴大・清水一紀）

Q96 体調不良で食事・水分摂取が十分できない場合（シックデイ）の経口糖尿病治療薬，注射薬の投与方法を教えてください．

A 食事量に応じて減量や中止の指示を書いたシックデイルールを，経口薬，注射薬についてあらかじめ渡しておくことが大切です．

●シックデイ
　糖尿病患者が発熱や下痢嘔吐が出現することによって糖尿病コントロールが著しく困難に陥った状態をシックデイという．感染症，消化器疾患，外傷，ストレスなどを併発することで起こる．炎症性サイトカインやインスリン拮抗ホルモンの増加によって，インスリン作用は低下している．このため，食欲不振のため食事摂取量が低下しても，インスリン作用低下のため，血糖高値が多いが，低血糖にも注意を要する．高度の脱水や電解質の喪失を伴うことが多い．

●シックデイルール
　対応の原則を**表1**にまとめた．状況に応じて医療機関を受診することも必要である．

●経口血糖降下薬の管理の原則
　原則として，食事量が普通であれば服用量はそのままで，食事量が半分以下であれば服用量を調節ないし中止する．各薬剤については，**表2**を参照されたい．
　特に，消化器症状のあるときには，ビグアナイド（BG）薬，SGLT2阻害薬，α-グルコシ

表1 シックデイルール

1. 水やお茶などで水分摂取を心がけ，脱水を防ぐ．水分摂取の目安は1時間あたり100 mL，少なくとも1日1,000〜1,500 mLの水やお茶を摂取する．
2. 安静と保温に努める
3. 食事は，糖質の補給が最優先である．食欲がなくても，おかゆ，果物，うどん，ジュースやアイスクリームなどで炭水化物を補給する．
4. インスリン治療中の患者では，自己判断でインスリンを中止しない．自己血糖測定を行いながらインスリン量を調節する．
5. 経口血糖降下薬やGLP-1受容体作動薬は種類と食事量に応じて減量，中止する．
6. 可能であれば自宅で，血糖自己測定（SMBG）により3〜4時間ごとのこまめな血糖測定を行う．また可能であれば，尿ケトン体を測定する．
7. 以下のときには医療機関の受診が必要である．
    ① 嘔吐・下痢が1日以上続き，食事摂取不可能な状態が1日以上続くとき
    ② 高血糖350 mg/dL以上や尿中ケトン陽性が1日以上続くとき
    ③ 腹痛が強いとき，胸痛や呼吸困難があるとき
    ④ 脱水症状，著しい体重減少があるとき
    ⑤ インスリン注射量の増減や経口血糖降下薬の服用量が判断できないとき

表2 シックデイルール—経口血糖降下薬，GLP-1受容体作動薬の減量中止の目安

		食事量 2/3以上	食事量 1/3以上 2/3未満	食事量 1/3未満
インスリン分泌促進薬	アマリール，オイグルコン，グリミクロンなど	通常量	半量	中止
速効性インスリン分泌促進薬	グルファスト，シュアポストなど	通常量	半量	中止
α-GI	グルコバイ，ベイスン，セイブルなど	中止*	中止	中止
BG薬	メトグルコなど	中止*	中止	中止
TZD薬	アクトスなど	通常量	中止	中止
DPP-4阻害薬	ジャヌビア，グラクティブなど	通常量	中止	中止
SGLT2阻害薬	スーグラ，アプルウェイ，フォシーガなど	中止*	中止	中止
GLP-1受容体作動薬	ビクトーザ，バイエッタ，リキスミア，ビデュリオンなど	中止*	中止	中止

*特に消化器症状（嘔吐，下痢）があるときには中止すること．

（文献1より引用改変）

ターゼ阻害薬（α-GI）は中止が必要である．GLP-1受容体作動薬も食事量が全量とれないときは中止する．このとき血糖自己測定（SMBG）値を参考に，インスリン療法への切り替えが必要なこともある．

●インスリン療法の管理の原則

シックデイ時にはSMBGを1日3〜4回行うことが必要である（図1）．

1）1型糖尿病の場合

基礎インスリン（持効型や中間型インスリン）は食事がとれないときでも，絶対に中止してはならない．原則として減量しないが，まったく食事がとれないときは，SMBG値に基づ

食事量	インスリン投与量
100〜80%	全量
80〜50%	2/3量
50%以下	1/2〜中止
10%以下	中止

＋

血糖値に合わせたインスリン調整	
BS＜70	4単位減量
70≦BS＜120	2単位減量
120≦BS＜200	増減なし
200≦BS＜250	2(1)単位増量
250≦BS＜300	4(2)単位増量
300≦BS＜350	6(3)単位増量
350≦BS＜400	8(4)単位増量
400≦BS	10(5)単位増量

図1 シックデイにおける(超)速効型インスリン投与量(食事量と血糖に対応したインスリン強化療法)

原則,持効型,中間型インスリンは食事量に応じてインスリン量を変更しない.
食事不安定時は食直後にインスリン注射を行う.
(　)内は総インスリン量30単位未満の患者に対するスケール.

（文献1より引用）

いてある程度の増減が必要となることもある．追加インスリン(超速効型や速効型インスリン)は食事量に応じて増減するため，食直後注射とする．原則，食事量が1/2ならばインスリンも1/2に減量し，まったくとれないときは血糖値に応じた追加分だけを注射する．

2) 2型糖尿病の場合

内因性分泌が低下している症例や，強化療法を行っている症例は1型に準じた投与をする．混合型インスリン1日2回投与の場合は，食事量に応じて減量する．SMBG値に応じて増減が必要である．BOT(basal supported oral therapy)(持効型インスリンと経口血糖降下薬併用)の場合も，食事量に応じて減量する．まったくとれないときは中止する場合もある．これも，SMBG値に応じての調節が必要となる．

参考文献
1) 上野宏樹, 他：最新医学別冊　新しい診断と治療のABC18/糖尿病代謝2. 改定第2版. 最新医学社, 2010；210-220.

（細井雅之・薬師寺洋介・上野宏樹）

97 インスリン導入後も血糖コントロールが改善しない症例はどうしたらよいでしょうか，教えてください．

A インスリン導入をしてようやく少し血糖改善ができたのに，血糖が再度上昇してくるケースもあります．このようなときには **step-up** を考えます．やせ型症例では超速効型インスリン追加，肥満型症例では **GLP-1 受容体作動薬**追加を考慮します．

● **海外の2型糖尿病治療のポジションステートメント**

2015年に発表になった米国糖尿病学会(ADA)，欧州糖尿病学会(EASD)の2型糖尿病治療のポジションステートメント[1]によると，インスリン導入になっている症例としては，メト

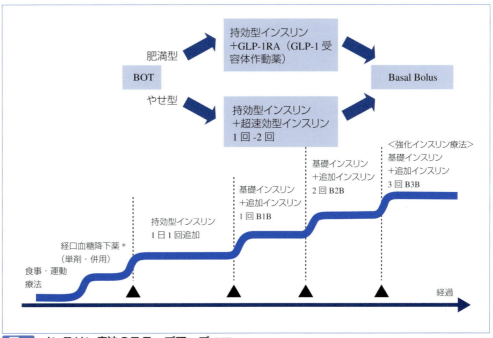

図1 インスリン療法のステップアップ CIT

経口血糖降下薬（SU薬など）のみでは十分な血糖コントロールが得られない場合に，強化インスリン療法を始めとした厳格な血糖コントロールを目指すことが重要.
しかしながら，強化インスリン療法でのインスリン導入が困難な患者においては，経口血糖降下薬を使用しながら，基礎インスリン1日1回追加（BOT）し，まず最初に空腹時血糖値を是正（Fix Fasting First）する.
基礎インスリンを十分量投与し，空腹時血糖（FBG）はコントロールできているにもかかわらず，HbA1Cのコントロールが不十分な患者にはさらに超速効型インスリン投与を1回追加し，さらに不十分であれば追加インスリンの投与回数を2回へと増やす（Basal Plus）.
最終的には段階的な治療法（Stepwise Therapy）により，基礎インスリン＋追加インスリン3回の強化インスリン療法により血糖コントロール達成を目指す（Basal Bolus）.
強化インスリン療法から開始する方法と段階的な治療法で開始する方法のいずれにおいても，治療目標値を達成するために治療を強化していくことが重要.

ホルミンとスルホニル尿素（SU）薬，チアゾリジン（TZD）薬，DPP-4阻害薬，SGLT2阻害薬，GLP-1受容体作動薬のいずれか2剤とインスリン（多くは持効型インスリン）の合計3剤を使用しているケースが典型例と思われる．それでも目標HbA1cに3か月以内に到達しないときには下記を推奨している（**図1**）.

① CIT（combination injectable therapy）GLP-1受容体作動薬または食事前インスリン（mealtime insulin）の追加
② 難治例にはTZD系かSGLT2阻害薬の追加

● 日本人での薬物療法

これをもとに日本人でのインスリン導入後の薬物療法を述べる.
至適用量の基礎インスリン（ランタス，トレシーバ，レベミル）にまで増量（目標空腹時血糖になるまで，10〜15%インスリンを週に2回増量）しても目標HbA1cに到達しない場合，あるいはインスリン使用量が0.5 U/kg/日を超える場合にCITを開始する.

1) 肥満症例

GLP-1受容体作動薬の追加．日本では保険適用のあるものはリキスミアかリラグルチド

表1　血糖悪化の隠れた原因
①食事療法，運動療法の悪化 ②服薬自己中断（民間療法への逃避など） ③悪性腫瘍の合併 ③隠れた感染症の発症（膿瘍，壊疽など） ④精神的ストレスやうつの発症，認知症の発症（インスリン注射や経口薬の内服ができなくなっていることがある） ⑤緩徐進行1型糖尿病（SPIDDM）の発症（抗GAD抗体陽性に） ⑥内分泌疾患の併発（クッシング症候群や末端肥大症など）

（ビクトーザ®）かデュラグルチド（トルリシティ®）である．吐気，便秘などの副作用に注意しながらリキスミア 10 μg 朝食前かビクトーザ® 0.3 mg 朝食前かトルリシティ® 0.75 mg 週1回から追加を開始する．食欲抑制による体重減少作用とインスリン分泌作用，グルカゴン抑制作用を期待して開始する．後述する mealtime insulin の追加と血糖低下作用は同等か少しまさり，低血糖は少なく，減量効果が認められると報告されている．副作用の出現がなければ，リキスミア® 20 μg 朝食前かビクトーザ 0.9 mg 朝食前まで増量は可能である．

　GLP-1 受容体作動薬追加で血糖低下が得られるものは，基礎インスリンを減量，中止も可能な症例がある．そうすれば，ビデュリオン® 2 mg 週1回投与へ回数を減らすことも可能である．高齢者などで自己注射ができない症例などでは有用な方法である．

2）やせ症例

　mealtime insulin の追加．1日のうちの最も食事量の多いとき（Big meal）に超速効型インスリン（ノボラピッド® かヒューマログ® かアピドラ®）を追加（4単位，あるいは 0.1 U/kg，あるいは基礎インスリンの 10%）する．基礎インスリン（持効型インスリン）にボーラスインスリン（mealtime insulin，超速効型インスリン）を追加する方法である．ベーサル―ボーラスともいわれる．ボーラスインスリンが1回の場合はベーサルプラスや B1B（ベーサル1ボーラス）とも呼ばれることがある．

　ボーラスインスリンの次の空腹時血糖（朝前投与なら昼前血糖，夕前投与なら眠前血糖か翌朝前血糖）が目標に達するまで，週1回ボーラスインスリンを1～2単位ずつ増量する．

　ボーラスインスリンを増量しても目標 HbA1c に到達しない，あるいはボーラスインスリン後に低血糖が起こるようであれば，次の Big meal のときに超速効型インスリンを追加（4単位，あるいは 0.1 U/kg，あるいは基礎インスリンの 10%）する．B2B（ベーサル2ボーラス）ともいわれる．

　ボーラスインスリンを2回にしても目標 HbA1c に到達しないときは，ボーラスインスリンを毎食前の3回にアップする．B3B（ベーサル3ボーラス）ともいわれる．最終的なインスリン療法の形態である．

3）目標 HbA1c に達しない場合

　CIT でも目標 HbA1c に到達しないとき，TZD 系（アクトス 15 mg）か SGLT2 阻害薬を考える．ただし，TZD 系の副作用（体重増加，浮腫，心不全リスク上昇など）や，SGLT2 阻害薬の副作用（脱水，尿路感染など）に留意が必要である．日本人では α-グルコシダーゼ阻害薬（α-GI）の追加も考慮する．

4）血糖悪化の隠れた原因

　注意点として，上記 1）～3）を考える前に表1のポイントに注意しておきたい．あたり前

のことではあるが，忘れがちな点である．

文献
1) Inzucchi SE, *et al.*：Management of hyperglycemia in type2 diabetes, 2015. *Diabetes Care* 2015；**38**：140-149.

（細井雅之・薬師寺洋介・上野宏樹）

  点滴投与時，経腸栄養剤使用時のインスリン使用方法を教えてください．

 点滴投与時は経腸栄養剤使用時では経口摂取と比べて高血糖を生じやすくなります．ブドウ糖含有量に合わせてインスリンを投与します．

●点滴投与時

糖尿病患者では経静脈栄養の際にはブドウ糖濃度の急激な上昇により急激な血糖上昇が生じやすい．

日本では数多くの輸液製剤が開発され，製剤の臨床的意義は理解されずに使用されている現状がある．例えば，絶食状態の糖尿病患者に対し，ブドウ糖が少量含まれる電解質輸液のみが投与されている場合がある．異化亢進を抑制するためにはブドウ糖が 1 日 200 g 程度必要であり，このような場合には異化が亢進し骨格筋に負荷がかかる．逆に術前の半日程度の絶食時に低濃度糖加アミノ酸液（ビーフリード®，アミノフリード®）が投与され，高血糖となることもある．

当座の対応として測定した血糖値に応じて速効型インスリンが投与されていることがある（いわゆる"スライディングスケール"）．この場合は血糖値の上昇後にインスリンが投与されるので，輸液からのブドウ糖濃度上昇に対応できず，急激な血糖値の上昇後に低血糖となってしまう．

血糖値の上昇をさけるため，輸液速度を緩徐に設定し，できれば 24 時間で投与とすることが望ましい．輸液製剤のフィルターにインスリンが吸着されるため別ルートからインスリンを投与することが推奨される．生理食塩水 50 mL にインスリン 50 単位を混和し 0.5 mL/時の速度から投与し，4～8 時間毎に血糖値をチェックし速度を調整する．調整の方法として一例を **表 1** に示す．また代表的な輸液製剤を **表 2**，**表 3** に示す．

表 1 血糖値に応じたインスリン投与速度の一例

血糖値（mg/dL）	インスリン投与速度（mL/ 時）
99 以下	投与を中止
100～150	調整しない
151～200	＋ 0.1
201～250	＋ 0.2
251～300	＋ 0.4

表2 末梢静脈輸液製品

製品名	糖質(g/L)	熱量(kcal/L)
ヴィーンF®(大塚)	0	0
ソリタT3号®(大塚)	43	172
ビーフリード®(大塚)	75	420

表3 中心静脈栄養製品

製品名	糖質(g/袋)	熱量(kcal/袋)
フルカリック1号 903 mL®(テルモ，田辺三菱)	120	560
フルカリック2号 1003 mL®(テルモ，田辺三菱)	175	820
フルカリック3号®(テルモ，田辺三菱)	250	1160
ハイカリックRF 500 mL®(テルモ)	250	1000

表4 経腸栄養製品

製品名	糖質(g/袋)	熱量(kcal/袋)
エレンタール80 mL(味の素)	63.3	300
エンシュア・リキッド250 mL(明治乳業)	34.3	250
リーナレンLP 125 mL(明治乳業)＊腎不全用	35	200
インスロー200 mL(明治乳業)＊糖尿病用	24.8	200

●経腸栄養剤使用時

　経腸栄養は腸粘膜免疫が維持できるため感染症のリスクを低下させる．腸管利用が可能な場合は第一選択の栄養利用法である．経静脈栄養と比べると血糖値の変動が少ないが，十分なカロリーを投与すると高血糖をきたすことも多い．経口摂取時に比べ，糖質の吸収がはやく急激な血糖上昇をきたす．

　これを避けるためには経腸栄養剤の投与速度を遅くする．1日必要量を24時間で投与することが望ましい．この場合も末梢静脈ルートを確保し生理食塩水50 mLにインスリン50単位を混和し0.5 mL/時の速度から投与し血糖値をみながら速度を調整する．代表的な経腸栄養製剤を表4に示す．

　1日2～3回に分けて2～3時間かけて投与する場合はヒューマリンR®等のインスリン速効型製剤を用いる．経腸栄養剤に含まれる糖質10～15 gに対してインスリン1単位を投与とする．

　病態に応じて様々な経腸栄養剤があり，腎不全用，肝不全用，糖尿病用のものがある．腎不全用，肝不全用の輸液や経腸栄養ではブドウ糖含有量が多く高血糖に注意が必要である．糖尿病患者ではそのままの量ではなく，ブドウ糖100～150 g程度を含有量として少量から開始する．糖尿病用経腸栄養剤には低炭水化物である，インスリン抵抗性改善効果のある一価不飽和脂肪酸が含まれているという特徴があり，糖尿病患者の選択肢の1つである．

文献

1) 日本糖尿病学会：糖尿病専門医研修ガイドブック．改訂第6版．診断と治療社，2014．

（吉岡成人・宮野有希恵）

Q99 周術期のインスリン製剤による管理を教えてください.

A スライディングスケールの使用,インスリン強化療法,BOT(basal supported oral therapy)などがあります.

●周術期の管理

周術期に血糖コントロールが不良であると感染症発症リスクが高くなり,また創傷治癒が妨げられるため,術前から血糖管理を行うことが望ましい.術前血糖コントロールの目標としては,原則空腹時血糖 140 mg/dL 以下,食後血糖 200 mg/dL 以下である.なお低血糖を起こさないよう十分に注意する.

術前に食事療法のみ,あるいは経口血糖降下薬で血糖コントロールが良好な場合は,スライディングスケール(SS)の追加のみで管理することがある.しかし,スルホニル尿素(SU)薬を大量に使用している場合や,血糖コントロールが著しく不良な場合,術前からインスリン治療を行っている場合にはインスリン強化療法,あるいは基礎インスリンとして持効型インスリンを用い,絶食ないし食事摂取が不安定な時期は SS を追加して管理することが望ましい.

具体的な周術期インスリン管理方法について決まったものはないが,一例として,当院におけるインスリン治療方法を以下にあげる.

●スライディングスケール(SS)

患者の血糖コントロール状況,インスリン自己分泌能,体型,感染症の有無などによって上記から選択する.なお,1 型糖尿病患者など細やかな調整が必要な場合は適宜アレンジすることもある(表1).

●インスリン強化療法

大量の SU 薬を使用している場合は SU 薬を原則中止のうえ,インスリンを導入する.導入時のインスリン量は,1 日量を体重あたり 0.5 単位/kg,あるいは現体重の 1/3 から開始するなどの方法がある.入院前からインスリン強化療法を行っている場合は同量のインスリンを継続し,血糖値によって量を調整する.禁食時は追加インスリンを中止するが,基礎インスリンは原則継続とする.血糖4検(6時間ごと)とし,朝・昼・夕のみ SS を追加する.夜間はホルモン周期により血糖は低下傾向にあるため,夜間の低血糖を防ぐために眠前は SS を追加しないことが多い.術後に食事が再開され,摂取量が安定してきたらインスリン強化

表1 SS パターン(表の数値はインスリンの投与単位数)

血糖値(mg/dL)/SS パターン	SS-A ヒューマリンR	SS-B ヒューマリンR	SS-C ヒューマリンR	SS-D ノボラピッド
151〜200	―	―	2	―
201〜250	2	―	4	2
251〜300	4	2	6	4
301〜350	6	4	8	6
350〜	8	6	8	8

療法へ戻す．しかし，小手術であったり，術後短期間で退院することが見込まれたりするときには，SU薬を減量するなどして経口血糖降下薬を再開することもある．

● 基礎インスリン＋スライディングスケール(SS)

周術期管理のインスリン治療は現在でもSSや強化療法が主流である．SSは簡便であるが，強化療法の場合は毎日血糖値を見ながらそれぞれの責任インスリンの調整を行う必要があり，やや煩雑である．一方で基礎インスリンとして1日1回の持効型インスリンを用いDPP-4阻害薬の内服，SSを追加するという方法が，従来の強化療法と比較して同等の血糖コントロールが可能であったとする報告があり，この場合，空腹時血糖を見て持効型インスリンのみの調整を行っていくため，より簡便である．

なお，周術期に使用される輸液には，ブドウ糖5〜8gにつき速効型インスリン1単位の割合で混注することも覚えておきたい．

文献

1) 日本糖尿病学会：糖尿病専門医研修ガイドブック．第6版．診断と治療社，2014；361.
2) Umpierrez GE, et al.：Randomized study comparing a Basal-bolus with a basal plus correction insulin regimen for the hospital management of medical and surgical patients with type 2 diabetes：basal plus trial. *Diabetes Care* 2013；36：2169-2174.

（郷内めぐみ・浜野久美子）

Q100 周術期にインスリン製剤以外の薬剤による血糖コントロールが可能かどうか教えてください．

A インクレチン製剤による周術期血糖コントロールが注目されています．

● インクレチン関連薬による入院血糖コントロール

インスリン療法は周術期血糖コントロールにおけるゴールドスタンダードであるが，低血糖のリスクがあり，頻回の血糖測定や投与量の調整が必要である．近年，インスリン療法の補助薬もしくは代替薬として，インクレチン関連薬が注目されている．ここではインクレチン関連薬の中でも特にGLP-1受容体作動薬(GLP-1RA)による周術期血糖コントロールに関して概説する．

GLP-1RAは血糖依存性にインスリン分泌を促進するため低血糖を起こしにくく，またグルカゴン分泌を抑制することで高血糖を改善する．また心血管機能や血管内皮細胞機能を改善するといわれている．

GLP-1RAであるリラグルチド(ビクトーザ®)を使用した周術期管理に関して自験成績について述べる．

腹部手術を除いた65名の周術期血糖コントロールを必要とした2型糖尿病患者を対象に，経口血糖降下薬を中止後リラグルチドを導入し，血糖変動，周術期合併症について評価した．なお容認できない高血糖回避のためにインスリンスライディングスケールを併用した．全例，低血糖その他の周術期合併症を起こすことなく，良好な血糖コントロールが可能であった(図1)．肥満患者の減量にも効果的であり，整形外科的予後の改善に貢献すると考

Q100 周術期にインスリン製剤以外の薬剤による血糖コントロールが可能かどうか教えてください．

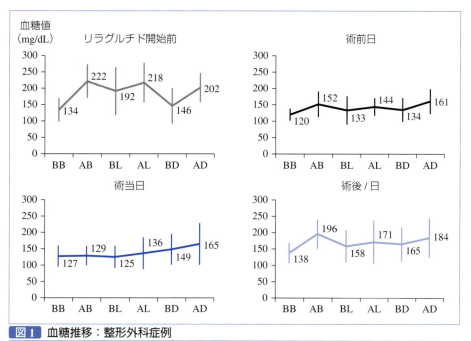

図1 血糖推移：整形外科症例
BB：朝食前，AB：朝食後，BL：昼食前，AL：昼食後，BD：夕食前，AD：夕食後．

えられ現在も頻用している．

このように，GLP-1RAは低血糖のリスクが低く，用量調整も簡便であり，周術期血糖コントロールの方法となりうるが，副作用として嘔気・嘔吐，下痢，便秘などの腹部症状が強いもの，また消化管領域の手術においては不適切であろう．

インスリン療法以外の周術期血糖コントロール方法は未確立であり，インクレチン関連薬に関しても今後大規模な研究結果が待たれる．

文献

1) Nakadaira I, et al.：Liraglutide is applicable in elective perioperative patients with type 2 diabetes. *Diabetologia* 2013；**56**：[Suppl1] S353.
2) Umpierrez GE, et al.：Is incretin-based therapy ready for the care of hospitalized patients with type 2 diabetes？：Insulin therapy has proven itself and is considered the mainstay of treatment. *Diabetes Care* 2013；**36**：2112-2117.
3) Schwartz S, et al.：Is incretin-based therapy ready for the care of hospitalized patients with type 2 diabetes？：The time has come for GLP-1 receptor agonists！ *Diabetes Care* 2013；**36**：2107-2111.

（郷内めぐみ・浜野久美子）

Q101 免疫チェックポイント阻害薬ニボルマブ使用患者の血糖コントロールを教えてください．

 劇症 1 型糖尿病の発症を念頭に置いた血糖コントロールが必要であり，インスリンでの治療を開始することが重要です．

● 免疫チェックポイント阻害薬の働き

　免疫チェックポイント阻害薬は，PD-1（programmed death-1）とそのリガンドである PD-L（programmed death-1 ligand）や CTLA-4（cytotoxic T lymphocyte antigen-4）とそのリガンドである B7 との相互作用に干渉する薬剤であり，それらに対する抗体が使用される．PD-L には B 細胞，T 細胞，樹状細胞やマクロファージなどの抗原提示細胞や上皮，血管内皮細胞，神経細胞，膵島細胞など非造血細胞に広く恒常的に発現している PD-L1 と抗原提示細胞，記憶 B 細胞などの限られた細胞に誘導された形で発現している PD-L2 が存在している．免疫応答において，抗原提示細胞上に提示された抗原は MHC クラス II 抗原とともに T 細胞レセプターによって認識され，共刺激（T 細胞上の CD28 と抗原提示細胞上の CD 80 や CD86 などの B7 との結合）とともに T 細胞は活性化される．免疫応答が過剰にならず適切であるためには抑制シグナルが必要であり，活性化された T 細胞上にはその後，PD-1 や CTLA-4 が発現し，抗原提示細胞などに発現している PD-L や B7 との反応により T 細胞はサイトカインの産生，増殖の抑制，アポトーシスの誘導が起こり免疫応答は抑制される．ある種の腫瘍においてはその細胞上にこれらのリガンドを発現したり，腫瘍細胞を取り巻く微小環境では CTLA-4 が過剰に発現するなどにより，T 細胞による細胞性免疫を逃れていると考えられている．

● 1 型糖尿病発症のリスク

　免疫チェックポイント阻害薬は，この腫瘍に対する免疫寛容を解除し，腫瘍免疫を増強しようとするものである．一方，自己抗原に反応する T 細胞を抑制する機能をもつ調節性 T 細胞上には PD-L1 の発現とともに CTLA-4 が恒常的に高発現しており，ともに調節性 T 細胞の機能に重要とされる．したがって，これらの薬剤は，本来免疫寛容となっている自己抗原に対しても免疫応答を惹起する可能性があり，その副作用は免疫関連副作用（immune-related adverse events）とよばれ，皮膚炎，腸炎，肝炎，下垂体炎，甲状腺機能低下症などが代表的なものとして知られている．治験の段階では 1 型糖尿病の発症は報告されていなかったものの，近年，これらの薬剤，特に抗 PD-1 抗体（ニボルマブ等）投与後の 1 型糖尿病発症が相次いで報告されている[1-4]．抗 CTLA-4 抗体単独による 1 型糖尿病発症の報告はなく，PD-1/PD-L の相互作用は一度形成された免疫寛容の維持にとってより重要であるとの実験データ[5]も示されており，両者の免疫寛容における作用の相違が関連している可能性がある．これまで文献的に報告されている 1 型糖尿病発症例は 9 例（**表 1**）で，うち 7 例は糖尿病性ケトアシドーシス（DKA）で発症している．薬剤投与開始から発症までの期間は 5 か月以内だが，1 週間後に発症した症例も認められている．抗 GAD 抗体等の膵島関連自己抗体は，測定された 8 例中 5 例で陽性であった．その中の 2 例は抗 GAD 抗体の抗体価が低く，抗体陰性であった他の 1 例を含め 3 例では発症時の HbA1c が 6.85 〜 7.7% とあまり上昇しておらず，内因性インスリン分泌が枯渇している点などから，劇症 1 型糖尿病と考えられる

Q101 免疫チェックポイント阻害薬ニボルマブ使用患者の血糖コントロールを教えてください．

表1 免疫チェックポイント阻害薬による1型糖尿病発症の報告例

症例	年齢	性別	基礎疾患	既存の耐糖能障害	発症時の状況	HbA1c（%）	随時血清Cペプチド（ng/mL）	膵島関連自己抗体	投与薬剤	薬剤投与から発症までの期間
1	54	女性	悪性黒色腫	なし	DKA	記載なし	記載なし	抗GAD抗体 70.1 U/mL（基準値 0-5）	抗PD-1抗体	3日目（3週毎）投与後
2	55	女性	悪性黒色腫	なし	DKA	6.9	< 0.1	陰性	抗PD-1抗体	5か月
3	83	女性	非小細胞性肺癌	なし	DKA	7.7	< 0.1	抗GAD抗体 1.2 U/mL（基準値 < 0.5）	抗PD-1抗体	1か月未満
4	63	男性	腎細胞癌	なし	高血糖	8.2	1.3	抗GAD抗体 1.1 U/mL（基準値 < 0.5）抗膵島細胞抗体 1.2 U/mL（基準値 < 1.0）インスリン自己抗体 47 U/mL（基準値 < 5.0）	抗PD-1抗体	4か月
5	58	男性	肺小細胞癌	2型糖尿病	DKA	9.7	< 0.1	抗GAD抗体 13819 U/mL（基準値 < 0.5）	抗PD-1抗体	1週間
6	64	女性	悪性黒色腫	なし	高血糖ケトーシス	7.4	0.5	陰性	抗PD-1抗体	1か月未満
7	70	男性	肺腺癌	なし	DKA	9.8	0.3	陰性	抗PD-1抗体	15週
8	66	女性	肉腫様癌	なし	DKA	9.4	< 0.1	抗GAD抗体 465WHO unitis（基準値 < 142）	抗PD-L1抗体	7週
9	44	女性	悪性黒色腫	なし	DKA	6.85	< 0.1	陰性	抗PD-1抗体	2回目投与2週間後

症例が含まれている．劇症1型糖尿病は急性1型糖尿病の約20%を占め，1週間前後と非常に短期間で内因性インスリン分泌が枯渇する特徴をもつ．そのためHbA1cはあまり上昇せず急速にDKAに至り，診断を誤ると致死的となりうる．

● **1型糖尿病発症後の対応**

日本糖尿病学会より，2012年に改訂された急性発症1型糖尿病診断基準（**表2**）[6]および劇症1型糖尿病診断基準（**表3**）[7]を示す．これら薬剤投与後に新たな糖尿病の発症や，血糖コントロールの急激な悪化を認めた場合には，内因性インスリン分泌の状態や膵島関連自己抗体の有無が判明するまでは，速やかにインスリン治療に切り替えて血糖コントロールを行う必要がある．インスリン治療を行う場合には速効型または超速効型のボーラスインスリンのみならず，1型糖尿病に準じた基礎インスリンの投与を行うことが肝要と考えられる．DKA発症時には生理食塩水を主体とした脱水の補正と，持続インスリン静注での血糖コントロールが必要であることはいうまでもない．血糖測定の頻度に関してのガイドラインはまだ示されたものはないが，1型糖尿病発症の最短期間は1週間であった症例が存在することから，投与後1週間目は少なくとも週2回，その後1か月間は週1回，1か月以降から5か月までは2週に1回，その後は月に1回は尿ケトン体の有無とともに血糖値を測定するなどの工夫

表2　急性発症1型糖尿病の診断基準(2012)

1. 口渇，多飲，多尿，体重減少などの糖尿病(高血糖)の症状の出現後，おおむね3か月以内にケトーシスあるいはケトアシドーシスに陥る[1]．
2. 糖尿病の診断早期より継続してインスリン治療を必要とする[2]．
3. 膵島関連自己抗体が陽性である[3]．
4. 膵島関連自己抗体が証明できないが内因性インスリン分泌が欠乏[4]している．

[判定]
上記1〜3を満たす場合，「急性発症1型糖尿病(自己免疫性)」と診断する．
1, 2, 4を満たす場合，「急性発症1型糖尿病」と診断してよい．
内因性インスリン欠乏が証明されない場合，あるいは膵島関連自己抗体が不明の場合には，診断保留とし，期間をおいて再評価する．

(参考事項)
[1] 尿中ケトン体陽性または血中ケトン体の上昇のいずれかを認める場合，ケトーシスと診断する．また，臨床的判断により直ちにインスリン治療を開始した結果，ケトーシスやケトアシドーシスに陥らない例がある．
[2] 1型糖尿病の診断当初にインスリン治療を必要とした後，数か月間インスリン治療なしで血糖コントロールが可能な時期(honeymoon period)が一過性に存在しても，再度インスリン治療が必要な状態となりその後持続する場合も含める．
[3] グルタミン酸脱炭酸酵素(GAD)抗体，IA-2抗体，インスリン自己抗体(IAA)，亜鉛輸送担体8(ZnT8)抗体，膵島細胞抗体(ICA)のうちいずれかの自己抗体の陽性が経過中に確認された場合，膵島関連自己抗体陽性と判定する．ただし，IAAはインスリン治療開始前に測定した場合に限る．
[4] 空腹時血清Cペプチド＜0.6 ng/mLを，内因性インスリン分泌欠乏の基準とする．ただし，劇症1型糖尿病の診断基準を満たす場合にはそれに従う．また，HNF-1α遺伝子異常，ミトコンドリア遺伝子異常，KCNJ11遺伝子異常などの単一遺伝子異常を鑑別する．

(文献6より引用)

表3　劇症1型糖尿病の診断基準(2012)

下記1〜3のすべての項目を満たすものを劇症1型糖尿病と診断する．
1. 糖尿病症状後1週間前後以内にケトーシスあるいはケトアシドーシスに陥る(初診時尿ケトン体陽性，血中ケトン体上昇のいずれかを認める．)．
2. 初診時の(随時)血糖値が288 mg/dL(16.0 mmol/L)以上であり，かつHbA1c＜8.7％*である．*劇症1型糖尿病発症前に耐糖能異常が存在した場合は，必ずしもこの数字は該当しない．
3. 初診時の尿中Cペプチド＜10 μg/日，または，空腹時血清Cペプチド＜0.3 ng/mLかつグルカゴン負荷後(または食後2時間)血清Cペプチド＜0.5 ng/mLである．

(参考所見)
A) 原則としてGAD抗体などの膵島関連自己抗体は陰性である．
B) ケトーシスと診断されるまで原則として1週間以内であるが，1〜2週間の症例も存在する．
C) 約98％の症例で発症時に何らかの血中膵外分泌酵素(アミラーゼ，リパーゼ，エラスターゼ1など)が上昇している．
D) 約70％の症例で前駆症状として上気道炎症状(発熱，咽頭痛など)，消化器症状(上腹部痛，悪心・嘔吐など)を認める．
E) 妊娠に関連して発症することがある．
F) HLA DRB1*04：05-DQB1*04：01との関連が明らかにされている．

(文献7より引用)

が必要であろう．これら定期的な血糖値の測定以外に口渇，多飲，多尿などの高血糖の症状や食欲不振，倦怠感，腹痛，悪心，嘔吐などの DKA の症状が出現した場合にも速やかに医療機関を受診させ，血糖上昇の有無，DKA の有無を評価する必要がある．

● BOT 療法の継続

膵島関連自己抗体が陰性で内因性インスリン分泌が十分に保たれていることが確認されれば内服薬への変更も可能と考えられるが，これらの薬剤による 1 型糖尿病の発症までの期間に関しては，まだ症例数も少なく不明な部分も多いため，基礎インスリンを残した BOT 療法 (basal supported oral therapy) などで治療を継続するほうが安全のように思われる．

文献

1) Martin-Liberal J, *et al*.：Anti-programmed cell death-1 therapy and insulin-dependent diabetes：a case report. *Cancer Immunol Immunother* 2015；**64**：765-767. PMID：25828465.
2) Hughes J, M, *et al*.：Precipitation of autoimmune diabetes with anti-PD-1 immunotherapy. *Diabetes Care* 2015；**38**：e55-57. PMID：25805871.
3) Mellati M, *et al*.：Anti-PD-1 and anti-PDL-1 monoclonal antibodies causing type 1 diabetes. *Diabetes Care* 2015；**38**：e137-138. PMID：26116720.
4) Gaudy C, *et al*.：Anti-PD1 pembrolizumab can induce exceptional fulminant type 1 diabetes. *Diabetes Care* 2015；**38**：e182-183. PMID：26310693.
5) Fife BT, *et al*.：Interactions between PD-1 and PD-L1 promote tolerance by blocking the TCR-induced stop signal. *Nat Immunol* 2009；**10**：1185-1192. PMID：19783989.
6) 川崎英二，他：急性発症 1 型糖尿病の診断基準 (2012) の策定―1 型糖尿病調査研究委員会報告．糖尿病 2013；**56**：584-589.
7) 今川彰久，他：劇症 1 型糖尿病の新しい診断基準 (2012)―1 型糖尿病調査研究委員会報告．糖尿病 2012；**55**：815-820.

（桝澤政広）

Q102 免疫抑制薬使用中の患者の血糖コントロールを教えてください．

免疫抑制薬の中でも，シクロスポリンやタクロリムスといったカルシニューリン阻害薬は血糖を上昇させる作用があります．そのため，非糖尿病患者に対しては定期的な糖代謝のチェックを行うこと，糖尿病患者に対しては適切な血糖コントロールを行うことが重要です．

おもな免疫抑制薬として，プレドニゾロンなどの副腎皮質ステロイド，シクロホスファミドなどのアルキル化薬，アザチオプリンやミゾリビンなどの代謝拮抗薬，シクロスポリンやタクロリムスなどのカルシニューリン阻害薬などがあげられる．その中でも副腎皮質ステロイドとカルシニューリン阻害薬は副作用として血糖上昇作用を有する（副腎皮質ステロイドについては「Q90 ステロイド薬を使用している場合の薬剤選択を教えてください」参照）．カルシニューリン阻害薬の適応疾患は表 1 に示すように，臓器移植から膠原病，腎疾患，神経・筋疾患まで幅広く，ステロイド薬との併用で使用されることが多い．

● カルシニューリン阻害薬の血糖上昇作用機序

カルシニューリンは膵 β 細胞機能または膵 β 細胞量の調節機構上，重要な役割を果たして

表1 シクロスポリン，タクロリムスの効能・効果

成分	商品名	効能・効果
シクロスポリン	サンディミュン® ネオーラル®	1. 下記の臓器移植における拒絶反応の抑制 　腎移植，肝移植，心移植，肺移植，膵移植，小腸移植 2. 骨髄移植における拒絶反応および移植片対宿主病の抑制 3. ベーチェット病およびその他の非感染性ぶどう膜炎 4. 尋常性乾癬，膿疱性乾癬，乾癬性紅皮症，関節症性乾癬 5. 再生不良性貧血，赤芽球癆 6. ネフローゼ症候群 7. 全身型重症筋無力症 8. アトピー性皮膚炎
タクロリムス	プログラフ® グラセプター®	1. 下記の臓器移植における拒絶反応の抑制 　腎移植，肝移植，心移植，肺移植，膵移植，小腸移植 2. 骨髄移植における拒絶反応および移植片対宿主病の抑制 3. 重症筋無力症 4. 関節リウマチ 5. ループス腎炎 6. 難治性の活動期潰瘍性大腸炎 7. 多発性筋炎・皮膚筋炎に合併する間質性肺炎

いる[1]．そのためカルシニューリン阻害薬投与により，膵β細胞内のカルシウム/カルシニューリンシグナルが抑制されることで，膵β細胞機能ならびに量が低下すると考えられている．その結果，インスリンの合成や分泌が低下することで血糖が上昇する．また，カルシニューリン阻害薬投与により，インスリン感受性が低下することも明らかになってきており，その機序として脂肪細胞でのブドウ糖の取り込みが抑制されることが報告されている[2]．

●非糖尿病患者に対する対応

上記の機序を考えると，糖尿病でない患者にカルシニューリン阻害薬を投与する際においても，投与開始後の血糖上昇を念頭に入れなければならない．特に移植患者においては，移植後糖尿病（new onset of diabetes after transplantation：NODAT）に留意する必要がある．移植後糖尿病は，移植臓器の障害をきたすのみならず，心血管イベントの危険因子となり得ることも報告されており，その予防は重要であるが，確立された予防法や治療法は明らかでない．移植の有無にかかわらず，カルシニューリン阻害薬投与開始後は定期的な糖代謝のチェックが重要である．空腹時または随時血糖値とHbA1cでモニタリングする場合が多いと想定されるが，前者においては併用するステロイド薬の影響で朝食前血糖が低値になりやすい点，後者においては貧血や腎障害の合併などでHbA1cが低値になり得る点などに注意する．

●糖尿病患者およびカルシニューリン阻害薬使用後の血糖上昇時に対する対応

糖尿病の治療としては，食事，運動療法が基本とされているが，免疫抑制薬投与中の患者の場合には，特に原疾患の病態や患者のライフスタイルに十分留意したうえで検討する．薬物療法では，ステロイド薬との併用が多い点，インスリン分泌能が低下している可能性があることから，インスリンによる血糖管理となる場合が多い．その際の注意点としては，低血

糖をできるだけ避けることである．特にステロイドが減量になった後や食欲が一定しない時などは注意する．その対策としては，血糖自己測定を行ってもらうこと，原疾患の担当医と糖尿病内科医との連携を密にとること，本人や家族にシックデイについての対処法を理解していただくことなどがあげられる．血糖が比較的安定していれば，内服薬でのコントロールも可能である．DPP-4阻害薬は，インスリンやSU薬，グリニド薬との併用でなければ低血糖のリスクは少なく，年齢や合併症によらず比較的どのような原疾患でも広く使用できると考えられる．近年，移植後糖尿病に対するDPP-4阻害薬の有効性も報告されつつあり，より長期の安全性に関するエビデンスの確立が望まれる．

文献

1) Heit JJ, *et al.*：Calcineurin/NFAT signalling regulates pancreatic beta-cell growth and function. *Nature* 2006；**443**：345-349.
2) Pereira MJ, *et al.*：Cyclosporine A and tacrolimus reduce the amount of GLUT4 at the cell surface in human adipocytes：increased endocytosis as a potential mechanism for the diabetogenic effects of immunosuppressive agents. *J Clin Endocrinol Metab* 2014；**99**：E1885-1894.

（中村昭伸）

Q103 分子標的治療薬使用中の患者の血糖コントロールを教えてください．

分子標的治療薬の中で，mTOR阻害薬に分類されるエベロリムスやテムシロリムスは比較的高頻度で高血糖を引き起こします．またチロシンキナーゼ阻害薬に分類される一部の薬剤は高血糖や低血糖を引き起こす場合があります．したがってこれらの薬剤を使用している癌治療においては，血糖の急な変動が起こり得ることに留意する必要があります．

分子標的治療薬は高い抗腫瘍効果を発揮する一方で，従来の抗腫瘍薬には認められない特有な有害事象が出現しており，高血糖などの代謝異常もその中に含まれる．数ある分子標的治療薬の中でも，mTOR阻害薬と一部のチロシンキナーゼ阻害薬が第III相臨床試験で糖代謝異常をきたしたことが報告されている[1]．

● mTOR阻害薬

Mammalian Target of Rapamycin（mTOR）は，細胞の増殖や代謝，生存における調節因子の役割を果たすセリン/スレオニン・キナーゼであり，糖代謝においても重要な役割を果たしている．mTOR阻害薬はmTOR活性阻害を介する腫瘍細胞増殖抑制および血管新生阻害の二つの作用機序により，抗腫瘍効果を発揮するとされている．しかし同時にインスリン作用が低下することで，膵β細胞の機能ならびに量の低下によるインスリン分泌の低下，肝での糖新生の亢進，末梢組織における糖取り込みの低下が生じ，血糖が上昇すると考えられる．現在，日常臨床で使用されているmTOR阻害薬はエベロリムスとテムシロリムスであり（**表1**），第III相臨床試験において12～50％の頻度で高血糖を認めている[1]．

● チロシンキナーゼ阻害薬

慢性骨髄性白血病の治療薬としてイマチニブが登場して以来，多数のチロシンキナーゼ阻害薬が抗腫瘍薬として上市されている．チロシンキナーゼ阻害薬は高血糖や低血糖を引き起

表1 mTOR阻害薬の効能・効果

成分	商品名	用法	効能・効果
エベロリムス	アフィニトール®	経口薬	1. 根治切除不能または転移性の腎細胞癌 2. 膵神経内分泌腫瘍 3. 手術不能または再発乳癌 4. 結節性硬化症に伴う腎血管筋脂肪腫 5. 結節性硬化症に伴う上衣下巨細胞性星細胞腫
テムシロリムス	トーリセル®	点滴静脈内投与	1. 根治切除不能または転移性の腎細胞癌

表2 糖代謝に影響を及ぼすおもなチロシンキナーゼ阻害薬の効能・効果

成分	商品名	用法	効能・効果
ニロチニブ	タシグナ®	経口薬	1. 慢性期または移行期の慢性骨髄性白血病
パゾパニブ	ヴォトリエント®	経口薬	1. 悪性軟部腫瘍 2. 根治切除不能または転移性の腎細胞癌
スニチニブ	スーテント®	経口薬	1. イマチニブ抵抗性の消化管間質腫瘍 2. 根治切除不能または転移性の腎細胞癌 3. 膵神経内分泌腫瘍

(文献1を引用改変)

こす場合があるが，その分子メカニズムは明らかでない．注意すべき点としては，同一のチロシンキナーゼ阻害薬が高血糖も低血糖も引き起こすことである．チロシンキナーゼ阻害薬の中で高血糖を引き起こす代表的な薬剤はニロチニブである．その他，第III相臨床試験でパゾパニブ，スニチニブの投与により高血糖が認められている(**表2**)．

分子標的治療薬使用中の患者に対する対応

まず重要な点は，上記薬剤の使用が血糖に影響を及ぼすことを知っておくことである．さらにこれらの薬剤が開始される場合に，担当医はあらかじめ他の医療者に周知させることが必要である．たとえば，ある癌の治療に対しA病院で分子標的治療薬が開始となったにもかかわらず，糖尿病でかかりつけのBクリニックに情報がいっておらず，急に血糖が上昇した原因がはっきりしなかった，というようなことが起こらないようにするためにも，お互いの診療情報をしっかり共有するなどの対応が不可欠である．あらかじめそのような情報を共有することで，急に血糖が上昇する可能性があることを予測できるため，血糖コントロールが的確に行えることにつながる．血糖が上昇したときの治療については，前項(「**Q102** 免疫抑制薬使用中の患者の血糖コントロールを教えてください．」を参照)と同じような対応となる場合が多いが，特にシックデイ対応については十分に説明しておく必要がある．

文献

1) Vergès B, et al.：Endocrine side effects of anti-cancer drugs：effects of anti-cancer targeted therapies on lipid and glucose metabolism. *Eur J Endocrinol* 2014；**170**：R43-55.

(中村昭伸)

Chapter XIV

合併症・併発症の管理に必要な薬物療法のコツ

Q104 糖尿病患者の血圧管理目標値とその根拠を教えてください．

 糖尿病患者の血圧管理目標値は，脳卒中抑制効果を重視して診察室血圧 130/80 mmHg 未満です．

●厳格な血圧管理による脳卒中発症抑制効果

　複数の心血管リスク因子を有する 40 歳以上の 2 型糖尿病患者 10,251 名を対象に，厳格な血糖管理による心血管病発症抑制効果を検討した米国での大規模ランダム化比較試験である ACCORD 研究では，4,733 人が厳格な血圧管理の有無（厳格血圧管理群：血圧管理目標収縮期血圧 120 mmHg 未満，標準血圧管理群：血圧管理目標収縮期血圧 140 mmHg 未満）により 2 群に割り付けられ，厳格な血圧管理の有効性についても検討された．これらの結果では，厳格血糖管理，あるいは厳格血圧管理のいずれにおいても，厳格な管理による主要複合心血管エンドポイント（初発の非致死的心筋梗塞，非致死的脳卒中および心血管疾患死）の有意な抑制効果は認められなかった[1,2]．一方，ACCORD 研究の結果の中で脳卒中抑制効果に着目すると，①厳格な血糖管理による全脳卒中発症のハザード比 0.97（95% CI 0.71-1.33，p = 0.85），②厳格な血圧管理による全脳卒中発症のハザード比 0.59（95% CI 0.39-0.89，p < 0.01），③厳格な脂質管理による全脳卒中発症のハザード比 1.05（95% CI 0.71-1.56，p = 0.80）であった．この解析結果からは，わが国よりも脳卒中の発症が比較的少ないとされる米国においてさえ，厳格な血糖管理や脂質管理ではなく，厳格な血圧管理（血圧管理目標収縮期血圧 120 mmHg 未満）による脳卒中発症抑制効果が明らかになった[2]．

●メタ解析で認められたオッズ比の減少

　さらに，この ACCORD 研究を含めて，糖尿病・耐糖能障害患者における血圧管理目標を調べる目的で行われた海外 13 介入試験（合計 37,736 症例）を対象としたメタ解析の結果においても，脳卒中については，収縮期血圧 130 mmHg 以下までの厳格血圧管理群では収縮期血圧 140 mmHg 以下までの標準血圧管理群に比較して，オッズ比 0.53（95% CI 0.38-0.75，p = 0.005）と 47% ものオッズ比の減少が認められた（図 1）[3]．同様の結果は別のメタ解析においても報告されており[4]，これらの解析結果から，糖尿病合併高血圧，および糖尿病合併 CKD においては厳格な血圧管理による脳卒中発症リスクの低減効果が期待できる．

●心血管病の疾患別割合を考慮した血圧管理目標値の決定

　また，血圧管理目標値を考えるうえで重要なことは，心血管病の疾患別割合（特に脳卒中，心筋梗塞の死因に占める比率）が米国・西欧とわが国とでは異なることである．米国や西欧では相対的に心筋梗塞が脳卒中よりも多く，米国の ACCORD 研究では，脳卒中発症率は心筋梗塞発症率の約 1/4 であったが，わが国では高血圧の影響は心筋梗塞よりも脳卒中により特異的であり，久山町研究，吹田研究や JDCS 研究では脳卒中発症率が心筋梗塞発症率の 1.5 〜 2 倍と高い[5]．そのため，脳卒中を主体とした心血管病の発症に対する効率的な抑制のためには糖尿病患者においても厳格な血圧管理が求められ，「高血圧治療ガイドライン 2014」（JSH2014）では，血圧管理目標値を診察室血圧では 130/80 mmHg 未満としている[5]．最近改訂された ADA ガイドライン（ADA 2016）においても糖尿病患者全体の血圧管理目標値は 140/90 mmHg 未満としつつも，非高齢者，アルブミン尿患者，糖尿病以外の心血管リス

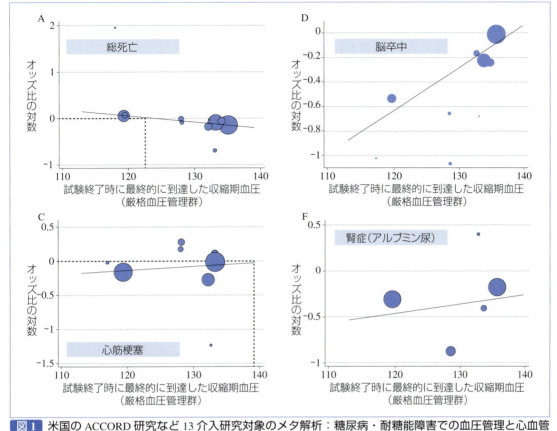

図1 米国の ACCORD 研究など 13 介入研究対象のメタ解析：糖尿病・耐糖能障害での血圧管理と心血管病リスクとの関連性　（厳格な血圧管理による脳卒中リスク低下あり）

ク因子保有者では血圧管理目標値を 130/80 mmHg 未満としてもよいと記載されている[6]．

文献

1) Gerstein HC, et al.：Effects of intensive glucose lowering in type 2 diabetes. *N Engl J Med* 2008；**358**：2545-2559.
2) Cushman WC, et al.：Effects of intensive blood-pressure control in type 2 diabetes mellitus. *N Engl J Med* 2010；**362**：1575-1585.
3) Bangalore S, et al.：Blood pressure targets in subjects with type 2 diabetes mellitus/impaired fasting glucose：observations from traditional and bayesian random-effects meta-analyses of randomized trials. *Circulation* 2011；**123**：2799-2810.
4) Lv J, Neal B, et al.：Effects of intensive blood pressure lowering on cardiovascular and renal outcomes：a systematic review and meta-analysis. *PLoS Med* 2012；**9**：e1001293.
5) Shimamoto K, et al.：The Japanese Society of Hypertension Guidelines for the Management of Hypertension（JSH 2014）. *Hypertens Res* 2014；**37**：253-390.
6) American Diabetes Association：8. Cardiovascular Disease and Risk Management. *Diabetes Care* 2016；**39 Suppl 1**：S60-71.

（田村功一）

Q105 糖尿病患者の降圧薬の使用順番とその量の調節を教えてください．

  糖尿病患者に対しては生活習慣の修正を行うとともに，第一選択薬としてレニン-アンジオテンシン系阻害薬（RA 系阻害薬：アンジオテンシン受容体阻害薬［ARB］，アンジオテンシン変換酵素［ACE］阻害薬）を投与します．第一選択薬単独によって降圧目標が達成できないときには，RA 系阻害薬＋Ca 拮抗薬，あるいは RA 系阻害薬＋利尿薬の組み合わせによる併用療法を行う必要があります．

● 生活習慣の修正と降圧薬の投与

診察室血圧 130/80 mmHg 以上で降圧治療を開始する（図1）．糖尿病合併高血圧患者では，体重減量や運動療法などの非薬物療法によって，インスリン抵抗性改善を介した耐糖能改善とともに血圧の低下が期待できる．したがって，「高血圧治療ガイドライン 2014」（JSH2014）では，糖尿病合併高血圧患者に対して，体重減量，運動療法，減塩などの生活習慣の修正を強力に行い，同時に降圧薬の投与を開始することを推奨している[1]．なお，診察室血圧が 130〜139/80〜89 mmHg で，生活習慣の修正によって降圧目標達成が見込める場合は，3 か月を超えない範囲で生活習慣の修正による血圧管理を試みてもよいとされている．

● 第一選択薬としてのレニン-アンジオテンシン系阻害薬

糖尿病合併高血圧に対する薬物療法では，個々の降圧薬のインスリン感受性，糖代謝や脂

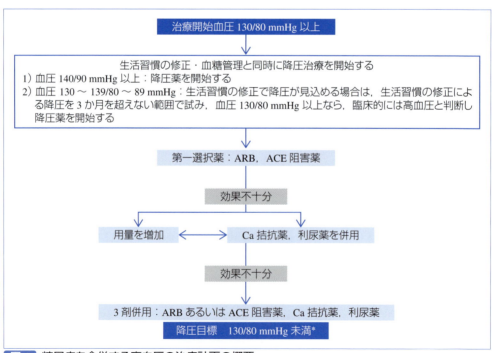

図1 糖尿病を合併する高血圧の治療計画の概要

＊ただし，動脈硬化性冠動脈疾患，末梢動脈疾患合併症例，高齢者においては，降圧に伴う臓器灌流低下に対する十分な配慮が必要である

質代謝に対する影響についての十分な配慮が必要であるとされている．「高血圧治療ガイドライン 2014」(JSH2014)では，糖尿病合併高血圧患者における降圧薬選択に関して，おもに糖・脂質代謝への影響と糖尿病性腎症(アルブミン尿)に対する効果のエビデンスより，レニン-アンジオテンシン系阻害薬(RA系阻害薬：アンジオテンシン受容体阻害薬[ARB]，アンジオテンシン変換酵素[ACE]阻害薬)が第一選択薬として推奨されている[1]．

● 第一選択薬単独によって降圧目標が達成できないとき

しかしながら，第一選択薬を使用し降圧目標が達成できないときには併用療法が必要である．降圧薬の選択以上に降圧自体が心血管病の発症抑制に重要であり，降圧目標値達成のためには降圧薬の単独投与にこだわらず，複数の降圧薬(RA系阻害薬＋Ca拮抗薬，あるいはRA系阻害薬＋利尿薬の組み合わせ)による併用療法を行うべきである．Ca拮抗薬は，推算糸球体ろ過量(eGFR)を低下させずに強力な降圧作用と血圧変動抑制作用を発揮する．したがって，Ca拮抗薬は，動脈硬化が進行し血圧変動の大きい心血管病高リスク症例や，III度高血圧(降圧薬投与前および降圧薬投与開始後において収縮期血圧180 mmHg以上，あるいは拡張期血圧110 mmHg以上)症例に特に推奨される．また，利尿薬は，食塩感受性高血圧に対する降圧効果と心不全に対する抑制効果にすぐれており，体液過剰(浮腫など)症例に特に推奨される．さらに，治療抵抗性高血圧を呈することも多い糖尿病患者における降圧目標達成のためには降圧薬の併用療法が特に重要であり，降圧薬の配合薬は服薬アドヒアランスを改善し降圧治療効果の向上をもたらすとされ適時活用すべきである．一方，RA系阻害薬同士の心血管イベントや腎イベント抑制効果を検討したALTITUDE研究やVA NEPHRON-D研究の結果からは，直接的レニン阻害薬を含めて2種類以上のRA系阻害薬の併用は推奨されない．併用する場合には注意深い観察が必要である．

文献

1) Shimamoto K, et al.：The Japanese Society of Hypertension Guidelines for the Management of Hypertension(JSH 2014)．*Hypertens Res* 2014：37：253-390．

(田村功一)

Q106 糖尿病患者の脂質管理目標値とその根拠を教えてください．

糖尿病患者では，冠動脈疾患の一次予防の場合にはLDLコレステロール(LDL-C)120 mg/dL未満，2次予防ではLDL-C100 mg/dL未満，TG150 mg/dL未満，HDLコレステロール(HDL-C)40 mg/dL以上が目標値とされています．欧米では，以前はわが国よりも厳格な目標設定していましたが，しかし最近ではLDL-Cの管理目標値をなくし，スタチン投与を勧めているガイドラインが主流となっており，大きな相違があります．

● 管理目標値

わが国における2型糖尿病患者の脂質管理目標値は，動脈硬化性疾患予防ガイドラインに準じて一次予防ではLDL-C120 mg/dL未満，non-HDL-C150 mg/dL未満，二次予防では

表1 リスク区分別脂質管理目標値[1]

治療方針の原則	管理区分	脂質管理目標値（mg/dL）			
		LDL-C	HDL-C	TG	non-HDLC
一次予防 まず生活習慣の改善を行った後，薬物療法の適用を考慮する	カテゴリーI	< 160	≧ 40	< 150	< 190
	カテゴリーII	< 140			< 170
	カテゴリーIII	< 120			< 150
二次予防 生活習慣の是正とともに薬物治療を考慮する	冠動脈疾患の既往	< 100			< 130

LDL-C100 mg/dL 未満，non-HDL-C130 mg/dL 未満とされている．また，TG は 150 mg/dL 未満，HDL-C40 mg/dL 以上と設定されている（表1）[1]．一方，欧米ではより厳格な目標設定がなされてきた．2型糖尿病患者は，他のリスク因子がなく40歳未満でも高リスク群とされ，LDL-C100 mg/dL 未満が目標値である．さらに動脈硬化性疾患のリスクを有する，あるいは既往のある2型糖尿病患者の場合には超高リスク群とされ，LDL-C の管理目標値は 70 mg/dL 未満に設定されてきた[2]．しかし，2013 年に発表された ACC/AHA ガイドラインでは LDL-C の管理目標値を設定せず，患者のリスクに応じて高用量（50% 以上の LDL-C 低下）あるいは中用量（30〜50% の LDL-C 低下）のスタチンの投与が推奨された[3]．その理由は，スタチンは一次あるいは二次予防において動脈硬化性心血管疾患の発症リスクを有意に減少させる一方，特定の LDL-C を目標として比較をした RCT がなく，LDL-C や non-HDL-C の治療目標値を設定できるようなエビデンスはないからであると説明されている．2016 年の米国糖尿病学会（ADA）の標準的治療においてもほぼ同様な治療法が推奨されている[4]．

●目標値の根拠

欧米では NCEP-ATPIII においては，糖尿病患者の冠動脈疾患の発症率が冠動脈疾患の既往患者と同等（「coronary risk equivalent」）であることから，冠動脈疾患予防のための LDL-C100 mg/dL 未満を管理目標としていた[5]．しかし，前述のように LDL-C の管理目標値を決める明確な RCT は存在しない．

わが国での検討は少ないが，J-LIT チャートなどより，糖尿病患者単独の冠動脈疾患初発リスクは，非糖尿病二次予防群の再発リスクより明らかに低く，「coronary risk equivalent」とする根拠は十分でない[6,7]．一方 L-LIT のサブ解析により，糖尿病患者が冠動脈疾患を発症する LDL-C 値の値は，非糖尿病患者に比べて 30〜40 mg/dL 低いことが示され，糖尿病患者の LDL-C 管理に対してはより厳格な取り組みが必要と考えられ，120 mg/dL 未満に設定されたと考えられる[8]．

●管理目標値変更の可能性

IMPROVE-IT は急性冠症候群後に安定化した患者を対象に，エゼチミブ/シンバスタチン併用療法とシンバスタチン単独療法の臨床的有用性を比較した試験である．エゼチミブ/シンバスタチン併用群の LDL-C は 53 mg/dL まで低下し，シンバスタチン単独群の LDL-C70 mg/dL に比べて有意に低下し，主要血管イベントも有意に抑制されることが明らかとなった[9]．また，PCSK9 抗体を用いた臨床試験において，LDL-C を 120 から 48 mg/dL まで下げることが可能となり，PCSK9 抗体群ではコントロールに比べて有意に心血管イベントを減少することができた[10]．このように，LDL-C は下げれば下げるほどイベント抑制

効果が強力であるとするデータが蓄積されてきており，近い将来ACC/AHAより修正ガイドラインが発表されることが示唆されている．また，既存のマーカー以外に，TC/HDL-C，ApoB，LDL-Pなどを用いるガイドラインもあり[2]，今後管理目標値が変更される可能性があると思われる．

文献

1) 日本動脈硬化学会（編）：動脈硬化性疾患予防ガイドライン2012年版．日本動脈硬化学会；2012.
2) Garber AJ, *et al.*：Consensus Statement by the American Association of Clinical Endocrinologists and American College of Endocrinology on the Comprehensive Type 2 Diabetes Management Algorithm - 2016 Executive Summary. *Endocr Pract* 2016；**22**：84-113.
3) Stone NJ, *et al.*：2013 ACC/AHA guideline on the treatment of blood cholesterol to reduce atherosclerotic cardiovascular risk in adults：a report of the American College of Cardiology/American Heart Association Task Force on Practice Guidelines. *Circulation* 2014；**129**（25 Suppl 2）：S1-45.
4) American Diabetes Association：8. Cardiovascular Disease and Risk Management. *Diabetes Care* 2016；**39 Suppl 1**：S60-71.
5) Expert Panel on Detection, Evaluation, and Treatment of High Blood Cholesterol in Adults：Executive Summary of The Third Report of The National Cholesterol Education Program（NCEP）Expert Panel on Detection, Evaluation, And Treatment of High Blood Cholesterol In Adults（Adult Treatment Panel III）. *JAMA* 2001；**285**：2486-2497.
6) 馬淵宏, 他：J-LITチャート1　日本人における冠動脈疾患の一次予防　冠危険因子の影響. 動脈硬化 2001；**29 Suppl**：296.
7) 馬淵宏：J-LITを総括する　危険因子の重なりと冠動脈イベント. *Lipid* 2007；**18**：163-172.
8) Oikawa S, *et al.*：Risk of coronary events in Japanese patients with both hypercholesterolemia and type 2 diabetes mellitus on low-dose simvastatin therapy：implication from Japan Lipid Intervention Trial（J-LIT）. *Atherosclerosis* 2007；**191**：440-446.
9) Cannon CP, *et al.*：Ezetimibe Added to Statin Therapy after Acute Coronary Syndromes. *N Engl J Med* 2015；**372**：2387-2397.
10) Sabatine MS, *et al.*：Efficacy and safety of evolocumab in reducing lipids and cardiovascular events. *N Engl J Med* 2015；**372**：1500-1509.

〈山川　正〉

107 糖尿病患者の脂質異常症治療薬の使用順番とその量の調節を教えてください．

 米国糖尿病学会（ADA）では，年齢とアテローム性動脈硬化症（ASCVD）のリスクおよび既往に応じて，スタチンの適応およびその強度について決めることを提唱しています．わが国では脂質治療薬の種類，使用量などについて明確な基準はなく，高LDL-C血症を合併した糖尿病患者においてはスタチンが推奨されています．高TG，低HDL-C血症に対してはフィブラートの使用も考慮します．また，糖尿病患者でよりリスクの高い患者ではエゼチミブやEPA製剤の投与を考慮します．

●スタチンの適応およびその強度に関するADAの基準

　ADAでは，年齢とASCVDのリスクおよび既往に応じて，スタチンの適応およびその強度について決めることを勧告している．40歳未満でリスクがある場合には中強度または高強度スタチンを用いる．ASCVD既往のある場合には高強度スタチンを用いる．40～75歳ではリスクがなくても中強度スタチンを開始し，ASCVDのリスクを有する場合または既往のあるケースでは高強度スタチンを用いる．スタチン以外の薬剤では，IMPROVE-IT試験の成績に基づき，急性冠症候群の既往があるLDL-C50 mg/dL以上の患者あるいは高強度スタチンを使用できない患者に対して，エゼチミブの上乗せ投与を考慮してもよいとされている[1]．75歳以上でもほぼ同様である（**表1**）．

● わが国の基準

わが国の動脈硬化性疾患予防ガイドラインでは，脂質異常症治療薬の種類，使用量などについて明確に優先順位などを規定していない[2]．高 LDL-C 血症を合併した糖尿病患者においては冠動脈疾患一次予防，および二次予防，脳梗塞一次予防にスタチンが推奨されている．すべての糖尿病患者を対象としたフィブラートの大規模臨床試験(FIELD 研究や ACCORD 研究)[3,4]では，有意な心血管イベント抑制効果は得られなかった．しかし，高 TG，低 HDL-C 血症を合併した患者に限定したサブ解析では，心血管イベント発症の抑制効果が認められている．したがって，高 TG，低 HDL-C 血症に対してはフィブラートの使用も考慮される．

● より冠動脈疾患発症リスクの高い糖尿病患者

スタチンとの併用で EPA やエゼチミブの有効性が示唆されている．スタチン投与中の高コレステロール血症合併糖代謝異常に EPA を追加すると冠動脈イベント発症が 22％抑制され(JELIS)[5]，CKD 合併糖尿病患者にスタチンとエゼチミブを併用すると，動脈硬化イベントが抑制される(SHARP)[6]ことが報告されている．また，糖尿病の病態は多様であり，より冠動脈疾患発症リスクの高い糖尿病患者(表 2)が存在する．このような患者に対してはより厳格なコントロールが必要と考えられており，高用量スタチンとエゼチミブの併用や EPA

表1　糖尿病患者におけるスタチンおよび併用療法の推奨[1]

年齢	リスク因子	スタチン強度の推奨*
＜40 歳	無 ASCVD のリスク有** ASCVD 既往	無 中強度，または，高強度 高強度
40～75 歳	無 ASCVD のリスク有 ASCVD 既往 急性冠症候群の既往があり LDL-C ＞ 50 mg/dL あるいは高強度スタチンを使用できない患者	中強度 高強度 高強度 中強度＋エゼチミブ
＞75 歳	無 ASCVD のリスク有 ASCVD 既往 急性冠症候群の既往があり LDL-C ＞ 50 mg/dL あるいは高強度スタチンを使用できない患者	中強度 中強度，または，高強度 高強度 中強度＋エゼチミブ

*生活習慣への介入に加えて
**ASCVD(動脈硬化性心血管疾患)のリスクは，LDL-C ＞ 100 mg/dL，高血圧，喫煙，肥満，若年性動脈硬化性冠動脈疾患の家族歴を含む．

表2　より冠動脈疾患発症リスクの高い糖尿病患者[2]

- 細小血管合併症(網膜症・腎症など)
- 血糖コントロール不良状態の持続
- 喫煙
- 非心原性脳梗塞・末梢動脈疾患(PAD)
- メタボリックシンドローム
- 主要危険因子の重複

の追加を考慮する必要があると思われる．

● スタチンと糖代謝

　スタチンによる心血管イベント抑制効果は明白であるが，JUPITER 研究を筆頭に，スタチンの耐糖能悪化に関する報告が複数なされ[7]，2011 年には 5 つの大規模ランダム化比較試験のメタ解析から，高用量スタチン加療は中用量加療と比べ糖尿病発症リスクを上昇させることが報告された[8]．2 型糖尿病患者においてもアトルバスタチンなどの高強度スタチンのほうが低強度スタチンと比べ，耐糖能を悪化させやすいことが示唆されている[9, 10]．さらに，高強度スタチン間でも耐糖能への影響が異なり，ピタバスタチン（2 mg/ 日）とアトルバスタチン（10 mg/ 日）の非盲検クロスオーバー試験ではピタバスタチンのほうが有意に HbA1c を低下させたと報告している[11]．したがって，スタチンを使用する場合には耐糖能増悪の可能性を考慮し，影響の少ないスタチンを選択することが重要と思われる．また，スタチンの低用量にエゼチミブの追加投与なども選択肢のひとつになるものと思われる．

文献

1) American Diabetes Association：8. Cardiovascular Disease and Risk Management. *Diabetes Care* 2016；**39 Suppl 1**：S60-71.
2) 日本動脈硬化学会（編）：動脈硬化性疾患予防ガイドライン 2012 年版：日本動脈硬化学会；2012.
3) Keech A, et al.：Effects of long-term fenofibrate therapy on cardiovascular events in 9795 people with type 2 diabetes mellitus（the FIELD study）：randomised controlled trial. *Lancet* 2005；**366**：1849-1861.
4) Action to Control Cardiovascular Risk in Diabetes Study G：Effects of intensive glucose lowering in type 2 diabetes. *N Engl J Med* 2008；**358**：2545-2559.
5) Oikawa S, et al.：Suppressive effect of EPA on the incidence of coronary events in hypercholesterolemia with impaired glucose metabolism：Sub-analysis of the Japan EPA Lipid Intervention Study（JELIS）．*Atherosclerosis* 2009；**206**：535-539.
6) Baigent C, et al.：The effects of lowering LDL cholesterol with simvastatin plus ezetimibe in patients with chronic kidney disease（Study of Heart and Renal Protection）：a randomised placebo-controlled trial. *Lancet* 2011；**377**：2181-2192.
7) Ridker PM, et al.：Rosuvastatin to prevent vascular events in men and women with elevated C-reactive protein. *N Engl J Med* 2008；**359**：2195-2207.
8) Preiss D, et al.：Risk of incident diabetes with intensive-dose compared with moderate-dose statin therapy：a meta-analysis. *JAMA* 2011；**305**：2556-2564.
9) Takano T, et al.：Influences of statins on glucose tolerance in patients with type 2 diabetes mellitus. *J Atheroscler Thromb* 2006；**13**：95-100.
10) Mita T, et al.：Preferable effect of pravastatin compared to atorvastatin on beta cell function in Japanese early-state type 2 diabetes with hypercholesterolemia. *Endocr J* 2007；**54**：441-447.
11) Mita T, et al.：Comparison of effects of pitavastatin and atorvastatin on glucose metabolism in type 2 diabetic patients with hypercholesterolemia. *J Diabetes Investig* 2013；**4**：297-303.

（山川　正）

108 糖尿病患者における抗血小板薬のエビデンスを教えてください．

A 抗血小板薬の投与は糖尿病大血管症の二次予防に有効ですが，出血性合併症に注意を要します．

　抗血小板薬の投与は，糖尿病大血管症の二次予防に有効であり，代表的なものに，アスピリン，クロピドグレル，シロスタゾール，チクロピジンがある．

●アスピリン

心血管疾患のハイリスク患者にアスピリンを投与することにより大血管イベント，心筋梗塞，脳卒中，心血管死は 20 〜 30% 減少する．しかし，糖尿病患者におけるアスピリンによる大血管症の一次予防については，明確な心血管イベント抑制効果が認められていない．日本人 2 型糖尿病患者を対象とした少量アスピリンによる大血管症の一次予防試験 JPAD（Japanese Primary Prevention of Atherosclerosis with Aspirin for Diabetes）Trial でも，アスピリン群は非アスピリン群に比べて大血管イベントが 20% 減少したが有意ではなかった．重篤な出血イベントはアスピリン群で多い傾向にあり，現時点では大血管症の既往のない 2 型糖尿病患者全例にアスピリンを投与することは推奨されない．糖尿病網膜症を合併する患者に対するアスピリンの投与は禁忌ではないが，しかし，JPAD Trial では眼底出血の頻度はアスピリン群で多く，特に増殖性網膜症にまで進行している場合には注意が必要である．

●クロピドグレル

クロピドグレルは，CAPRIE 試験（Clopidogrel versus Aspirin in Patients at Risk of Ischaemic Events）において，脳梗塞，心筋梗塞，血管死の年間発症率がアスピリンとほぼ同等であった[1]．特に，ハイリスク患者（2 型糖尿病，脂質異常症，冠動脈バイパス術，虚血性疾患の既往）では，アスピリンと比較して有意に脳心血管イベントの発症を抑制した．

●シロスタゾール

シロスタゾールは，日本人のみを対象とした CSPS2 試験（Cilostazol for Prevention of Secondary Stroke）において，脳梗塞の年間発症率がアスピリンと同等であった[2]．さらに，脳出血の発症率がアスピリン群の半数以下であった．こうした点を踏まえて，「脳卒中治療ガイドライン 2015」では，非心原性脳梗塞の再発予防の抗血小板薬について，シロスタゾール，クロピドグレル，アスピリンの順に記載されている．2 型糖尿病患者を対象にアスピリン群とシロスタゾール群を無作為に割り付け比較した DAPC 試験（Diabetic Atherosclerosis Prevention by Cilostazol）において，シロスタゾール群は頸動脈における動脈硬化の進展を有意に抑制した[3]．シロスタゾールは，末梢動脈疾患患者の歩行距離を有意に延長させる．

●チクロピジン

冠動脈疾患において，抗血小板剤 2 剤併用療法（Dual Antiplatelet Therapy：DAPT）はステント留置後の血栓症予防の標準治療となっている．STARS 試験（the Stent Anticoagulation Restenosis Study）において，アスピリンとチクロピジンによる DAPT がアスピリン単独およびアスピリン＋ワーファリンと比較して 30 日までのステント血栓症を有意に抑制することが証明された．現在では，副作用の頻度が少なく，初期負荷量投与で早期に効果を発揮するクロピドグレルが標準的に使用されるようになってきている．

●出血性合併症に注意

抗血小板薬の併用は短期的には大血管症の再発を抑制するが，長期的には出血性合併症が増加する．消化性潰瘍の既往，高齢，複数の抗血小板薬の使用，抗凝固薬の併用，ステロイドまたは非ステロイド性消炎鎮痛薬の使用等はチェックすべきである．

文献

1) CAPRIE Steering Committee：A randomised, blinded, trial of clopidogrel versus aspirin in patients at risk of ischaemic events（CAPRIE）．CAPRIE Steering Committee. *Lancet* 1996；**348**：1329-1339.
2) Shinohara Y, et al.：Cilostazol for prevention of secondary stroke（CSPS2）：an aspirin-controlled, double-blind, randomized non-inferiority

trial. *Lancet Neurol* 2010；**9**：959-968.
3) Katakami N, *et al.*：The phosphodiesterase inhibitor cilostazol induces regression of carotid atherosclerosis in subjects with type 2 diabetes mellitus：principal results of the Diabetic Atherosclerosis Prevention by Cilostazol（DAPC）study：a randomized trial. *Circulation* 2010；**121**：2584-2591.

（五郎川伸一・高橋　務・松本昌泰）

Q109　糖尿病患者における抗血小板薬の使い方を教えてください．

A アテローム血栓症（ATIS）という概念で捉え，総合的に治療を検討します．抗血小板薬の特徴を知り，症例の背景を正確に把握して使い分けます．

●アテローム血栓症

REACH Registry（Reduction of Atherothrombosis for Continued Health Registry）では末梢動脈疾患（Peripheral Arterial Disease：PAD）で登録した患者のうち，50％以上が冠動脈疾患を，25％が脳血管障害を合併していた[1]．そして，14％が，冠動脈疾患，脳血管障害，PADのすべてを合併していた．また，冠動脈疾患で登録した患者の25％，脳血管障害で登録した患者の40％，PADで登録された患者の60％以上が他の大血管症を合併していた．すなわち，冠動脈疾患，脳血管障害，PADは包括的に診断すべきであり，アテローム血栓症（atherothrombosis：ATIS）という概念で捉え，総合的に治療を検討すべきである．

●各種抗血小板薬

アスピリンは，最も歴史が古くエビデンスが豊富で，薬価が安い．ただし，胃腸障害の頻度が高い．また，欧米とは異なり，特に日本人において他の抗血小板薬と比較して頭蓋内出血を引き起こす頻度が高く，留意する必要がある．

クロピドグレルは，ハイリスク患者（脂質異常症，糖尿病，冠動脈バイパス術，虚血性疾患の既往）での予防効果が高い．75 mg/日が通常用量だが，75歳以上，もしくは体重50 kg未満では50 mg/日で投与する．発疹，血球減少，肝機能障害等の副作用があり，特に投与初期には注意が必要である．

シロスタゾールは，出血性合併症の頻度が相対的に低く，脳出血の合併が多いラクナ梗塞に対しては特に有用である可能性がある．また，末梢動脈疾患患者の歩行距離を有意に延長させる．ただし，欧米でのエビデンスに乏しい．副作用として，頭痛，頻脈があり，投与初期に多い．一般に標準用量（200 mg/日）の半分（100 mg/日）から開始し漸増する．

チクロピジンに関しては，新規処方が減少している．副作用の頻度が少ないという観点からも，同じチエノピリジン系の後継薬であるクロピドグレルが普及している．冠動脈領域では，同じチエノピリジン系のプラスグレルも普及しつつある．

●留意点

出血性合併症の予防のために，プロトンポンプインヒビターの併用や高血圧の是正を検討すべきである．コントロールされていない血圧での抗血小板薬の使用は，特に頭蓋内出血を増加させる（**表1**）．

表1 代表的な処方

症例		処方
脳梗塞（非心原性）	超急性期	閉塞血管の再開通を目的に，遺伝子組換え組織型プラスミノゲン・アクティベーター（recombinant tissue-plasminogen activator：rt-PA*）の静注療法．発症後4.5時間以内で禁忌項目を有しない症例．日本脳卒中学会医療向上・社会保険委員会が提案する施設基準がある．
	急性期	1. 発症早期（48時間以内）の脳梗塞症および一過性脳虚血発作例に対するアスピリン160～300 mg/日の投与． 2. 発症早期（48時間以内）のアテローム血栓性脳梗塞に対する選択的トロンビン阻害薬アルガトロバン*の投与． 3. 急性期（発症5日以内）脳血栓症（心原性脳塞栓症を除く脳梗塞）に対するトロンボキサンA2合成酵素阻害薬オザグレル160 mg/日の投与．
	慢性期	二次予防を目的に，シロスタゾール，クロピドグレル，もしくはアスピリンを投与．
冠動脈疾患[2]	不安定狭心症	1. 可及的速やかなアスピリン162～330 mg/日の投与，およびその後の81～162 mg/日の長期継続投与． 2. ステント治療時のアスピリンとクロピドグレル（あるいはチクロピジン）の併用．ベアメタルステントでは1か月ほど投与し，その後はアスピリン単剤処方が一般的．薬剤溶出性ステント（DES）では，遅発性ステント血栓症が懸念され，1年以上行うことが推奨されている．
	安定労作狭心症	アスピリンの投与．
	心筋梗塞（非急性期）	アスピリンの永続的投与．
	心筋梗塞（急性期）	1. PCI（percutaneous coronary intervention）に際し活性化凝固時間（Activated Clotting Time：ACT）250秒以上を目標としたヘパリン*の静脈内投与． 2. アスピリンの投与． 3. ステント留置例に対するチクロピジンもしくはクロピドグレルの，アスピリンとの併用投与．
PAD		1. 心血管事故発生リスクの低減を目的としたアスピリンまたはクロピドグレルの投与． 2. 心不全のない間欠性跛行症例に対するシロスタゾールの投与．

*rt-PAは血栓溶解薬．アルガトロバン，ヘパリンは抗凝固薬．

文献

1) Touzé E, et al.：Impact of carotid endarterectomy on medical secondary prevention after a stroke or a transient ischemic attack：results from the Reduction of Atherothrombosis for Continued Health（REACH）registry. Stroke 2006；**37**：2880-2885.
2) 日本循環器病学会，他：循環器疾患における抗凝固・抗血小板療法に関するガイドライン（2009年改訂版），2015.

（五郎川伸一・高橋 務・松本昌泰）

Q110 NAFLD/NASHの診断と経過フォローの方法を教えてください．

A まずは，肝機能異常者に対して腹部エコーなどの画像診断を行い，脂肪肝の存在を認識することが第一歩です．また，肝硬変への進展例，肝細胞癌発症例も存在することを念頭に日常診療にあたることが重要です．

NAFLDは，肝臓のおもに脂肪変性のみをきたすNAFLとこれに加えて炎症・線維化をきたすNASHに分類される．また，糖尿病や心血管イベントを含めた全身疾患としてNAFLDを捉えることが重要である．脂肪肝，肝障害患者に対してC型肝炎，B型肝炎，自己免疫性肝炎などの他の疾患の除外診断を行い，アルコール歴がない場合NAFLDと診断し，その後肝生検などでNAFLとNASHの鑑別を行う（図1）．

NAFLDと診断するための飲酒歴の基準はエタノール換算で男性30 g/日未満，女性で20 g/日未満と報告されている（詳細な問診が必要）．

●問診，身体所見

NAFLD/NASHに特異的な身体所見はない．問診では，飲酒歴，薬物服用歴（薬剤の中にはNASH/NAFLDを誘発，増悪させるものも存在する）などを十分に聴取し，肥満，高血圧，糖尿病，脂質異常症などの併存疾患の有無を評価することが肝要である．特に2型糖尿病とNAFLDは深く関連することが報告されている．わが国では，空腹時血糖異常群におけ

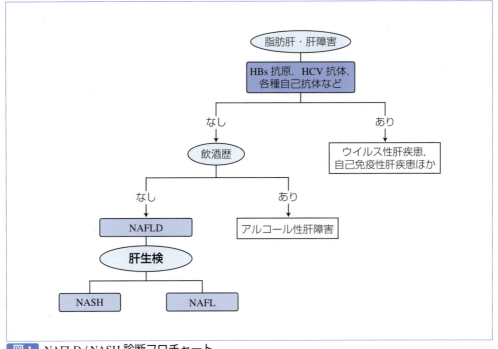

図1 NAFLD/NASH診断フローチャート
注：HCV抗体陽性例は，HCV-RNAを測定してC型慢性肝炎・肝硬変を鑑別する．
注：NAFLD/NASHと自己免疫性肝炎の鑑別は，困難なことがある．
〔日本消化器病学会（編）：NAFLD/NASH診療ガイドライン2014, xvii, 2014, 南江堂．より許諾を得て転載〕

るNAFLDの有病率は43％，新規糖尿病診断群ではその有病率は62％と報告されている．

●血液検査

　高リスク患者においてAST/ALTの異常を認めた場合にNAFLDの存在を疑うことが重要である．線維化の進展したNASHをNAFLと明確に区別できる臨床検査値は確立されてはいないが，AST/ALT比高値（＞0.8～1），血小板低値（15～16万以下），肝線維化マーカー高値は線維化が進行したNASHを疑う所見である．特に前二者は日常診療においてほぼルーチンで実施する検査であり，NAFLD患者を診療する際には留意することが重要である．

●画像診断

　腹部エコーは，中等度以上の肝への脂肪沈着の有無に対して高い診断能を持ち，NAFLDの診断に有用である（図2-a）．しかし，炎症や線維化の程度を評価することは困難であるために初期のNASHの鑑別には使用できない．また，腹部CTでも肝CT値，肝脾CT値比（L/S比）を用いることで肝への脂肪沈着を推定できるが（図2-b），腹部エコー同様に初期のNASHの鑑別には限界がある．MRIでも同様の報告がなされている．現在，肝臓の線維化

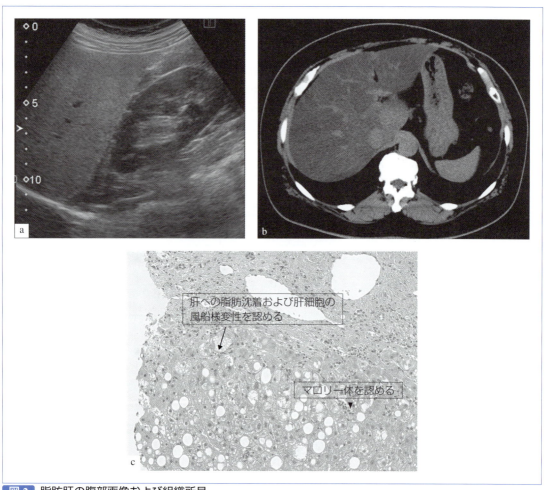

図2 脂肪肝の腹部画像および組織所見
a：肝腎コントラストを認める
b：肝CT値の低下を認める
c：NASHの組織所見

を弾性度として測定する超音波診断装置，トランジェント・エラストグラフィー（フィブロスキャン）も使用でき，フィブロスキャンでは，肝線維化のみならず脂肪化も定量的に行える．これらの検査は非侵襲的であり繰り返し実施できるために，経過による線維化ステージ，脂肪沈着の程度の変化を観察することに適している．

●病理検査
肝生検において，肝細胞の大滴性脂肪化に加えて，炎症を伴う肝細胞の風船状変性を認めるものを NASH と診断する（図 2-c）．

●経過フォロー
まず，NAFLD のなかで，10 ～ 20% が NASH であり，治療介入がない場合に NASH のうち 5 ～ 20% の症例が肝硬変に進行するといわれている．NASH 肝硬変からの発癌率は，5 年で 11.3% と報告されており，C 型肝硬変からの発癌に比較すると低率ではあるが，アルコール性肝硬変の発癌率に比べると同等かそれ以上であり，肝細胞癌のサーベイランスも必要である．また，NAFLD において心血管系イベントを起こすリスクおよび慢性腎臓病発症リスクは，一般住民に比較して約 2 倍であることから，これらの発症の予防という観点からの経過観察も必要とする．

●まとめ
まずは，日常診療において NAFLD/NASH という疾患を想起することが重要である．また，肝硬変への進展，発癌という観点から肝疾患として重要であるのはいうまでもないが，全身のメタボリックシンドロームであるという認識を持って日常診療にあたることが重要である．

文献
・日本肝臓学会：NASH・NAFLD の診療ガイド 2015，文光堂，2015．

（山本憲彦・竹井謙之）

Q111 NAFLD/NASH の薬物療法を教えてください．

A NAFLD の治療は，メタボリックシンドロームの制御と肝障害の進展予防が主眼となりますが，薬物療法については現時点では評価が定まったものはありません．食事療法，運動療法が治療の原則となります．

NAFLD は，肥満，糖尿病，脂質異常症，高血圧などのメタボリックシンドロームと関連する合併症を伴うことが多いので，これらの合併症が存在する場合には，まずその治療を行う．また，脂質異常症，糖尿病，高血圧の治療薬の中には NASH に対して有効性が示唆されているものもあるため，これらの併存疾患を認める場合には積極的に薬物療法を考慮する（図 1）．これまで NAFLD/NASH に対する治療として検討されている薬剤について，以下に示す．

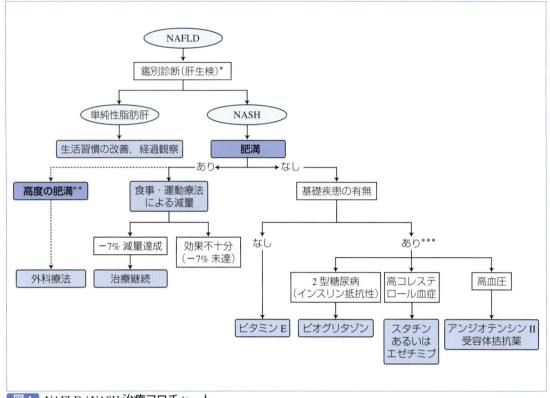

図1 NAFLD / NASH 治療フロチャート
　＊：肝生検を施行していない NAFLD は NASH の可能性を検討し治療する
　＊＊：① BMI ≧ 37　② BMI ≧ 32 で糖尿病を合併するもの，または糖尿病以外の肥満に起因する合併症を 2 つ以上有する場合
　＊＊＊：基礎疾患それぞれに適応の薬剤にビタミン E を適宜追加する
各段階において各々の基礎疾患に準じた治療を適宜追加する
〔日本消化器病学会（編）：NAFLD / NASH 診療ガイドライン 2014，xviii，2014，南江堂．より許諾を得て転載〕

●インスリン抵抗性改善薬

1）チアゾリジン誘導体

　NASH の発症や病態にはインスリン抵抗性が深く関わっているために，インスリン抵抗改善薬であるピオグリタゾンは比較的短期間の投与で NASH の肝機能および組織像を改善すると報告されている．よって，インスリン抵抗性を合併する NASH 症例に対しては，投与することが提案されている．しかし，現在保険適応は 2 型糖尿病患者に限られているために，2 型糖尿病合併 NASH の患者への投与を考慮する．

●抗酸化療法

1）ビタミン E

　ビタミン E は NASH 進展に関わりが深いといわれているフリーラジカルに対して，拮抗的に働くことが知られている．NASH 患者において，ビタミン E の投与が血液生化学検査と肝組織を改善させるため，投与することが提案されている．

2）瀉血療法

　薬物療法ではないが，鉄過剰が NAFLD において肝障害度と相関するといった論文が散見されており，瀉血療法が数か月の短期的施行において ALT 値を改善させるとの報告がある

が，組織学的改善や長期間での効果に関しては不明である．

● **脂質異常症治療薬**

1）エゼチミブ

エゼチミブはコレステロールトランスポーター阻害薬として働き，腸管からのコレステロールの吸収を制御することでコレステロール低下作用を有する．また，肝臓へのコレステロール運搬量を減らして，カイロミクロン産生量を減少させるなどの効果もある．高コレステロール血症を有するNAFLD/NASH患者において，本薬剤の投与は肝機能を改善させるために投与することが推奨されている．

2）HMG-CoA還元酵素阻害薬

高コレステロール血症を有するNAFLD/NASH患者において，肝機能を改善させるためにHMG-CoA還元酵素阻害薬の投与が提案されている．

● **肝臓用薬**

1）ウルソデオキシコール酸

常用量のウルソデオキシコール酸の投与に関しては，NAFLD/NASHに対して有効でないために，一般的には治療目的では投与しないことが提案されている．

2）アンジオテンシンⅡ1型受容体拮抗薬

アンジオテンシンⅡ1型受容体拮抗薬に関しては，高血圧を有するNASH患者において，その投与が肝機能と肝組織を改善させるために，投与することが提案されている．

● **最後に**

NAFLD/NASHに対する治療は，すなわちメタボリックシンドロームに対する治療である．食事療法，運動療法を中心とした生活習慣の改善を行い，同時に高率に合併する脂質異常症，糖尿病，高血圧などに対する薬物療法を行うことが重要である．

文献

・日本肝臓学会：NASH・NAFLDの診療ガイド2015，文光堂，2015．

（山本憲彦・竹井謙之）

Q112 糖尿病患者の睡眠障害の特徴を教えてください．

A 2型糖尿病患者の睡眠障害の有病率は健常人より高く，自覚的な不眠症状としては，特に睡眠維持障害が特徴的です．糖尿病および糖尿病合併症による種々の症状が睡眠へ悪影響を及ぼしますが，糖尿病患者の不眠治療は日中機能改善に有効な可能性があります．

● **糖尿病患者における不眠**

2型糖尿病は不眠を伴うことが多い．海外では糖尿病患者の約40%に不眠症状がみられ，国内での調査でも明らかな不眠を感じる者が37.3%，ときどき不眠を感じる者が22.2%であったとの報告がある．不眠のタイプ別の頻度では，糖尿病患者での入眠困難は19.5%，

中途覚醒は17.5%，早朝覚醒は18.2%で，どのタイプの不眠も非糖尿病成人より多かった．糖尿病患者の不眠要因としては糖尿病症状自体，ないし糖尿病合併症によるものが推定されるが，不眠症状が糖尿病を悪化させることも考えられる．

糖尿病は不眠リスクを高める

糖尿病の症状と，糖尿病合併症の症状の影響によって睡眠は障害される．糖尿病症状によるものとしては，夜間頻尿や口渇による中途覚醒や熟眠障害があげられる．ただし，血糖コントロール水準として用いられるHbA1cの値は，不眠症状と直接関連しないことが示されている．また，糖尿病における合併症の数が多いほど不眠が悪化するとの報告がある[1]．末梢神経障害や自律神経障害，閉塞性動脈硬化症による疼痛などは，中途覚醒や熟眠障害の重要な原因になりうる．また，糖尿病の予後や合併症への悲観的思考，食事制限やインスリン注射の継続などによる精神的ストレスによる影響も考慮しなければならない．糖尿病患者のうつ病の有病率は約20%と健常者の3倍であり，さらにうつと不眠が強く関連することもわかっている．これらにより，不眠の糖尿病患者では心身の生活の質（Quality of Life：QOL）が著しく低下するが，不眠のない糖尿病患者のQOLは不眠のない健常人と同程度であるため，不眠を治療することで糖尿病患者のQOL向上が期待できるかもしれない．

不眠は糖尿病の発症リスクを高める

睡眠の量と質，どちらの悪化も糖尿病発症・増悪のリスクファクターであるとされる．睡眠の量に関しては，わが国における大規模な縦断調査によって，睡眠時間の短縮とBMIの増加の間に関連がみられている．睡眠不足によって肥満になるリスクが上昇し，耐糖能異常を引き起こす可能性がある．また，7時間睡眠を基準にすると，6時間未満の睡眠では糖尿病発症リスクは約2倍に，8時間以上の睡眠時間では3倍になるとの報告もある[2]．睡眠の質においては，深睡眠断眠，部分断眠により，インスリン感受性が減少することが確認されている（図1）．このように，睡眠量と睡眠の質の悪化は，ともに糖尿病発症リスクを高める危険性があるだろう．

まとめ

国内の調査によって，生活習慣病治療の現場において約70%の医師が睡眠に関する問診を行っておらず[3]，血糖コントロールの状態や合併症に注意が奪われ，不眠を見落としがち

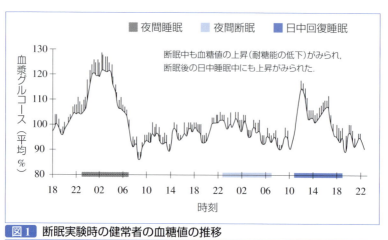

図1 断眠実験時の健常者の血糖値の推移

（文献4より引用改変）

になっている現状がうかがわれる．糖尿病患者の睡眠状態も把握することを心がけ，不眠症状を見逃さず，適切な不眠治療を行うことが望ましいといえよう．

文献
1) Foley D, et al.：Sleep disturbances and chronic disease in older adults：results of the 2003 National Sleep Foundation Sleep in America Survey. *J. Psychosomatic Research* 2004；**56**：497-502.
2) Yaggi HK, et al.：Sleep duration as a risk factor for the development of type 2 diabetes. *Diabetes Care* 2006；**29**：657-661.
3) 内村直尚：睡眠障害と糖尿病．*Diabetes Frontier* 2014；**25**：286-291.
4) Spiegel K, et al.：Sleep loss：a novel risk factor for insulin resistance and Type 2 diabetes. *J. Appl. Physiol* 2005；**99**：2008-2019.

（成澤　元・井上雄一）

Q113　糖尿病患者の睡眠障害に用いる薬剤を教えてください．

 不眠の特徴（入眠困難，中途覚醒，早朝覚醒，熟眠感欠如）と年齢，合併症等を念頭に薬剤を選択する必要があります．

●不眠症状と糖尿病への影響

不眠の症状として，寝付きが悪い（入眠困難），途中で何度も目が覚める（中途覚醒），以前よりも早く目覚めてしまう（早朝覚醒），十分な睡眠時間を確保したはずなのに寝た気がしない（熟眠感欠如）があり，糖尿病患者では，入眠障害が62.1％，中途覚醒が64.1％，早朝覚醒が50.3％，熟眠感欠如が78.6％に認められると報告され，糖尿病に伴う末梢神経障害による不快感が入眠障害や中途覚醒に，口渇や頻尿が中途覚醒に影響しているとの指摘がある[1]．また，入眠困難や中途覚醒は糖尿病の発症リスクを上げ[2]，不眠症者で総睡眠時間が6時間未満の状態が続くとインスリン分泌能が悪化するとされている[3]．このように，糖尿病と不眠は相互に影響を及ぼし悪循環を形成しやすいため，糖尿病患者における不眠管理は糖尿病の悪化防止にも重要と考えられる．

●薬剤概観

一般に用いられる睡眠薬はGABA神経のベンゾジアゼピン系受容体の催眠作用により睡眠を促す効果があり，総称してGABA$_A$受容体作動薬（ベンゾジアゼピン系睡眠薬）とよばれている．この群に属する薬剤に，筋弛緩作用等の副作用が軽減されているnon-BZD系と従来のBZD系があり，作用時間から超短時間型，短時間型，中時間型，長時間型に分類される（**表1**）．

●代表的睡眠薬の特徴

入眠障害が主症状の場合は超短時間型を，中途覚醒が認められる場合は短時間型から選択することが望ましいが，高齢者や身体合併症，併用薬が存在する場合には作用時間が延長するので，まずは超短時間型から処方し，入眠困難が改善しても中途覚醒が残るようなら短時間型へ切り替えることが望ましい．ただし，糖尿病患者では閉塞性睡眠時無呼吸症候群（OSAS）を合併することが多く，未治療のOSASに対しては，筋弛緩作用・呼吸抑制作用のあるGABA$_A$受容体作動薬の投与は原則禁忌と考えてよい．また，頻尿などで中途覚醒をし

表1 睡眠薬の種類と特徴

分類			成分名	代表的な商品名	臨床用量（mg）	最高血中濃度到達時間（時間）	半減期（時間）
GABA$_A$受容体作動薬							
non-BZD系	超短時間型		ゾルピデム	マイスリー	5〜10	0.7〜0.9	2
			ゾピクロン	アモバン	7.5〜10	1	4
			エスゾピクロン	ルネスタ	1〜3	1	5
BZD系	短時間型		トリアゾラム	ハルシオン	0.125〜0.5	1.2	2〜4
			エチゾラム	デパス	1〜3	3	6
			ブロチゾラム	レンドルミン	0.25〜0.5	1.5	3〜7
			リルマザホン	リスミー	1〜2	3	10
			ロルメタゼパム	エバミール	1〜2	1〜2	10
	中時間型		ニトラゼパム	ベンザリン	5〜10	2	27
			エスタゾラム	ユーロジン	1〜4	5	24
			ニメタゼパム	エリミン*¹	3〜5	2〜4	12〜21
			フルニトラゼパム*²	サイレース ロヒプノール	0.5〜2	0.5〜1	9〜25
	長時間型		フルラゼパム	ベノジール ダルメート	10〜30	1	65
			ハロキサゾラム	ソメリン	5〜10	2〜4	42〜123
			クワゼパム	ドラール	15〜30	3.4	36
メラトニン受容体作動薬			ラメルテオン	ロゼレム	8	0.75	1
オレキシン受容体拮抗薬			スボレキサント	ベルソムラ	15〜20	1〜3	9〜10

*¹ エリミンは2015年8月をもって販売終了．
*² フルニトラゼパムは，米国では規制物質法のスケジュールIVに指定され，医療用に承認されていないため，渡米時に持込不可．

た場合，ふらつきや健忘症状が生じることがあるので注意したい．

●新たな睡眠薬

近年，睡眠覚醒機構の研究が進み，GABA$_A$受容体以外に作用する新たな睡眠薬として，メラトニン受容体作動薬とオレキシン受容体拮抗薬が開発された．メラトニンは睡眠促進作用と概日リズム位相変異作用があり，これに作用するメラトニン受容体作動薬はGABA$_A$受容体にみられるような筋弛緩作用や呼吸抑制，翌朝まで眠気が残る持ち越し効果は極めて少ない．しかし，効果発現は緩徐なので，2〜4週間連用して効果を確認すべきである．オレキシン受容体拮抗薬は，覚醒維持にかかわるオレキシン神経系の活動を抑制することで催眠効果をもたらす．睡眠維持効果が強く，健忘などの認知機能への副作用，反跳性不眠，退薬症状は極めて少ない睡眠薬であり，中途覚醒や熟眠感欠如の頻度が高い高齢者や身体合併症を有する不眠に対し安全かつ効果的であるとされている．

●睡眠障害

なお，糖尿病患者では，前述したOSASやむずむず脚症候群・周期性四肢運動障害といった睡眠障害を合併することが多く，これらが熟眠障害，入眠困難，中途覚醒の原因になることもある．イビキ・無呼吸，就寝前の四肢の不快感や就寝中の四肢の不随意運動の有無

を確認し，これらが認められる場合には，一度，睡眠専門医療機関で精査を行うことが望ましい．

文献

1) 大川匡子：睡眠障害の社会的側面．内科 2013；**111**：199-202.
2) Mallon L, *et al*.：High incidence of diabetes in men with sleep complaints or short sleep duration：a 12-year follow-up study of a middle-aged population. *Diabetes Care* 2005；**28**：2762-2767.
3) Vasisht KP, *et al*.：Differences in insulin secretion and sensitivity in short-sleep insomnia. *Sleep* 2013；**36**：955-957.

（中村真樹・井上雄一）

  糖尿病患者の消化管機能障害と便通障害について教えてください．

A 糖尿病の 3 大合併症の一つである自律神経障害により，食道運動異常，胃不全麻痺，下痢や便秘など様々な消化管機能障害をきたします．

　糖尿病性神経障害は，糖尿病の 3 大合併症のうちの一つであり，慢性的な高血糖により生じる自律神経障害である．全身の臓器に影響を及ぼし，消化管系の機能にも異常をきたす．食道運動異常，胃不全麻痺，下痢や便秘などの便通障害，胆嚢無力症，肛門括約筋不全などが知られている（表 1）．神経障害の診断は除外診断が基本となるため，甲状腺機能異常，多系統萎縮症，パーキンソン病，家族性アミロイドポリニューロパチーなどの糖尿病以外で自律神経障害の原因となりうる疾患の除外が必要となる[1]．以下に，消化管機能障害について述べる．

食道運動異常

　蠕動や自発的な収縮の異常や下部食道括約筋異常により，胸焼け，嚥下困難をきたす．糖尿病患者における罹患頻度は高くない．胃食道逆流症についての報告は少ないが，わが国における調査では，pH モニタリングによる検討で，糖尿病患者の 36％（59 例中 21 例），末梢神経障害を有する糖尿病患者では 52％（27 例中 14 例）に GERD の合併を認めている[2]．GERD を有する症例は有意に罹病期間が長く，罹病期間が長い患者，末梢神経障害が出現している患者においては，これを念頭におく必要がある．

●胃不全麻痺

　糖尿病患者の約 5 〜 12％ に合併し，女性および 1 型糖尿病患者の罹患率が高いことが報告されている[3]．悪心・嘔吐，腹部膨満，食思不振，短時間での満腹感，心窩部痛などの症

表 1 自律神経障害によりきたされる消化管機能障害

自律神経障害	特徴的な臨床症状
食道運動異常	胸焼け，嚥下障害
胃不全麻痺	悪心・嘔吐，腹部膨満，腹痛
下痢	水様性下痢，便秘と交互に繰り返される
便秘	下痢と便秘を交互に繰り返す
肛門括約筋不全	便失禁

状をきたし，いったん発症すると血糖コントロールによっても改善しにくく，QOL を低下させる[3]．胃排泄能の低下が本態であり，海外ではシンチグラフィの施行が推奨されている．そのほかには ^{13}C 呼気テスト法，アセトアミノフェン法，胃電図法などの方法もある．

●糖尿病性下痢

糖尿病患者の約 4 〜 22％に合併する．多いときには 1 日 20 回以上の排便があり，水様性下痢が間欠的に認められる．また下痢と便秘を繰り返すことも少なくない．小腸運動機能障害，小腸内細菌叢の異常増殖，腸液分泌異常，肛門活躍筋障害などが原因と考えられている．

●便秘症

糖尿病患者の 20 〜 44％で便秘症状あるいは下剤の使用量の増加を認めている[2]．胃結腸反射障害などの神経異常により引き起こされるとされている[2]．下痢と交互に認められることが多い．

文献

1) 友常考則，他：糖尿病性自律神経障害の診断と治療．Diabetes Frontier 2015；**26**：472-477.
2) 杵川文彦，他：胃食道逆流症と糖尿病．糖尿病 2005；**48**：240-242.
3) Shakil A, et al．: Gastrointestinal complications of diabetes. Am Fam Physician 2008；**77**：1697-1702.

（冬木晶子・中島　淳）

Q115 糖尿病患者の消化管機能障害と便通障害に用いる薬剤を教えてください．

A 胃運動麻痺には消化管運動賦活薬，下痢には止痢剤や抗菌薬，便秘には食物繊維や浸透圧性下剤が用いられます．

糖尿病の消化管症状は，上部症状（胃運動麻痺），下部症状（下痢，便秘）に分けられる．いずれも消化管自律神経障害に起因するものであるが，近年糖尿病患者の増加とともにこれらの消化器症状もメジャーな合併症として着目されている．それぞれの要因と治療について述べる（表1）．

●胃運動麻痺

高血糖状態は胃排出能を低下させ，またこれにより食物の胃内停滞時間が遅延するとさらに血糖コントロールが不良となる．このため，まずは適切な糖尿病管理が基本である．また，抗コリン剤，β作動薬，カルシウム拮抗薬，レボドパ，PPI，三環系抗うつ薬等の薬剤は胃運動を低下させるため，これらを内服中の場合は可能であれば中止する．β遮断薬，メ

表1　糖尿病の消化管症状と治療薬

消化管症状	治療薬
胃運動麻痺	β遮断薬，メトクロプラミド，エリスロマイシンなど
下痢	止痢剤（ロペラミド），抗菌薬（SIBO の場合）など
便秘	食物繊維の摂取，浸透圧性下剤（ラクツロース等の糖類下剤，酸化マグネシウム等の塩類下剤），大建中湯など

トクロプラミド，エリスロマイシン（モチリン受容体作動薬）は胃運動を活性化するため，胃運動麻痺の治療薬剤として候補となる[1]．これらが有効でなかった場合はボツリヌス毒素注入療法，電気刺激療法，外科的手術などが候補となるが，エビデンスに乏しい．

●下痢

下痢は糖尿病患者の4〜22％にみられるとされる．おもに抑制ニューロンである交感神経の障害によって消化管蠕動が亢進することによる．また膵機能不全による脂肪性下痢，胆汁酸吸収障害による下痢なども含まれる．症状の緩和が主となるが，エビデンスのある治療はなく，経験的に止痢剤（ロペラミド）を用いることが多い．なお，小腸蠕動低下からsmall intestinal bacterial overgrowth（小腸内細菌異常増殖症）をきたし下痢となっている場合は，アモキシシリン / クラブラン酸（オーグメンチン®）が有用であったという報告もある[2]．

●便秘

便秘は糖尿病患者の20〜44％に認められるとされ，下痢と交互に起こることが多い．おもに大腸における副交感神経障害，または胃結腸反射の障害によって生ずる．消化管運動を抑制する薬剤の投薬状況の確認，直腸機能を含めた全身評価が必要であることはいうまでもない．治療には，適切な水分と食物繊維の摂取，浸透圧性下剤（ラクツロース等の糖類下剤，酸化マグネシウム等の塩類下剤）が用いられる[3]．また大建中湯など消化管運動賦活効果のある漢方薬も治療候補薬と考えられる．

文献

1) Parkman HP, *et al.*：American Gastroenterological Association technical review on the diagnosis and treatment of gastroparesis. *Gastroenterology*. 2004；**127**：1592-1622.
2) Virally-Monod M, *et al.*：Chronic diarrhoea and diabetes mellitus：prevalence of small intestinal bacterial overgrowth. *Diabetes Metab*. 1998；**24**：530-536.
3) Shakil A, *et al.*：Gastrointestinal complications of diabetes. *Am Fam Physician*. 2008；**77**：1697-1702.

〈大久保秀則・中島　淳〉

Q116 血圧の変動が大きい場合の降圧薬の調整法を教えてください．

家庭血圧や24時間血圧測定を行って血圧の変動パターンを把握し，病態に応じた降圧薬の追加や服薬時間の変更を行います．

●血圧の日内変動パターン

血圧が大きく変動する患者においては，そのパターンを把握するために，家庭血圧と24時間血圧測定（ambulatory blood pressure monitoring：ABPM）を行う．家庭血圧は1日2回（朝と就寝前）測定し，1機会原則2回の測定が推奨される[1]．血圧が上昇する時間帯によって，早朝高血圧，昼間高血圧，夜間高血圧があり，それぞれに関連する病態を**表1**にまとめた（本来，これらは仮面高血圧の分類であるが，本項では診察室血圧が140/90 mmHg以上で，上記時間帯にさらに血圧が上昇するような病態も想定している）．

表1 血圧の日内変動パターンと関連する病態[1]

早朝高血圧	昼間高血圧	夜間高血圧
アルコール多飲・喫煙 起立性高血圧 血管stiffnessの増大 持続時間の不十分な降圧薬	職場での精神的ストレス 家庭での精神的ストレス 身体的ストレス	循環血液量の増加 （心不全，腎不全） 自律神経障害 （起立性低血圧，糖尿病） 睡眠時無呼吸症候群 抑うつ状態 認知機能低下

● **血圧変動パターンに応じた降圧薬の選択**

　糖尿病患者の高血圧治療では，レニン-アンジオテンシン系（RA系）阻害薬が第一選択である．単剤では24時間にわたる十分な降圧が得られない場合，2剤目を検討するが，その際にKario[3]は上記血圧変動パターンを参考にすることを推奨している．早朝高血圧が目立ち，血圧の日間変動が大きい患者は血管stiffnessの増大が影響していると考えられ，アムロジピンなど長時間作用型カルシウム拮抗薬の追加が望ましい．一方，夜間高血圧には食塩過剰摂取や心不全・腎不全に伴う体液貯留が関与していると考えられており，このような病態では利尿薬の併用が推奨される．

● **降圧薬内服のタイミング**

　血圧の日内変動には，患者因子だけでなく，降圧薬の作用時間や内服のタイミングも大きく影響している．現在，わが国で広く使用されている降圧薬は，1日1回服用とされるものが多く，朝にまとめて内服するケースが多い．しかし，実際には翌朝まで降圧力が持続せず，夜間から早朝にかけて高血圧をもたらすことがある．その場合，1剤を就寝前投与に変更することにより，良好な24時間血圧コントロールが達成できる．特に，早朝に活性が増強するRA系や交感神経系を抑制する薬剤の眠前内服が有効である[2]．

文献

1) 日本高血圧学会高血圧治療ガイドライン作成委員会：高血圧治療ガイドライン2014．ライフサイエンス出版，2014．
2) 日本循環器学会，他：24時間血圧計の使用（ABPM）基準に関するガイドライン（2010年改訂版）．2010．（http://www.j-circ.or.jp/guideline/pdf/JCS2010_shimada_h.pdf）
3) Kario K：Proposal of RAS-diuretic vs. RAS-calcium antagonist strategies in high-risk hypertension：insight from the 24-hour ambulatory blood pressure profile and central pressure. *J Am Soc Hypertens* 2010；**4**：215-218．

〔菅原真衣・南学正臣〕

腎症4期で血圧が下がらない患者の降圧薬の使用法を教えてください．

二次性高血圧の有無やアドヒアランスを確認したうえで，利尿薬や交感神経抑制薬の併用を検討します．塩分制限や減量など，非薬物療法の強化も必要です．

　糖尿病患者の高血圧治療では，レニン-アンジオテンシン系（RA系）阻害薬が第一選択だが，単剤では十分な降圧効果が得られず，Ca拮抗薬を併用することも多い．本項では，上

Q117 腎症4期で血圧が下がらない患者の降圧薬の使用法を教えてください.

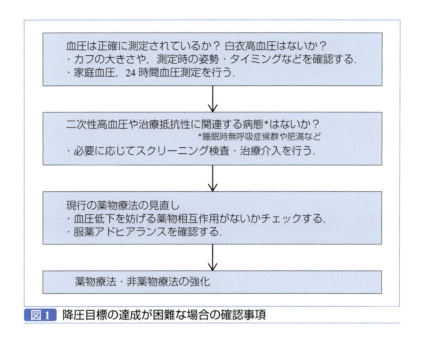

図1 降圧目標の達成が困難な場合の確認事項

記2剤を使用してもなお,降圧目標を達成できない場合の対処法について述べる.

●高血圧が持続する原因

治療を行っているにもかかわらず,高血圧が続く場合,まずはその原因を検索する必要がある.確認すべきポイントと流れを図1にまとめた.血圧測定や服薬状況に問題がなく,二次性高血圧や睡眠時無呼吸症候群などを示唆する所見もないことを確認したうえで,薬物療法および非薬物療法の強化を行う.

●利尿薬

糖尿病性腎症では,比較的早期から体液貯留傾向となるため,まずは利尿薬の追加を検討する.推定糸球体濾過量(estimated glomerular filtration rate:eGFR)が30 mL/分/1.73 m² 未満の場合,サイアザイド系利尿薬は効果が見込めないため,ループ利尿薬を選択する.腎症4期の患者は,脱水や過剰降圧によって容易に腎機能悪化をきたしうるため,こまめな用量調整が必要である.

●交感神経抑制薬

利尿薬を併用しても降圧目標が達成できない場合は,αβ遮断薬,β遮断薬,α遮断薬などの交感神経抑制薬を追加する.特に,β遮断薬は心不全患者において有意な生命予後改善効果をもつため,心不全合併例では積極的に併用する.α遮断薬の眠前内服は,早朝高血圧の改善に有効である.

●内服時間の調整

降圧薬を朝にまとめて内服している場合,降圧薬の持続時間が不十分であるために,血圧コントロールが不良となることがある.朝1回を朝夜の2回に変更したり,1剤を就寝前投与に変更したりすることにより,24時間の降圧目標達成率が高まることが知られている.特に,早朝に活性が増強するRA系や交感神経系を抑制する薬剤の眠前内服が有効である.

●非薬物療法の強化

非薬物療法で最も重要なのは,塩分制限である.塩分制限の必要性・重要性を患者によく

説明し，栄養士とも協力しながら1日6g未満の減塩を目指す．その他，肥満，アルコールの過剰摂取，喫煙，運動不足なども治療抵抗性高血圧の原因となりうるため，継続的に指導を行う．

文献

・日本高血圧学会高血圧治療ガイドライン作成委員会：高血圧治療ガイドライン2014．ライフサイエンス出版，2014．

（菅原真衣・南学正臣）

Q118 LDL-コレステロールが低下しないときの脂質異常症治療薬の使い方を教えてください．

A LDL-コレステロールが低下しない背景因子の検索が重要です．非スタチン系薬剤との併用が必要になる場合があります．

　LDL-コレステロール(C)低下の薬物治療には，エゼチミブ，陰イオン交換樹脂（レジン），プロブコールなどがあるが，圧倒的にHMG-CoA還元酵素阻害薬（スタチン）が使われているのが現状である．スタチンは，LDL-Cを低下させ，一次予防，二次予防を問わず，多くの介入研究で主要な心血管疾患発症リスクを減少させることが明らかになっており，スタチンを使った介入試験のメタ解析からLDL-C低下量が大きければ大きいほど心血管リスクを減らすことが可能であり，"the lower, the better"と考えられている．しかしながら，日常臨床においてガイドラインで定められたLDL-C管理目標値に達しない症例が存在するのも事実で，特に一次予防のハイリスク患者や二次予防患者に多い．このようなLDL-C低下不十分な症例や薬物投与にかかわらずLDL-Cが低下しない症例では，以下にあげたようなLDL-Cが低下しない背景因子を検討することが重要である（**表1**）．

2次性高脂血症の存在

　LDL-Cの反応が悪い場合，まず考えるべきことは二次性高脂血症である．原発性と思われた脂質異常症の中に症状に乏しい潜在性の内分泌疾患が隠れていることがあるからである．中でも，甲状腺機能低下による高コレステロール血症は頻度が高く特異的な症候に乏しいため，臨床医が鑑別として想起しにくい．脂質異常症の初診時には，常に甲状腺疾患の可能性を念頭におき甲状腺機能を測定すべきであるが，測定未実施で治療反応性が不良の場合には，必ずチェックすべきである．

表1 LDL-Cが低下しない背景因子と対策

背景因子	対策
2次性高脂血症の存在	甲状腺機能の測定
生活習慣	栄養指導の検討
アドヒアランス低下	周囲の服薬サポート
スタンダードスタチンの内服	ストロングスタチンへの変更
6%ルール・コレステロール吸収亢進	エゼチミブや胆汁酸吸着剤等の併用

Q118 LDL-コレステロールが低下しないときの脂質異常症治療薬の使い方を教えてください.

●生活習慣
　食事，運動および喫煙といった生活習慣は脂質異常症の原因となる．摂取エネルギーが過多であったり，飽和脂肪酸やトランス脂肪酸を多く含む食生活はLDL-Cを高めるため，食事の関与が疑われる患者ではこれらの点を確認し，是正が必要であれば積極的な食事指導を行う．

●アドヒアランス低下
　内服しているにもかかわらずLDL-Cが低下しないのか，内服していないから下がらないかには大きな違いがあるが，LDL-C低下不良につながる服薬アドヒアランス低下は大きな問題であり，高脂血症治療に限った問題ではない．特に高齢者では，認知機能低下を背景とした服薬自己管理能力低下，ADL低下等のため，服薬アドヒアランスが低下する傾向にあり，患者本人だけではなく，家族に対しても，薬剤の必要性，薬剤効果，用法に関して詳しく説明する必要がある．

●遺伝素因
　スタチンのLDL-C低下作用には明らかな個人差が存在し，その背景にスタチンの薬剤反応性を規定する遺伝素因が関与する．ゲノムワイド解析(症例の集団と対照の集団を別々に集め，その二つの集団の間でアレル頻度や遺伝子型の頻度が異なるかどうかを検討する手法)により，APOE，HMGCR，ABCG2，SLO1B1，SORT1/CELSR2/PSRC1等の遺伝多型(SNP)が，スタチンの反応性にかかわることが報告されている．日常臨床では，個々の患者で遺伝子のSNPを調べることは困難であるが，スタチンの薬理動態には個人差があることを理解することは重要である．

●スタンダードスタチンの内服
　スタチンは，薬剤の種類により代謝酵素，代謝経路が異なり，LDL-C減少率も異なる．たとえば，アトルバスタチンやロスバスタチンといったストロングスタチンでは，LDL-C減少率は常用量でそれぞれ38～54％，52～63％であるのに対して，スタンダードスタチンのフルバスタチンでは，減少率は19～40％と低い．したがって，治療開始時には，必要なLDL-C低下量を逆算して適切なスタチンと内服量を選ぶことが必要である．スタンダードスタチンで管理目標値に到達しない場合には，スタンダードスタチンの増量よりもストロングスタチンへの変更を検討すべきである．ただし，家族性高コレステロール血症(FH)のような難治性高脂血症患者では，高用量ストロングスタチンとエゼチミブ，レジン等を併用しても管理目標値に到達しない場合がある．2016年4月に発売されたPCSK9阻害薬(注射薬)は，非常に強力なLDL-C低下作用(50～70％)があり，上記FH患者や冠動脈疾患を有するハイリスク患者の治療の新たなオプションとして期待される．

●6％ルール
　スタチンの効果には，弱い用量依存性しかないことが知られている．すなわち，倍量に増量しても追加で得られるLDL-C低下作用は約6％で，「6％ルール」とよばれる．その背景に小腸における代償的なコレステロール吸収亢進や，Proprotein convertase subtilisin/ kexin type 9(PCSK9)発現上昇が指摘されており，スタチン増量後も十分にLDL-Cが低下しない患者では，後述するコレステロール吸収阻害薬であるエゼチミブとの併用が推奨される．

●コレステロール吸収亢進型の高LDL血症
　高LDL血症には，コレステロール合成亢進型とコレステロール吸収亢進型に大別され，後者は3～4人に1人といわれている．Framingham Offspring研究では，心血管疾患リスク

の高い患者群では，健常対照群と比較してコレステロール合成マーカーには差がない一方で，コレステロール吸収マーカー（カンペステロール，シトステロール，コレスタノール）が有意に高く，糖尿病や肥満患者でもコレステロール吸収が亢進していると報告されている．スタチンは細胞のコレステロール合成を阻害する薬物であるので，コレステロール合成亢進型の高LDL血症患者では奏効する一方，コレステロール吸収亢進型の患者での効果は不良である．このような患者では，スタチンからエゼチミブへの変更か，エゼチミブの併用を考慮すべきである．

（池脇克則・遠藤康弘）

119 CKが上昇しやすい患者の脂質異常症治療薬の使い方を教えてください．

 CK上昇の程度と患者の心血管イベントリスクの評価が重要です．場合によっては非スタチン系薬剤の使用も検討します．

HMG-CoA還元酵素阻害薬（スタチン）は心血管疾患予防のためのkey drugであるが，筋症状やクレアチンキナーゼ（CK）上昇のため服薬コンプライアンスが低下し，内服継続が困難になる場合がある．特に心血管リスクの高い患者では，スタチン内服中止により心血管リスクを高める可能性がある．2015年に発表された欧州心臓病学会（ESC）のガイドラインではスタチンによる筋症状を総じてstatin-induced muscle symptoms（SAMS）と呼称している．SAMSは横紋筋融解症を含めてCK上昇を伴うmyositisとCK上昇を伴わないmyopathy（筋痛，筋力低下，こむら返り，圧痛）からなる．スタチンによる重篤な合併症として横紋筋融解症が一般的に知られているが，発生頻度としては年間で10万人に1人と非常に稀であり，大部分の患者では筋症状は伴うもののCKは正常〜軽度上昇するにとどまる．本項では，スタチン内服中の筋症状を有した患者でCKが正常な場合と横紋筋融解法を除いてCK上昇を伴う場合に分け，脂質異常症治療薬の使い方について解説する（**表1**）．

● CKが正常の場合

スタチン内服中で筋症状を有する患者ではCKは正常であることが多い．またCK上昇が軽度であればCK正常のSAMSを同等と考えるのが妥当である．低リスク患者ではスタチ

表1 CK上昇と対策

CK	冠動脈疾患リスクが高い患者の対策	冠動脈疾患リスクが低い患者の対策
正常〜4倍以下	スタチン継続，別のスタチンへの変更もしくは非スタチン系薬剤との併用（隔日投与も検討）	スタチンの必要性について再度評価
4倍以上	スタチン継続，別のスタチンへの変更もしくは非スタチン系薬剤との併用（隔日投与も検討）	スタチン中止，CK推移確認．必要であれば別のスタチンへの変更
10倍以上	スタチン中止，原因検索	スタチン中止，原因検索

ン内服の必要性について再評価すべきであるが，冠動脈硬化症や糖尿病を有する心血管リスクが高い患者では，筋症状とスタチンによるベネフィットを天秤にかけて，内服継続の可否について判断する必要がある．スタチンと筋症状の因果関係は，スタチン中止による症状軽快・消失の有無などから判断する．SAMSと診断した患者への治療であるが，スタチン治療を再開できる可能性は低くないとの海外からの報告はあるが，患者は筋症状に対して不安が大きいことを理解して，治療再開を急がないことである．十分に治療の必要性を説明し同意を得たうえで，別のスタチンを必要であれば低用量から再開する．それでも忍容性がない場合や，さらに慎重に行いたい場合には，隔日や3日に1回投与から始めて連日投与へと移行を試みる．連日投与でない場合には半減期の長いストロングスタチンが望ましい．スタチンによる筋症状にユビキノン（CoQ10）やビタミンDの補充が有効との臨床研究が散見されるが，十分なエビデンスレベルではない．経験的には，ユビキノン1日量（30 mg）の1回投与で約半数の患者で症状の改善を認めており，副作用のない安価な薬剤であるので考慮に値すると考えている．ビタミンDについては濃度を測定して低下している場合に考慮するようである．

● CKが上昇した場合

　低リスクの患者でCKが正常の4倍以上であれば，スタチンを中止し，内服の必要性について再度検討する．必要と判断した場合の再開の方法は上記の通りで，CKの推移を慎重に観察する．

　心血管疾患リスクが高い患者では，CKが4倍以上で10倍以下であればスタチンはCKをチェックしながら内服を継続すべきであるが，10倍以上まで上昇すれば中止する必要がある．

　スタチン中止後にCKが改善するのであれば，CKをチェックしながら低用量のスタチンを開始すべきであるが，CK上昇が持続するのであれば，甲状腺機能低下症や代謝性ミオパチーなどの二次性疾患を疑う必要がある．CKが10倍以上であれば横紋筋融解症の危険があるため中止すべきであり，CKが40倍以上であれば腎障害の評価，場合によってはハイドレーションや尿のアルカリ化を実施する．

● スタチン以外の脂質異常症治療薬の使い方

　スタチンの副作用は用量依存性であり，SAMSの患者では，許容範囲のスタチンとスタチン以外の薬剤の併用，あるいはスタチン以外の薬剤での管理を検討する．エゼチミブは副作用が少なくLDL-Cを15～20%程度低下させる．最近の介入試験では心血管リスク軽減効果も報告されており，SAMSの患者の非スタチン系薬剤の第一選択となりうる．その他，胆汁酸吸着剤は単独でエゼチミブと同程度のLDL-C低下作用を有し，さらにエゼチミブとの併用により30%程度の低下効果が期待できるため，スタチン忍容性が低い症例では併用を検討する．新しい話題としては，2016年4月に発売されたPCSK9阻害薬である．LDL受容体を壊す（異化する）PCSK9をモノクローナル抗体で阻害することによって，LDL受容体の働きが促進し，スタチン不耐性患者においても十分な忍容性とLDL-C低下効果が報告されている．家族性高コレステロール血症や心血管リスクが高い二次予防の患者で，スタチン忍容性が低くエゼチミブや胆汁酸吸着剤の併用で目標値が達成されない症例では，PCSK9阻害薬の使用も考慮すべきである．

〔池脇克則・遠藤康弘〕

Q120 便秘・下痢が不規則に起こる患者の薬物療法を教えてください.

A 器質的疾患の除外ののち，おもに便秘に対する治療を中心に行います．

●器質的疾患の除外
多くの疫学研究で，糖尿病や高インスリン血症は悪性疾患のリスクと報告されており，大腸癌のリスクの増加も指摘されている[1]．排便障害のある患者に対しては可能な限り下部内視鏡を行い，悪性疾患などの器質的疾患の除外を行う必要がある．

●薬剤による副作用
DPP-4 阻害薬では下痢や便秘の副作用の報告は少ないが，神経障害により便秘傾向を示す患者の場合，症状を悪化させることがあるため排便状況については問診が必要である．またα-グルコシダーゼ阻害薬やメトホルミンによって下痢などが出現することもある．

●糖尿病性の交代性便通異常
糖尿病性自律神経障害による腸管神経叢障害は，小腸および大腸の運動機能低下を引き起こす．腸管内容通過時間が遅延することによる便秘が一般的であり，糖尿病の食事療法による摂食量の制限で糞便塊が減少し，さらに便秘が悪化する．

そして，便秘によって大腸内に便塊の長期間の停滞が起こることで，細菌が異常増殖を引き起こし，便が液状化して下痢便となって排泄されるという交代性の便通異常を繰り返す．このように下痢と便秘が交互に続く場合は便秘予防を優先し，軟便傾向に調整するのが望ましい[2]．

●治療の実際
1）糖尿病のコントロール

血糖コントロール不良による自律神経障害の悪化や高血糖自体が下痢の原因にもなるため，血糖コントロールは非常に重要である．

2）整腸剤の使用

腸内細菌叢の異常を引き起こすため，ビフィズス菌や酪酸菌などの整腸剤を使用する．

3）便秘の治療

前述のように，交代性の便通障害に対しては便秘予防を優先する．重症の下痢症例では塩酸ロペラミドにて対症療法を行うが，中毒性巨大結腸症の原因にもなるため，症状が軽快すれば投与を中止する．

表1 便秘の薬物治療

処方	処方薬
基本の処方	酸化マグネシウム 1.5～2 g/日 分3 ＊腎機能が悪い場合には高Mg血症に注意 ルビプロストン 24 μg 2C/日　分2
効果不十分の場合①	センノシド 12 mg 1～2錠/回 ピコスルファートナトリウム　10～15滴，頓用
効果不十分の場合②	モサプリド 5 mg 3錠/日 分3 大建中湯 2.5 g 3～6包/日 分3（毎食前）

糖尿病性自律神経障害による便秘の治療は，基本的に非糖尿病患者と同じ対症療法である．表1に実際の薬物投与方法について示す．

文献

1) Deng L, *et al.*：Diabetes mellitus and the incidence of colorectal cancer：an updated systematic review and meta-analysis. *Dig Dis Sci* 2012；**57**：1576-1585.
2) 出口尚寿，他：消化器機能障害．糖尿病性細小血管症（第2版）─発症・進展制御の最前線─ 2010；**988**：656-660.

〈内山詩織・中島　淳〉

付 録

- 主な糖尿病治療薬一覧
- 本書に出てくる主な試験・研究名
- 本書に出てくる主な略語一覧

付録1　主な糖尿病治療薬一覧

クラス	主要薬剤名	作用機序	利点	欠点	コスト
BG薬	メトホルミン ブホルミン	AMP-kinaseを活性化 肝糖新生抑制 腸管からの糖吸収抑制	長い臨床使用経験 低い低血糖リスク 体重増加をきたしにくい 心血管保護効果 （UKPDS）	消化器症状（悪心・下痢） 乳酸アシドーシス ビタミンB12欠乏 高度腎機能障害では禁忌	安価
SU薬	グリメピリド グリクラジド グリベンクラミド など	β細胞SU受容体に結合し，インスリン分泌を促進	長い臨床使用経験 細小血管合併症抑制 （UKPDS）	低血糖 体重増加 効果持続性が短い	安価
速効型インスリン分泌促進薬	ナテグリニド ミチグリニド レパグリニド	β細胞SU受容体に結合し，インスリン分泌を促進	食後高血糖抑制 SU薬に比べ低い低血糖リスク	食直前内服・頻回内服	高価
α-GI	アカルボース ボグリボース ミグリトール	腸管α-GI阻害による糖分解吸収抑制	食後高血糖抑制 体重増加をきたしにくい 心血管保護効果？ 糖尿病発症予防 （STOP-NIDDM）	食直前内服・頻回内服 消化器症状（下痢・放屁） 低血糖時はブドウ糖での対応を要す	高価
TZD薬	ピオグリタゾン	PPARγを活性化 インスリン感受性を上昇	低い低血糖リスク 長い効果持続性 TG↓，HDL-C↑ 心血管保護効果？ （PROactive）	体重増加 浮腫，心不全のリスク↑ 女性で骨折リスク↑ 膀胱癌↑？（KPNC）	高価
DPP-4阻害薬	シタグリプチン アログリプチン リナグリプチン サキサグリプチン など	GLP-1，GIPを分解するDPP-4を阻害 血糖依存性のインスリン分泌促進	低い低血糖リスク 体重増加をきたしにくい 忍容性が高い	中等度のHbA1c低下作用 心不全リスク↑？ （SAVOR-TIMI 53） SU薬併用時は低血糖に注意	高価
GLP-1受容体作動薬	エキセナチド リラグルチド リキシセナチド デュラグルチド	GLP-1受容体を活性化 血糖依存性のインスリン分泌促進 グルカゴン抑制 胃排泄遅延	低い低血糖リスク 体重減少効果 β細胞機能改善効果 心血管保護効果？	消化器症状（悪心・嘔吐） 注射製剤 注射トレーニングが必要 効果は残存インスリン分泌能に依存	高価
SGLT2阻害薬	イプラグリフロジン ダパグリフロジン カナグリフロジン エンパグリフロジン など	近位尿細管SGLT2受容体を阻害しブドウ糖再吸収抑制，尿糖排泄促進	低い低血糖リスク 体重減少効果 血圧低下作用 残存インスリン分泌能に依存しない効果発現 心血管保護効果（EMPA-REG OUTCOME）	頻尿・口渇・脱水 尿路・性器感染症 LDL-C↑	高価
インスリン	インスリンアスパルト インスリンリスプロ インスリングルリジン インスリングラルギン インスリンデグルデク など	インスリン受容体を活性化 末梢での糖吸収促進 肝糖新生抑制	あらゆる病態に有効 大きい血糖降下作用 細小血管合併症抑制 （UKPDS）	低血糖 体重増加 注射製剤 注射トレーニングが必要	様々

（American Diabetes Association：American Diabetes Association Standards of Medical Care in Diabetes 2015. *Diabetes Care* 2015；**38**：S41-S48 より引用改変）

付録2　本書に出てくる主な試験・研究名

略名	正式名称
4T 研究	Treating To Target in Type 2 Diabetes 研究
ADOPT study	A Diabetes Outcome Progression Trial study
ADVANCE	Action in Diabetes and Vascular Disease: A Preterax and Diamicron Modified Release Controlled Evaluation
ASSET-K	A Study of Safety and Efficacy of DPP-4 inhibitor in the Treatment of type 2 diabetes in Kanagawa
CHICAGO study	Carotid Intima-Media THICkness in Atherosclerosis Using PioGlitazOne study
CNAMTS	Caisse Nationale de l'assurance maladie des Travailleurs Salaries
DCCT	Diabetes Control and Complications Trial
DAWN JAPAN study	Diabetes Attitudes, Wishes, and Needs study-JAPAN
DURATION-1 試験	Diabetes Therapy Utilization: Researching Changes in A1c, Weight and Other Factors Through Intervention with Exenatide ONce Weekly In the Diabetes Therapy Utilization: Researching Changes in A1C, Weight and Other Factors Through Intervention with Exenatide Once Weekly
DURATION-3 試験	Once weekly exenatide compared with insulin glargine titrated to target in patients with type 2 diabetes
EDIC	Epidemiology of Diabetes Interventions and Complications
EDIP	the Early Diabetes Intervention Program
ELIXA 試験	the Evaluation of Lixisenatide in Acute Coronary Syndrome trial
EXSCEL 試験	Exenatide Study of Cardiovascular Event Lowering Trial
Get-Goal-Asia 試験	Randomized, double-blind, placebo-controlled trial of the once-daily GLP-1 receptor agonist lixisenatide in Asian patients with type 2 diabetes insufficiently controlled on basal insulin with or without a sulfonylurea?
LEADER 試験	the Liraglutide Effect and Action in Diabetes: Evaluation of Cardiovascular Outcome Results
ORIGIN 試験	Outcome Reduction with Initial Glargine Intervention
PRACTICAL study	PRospective ACTos practICAL experience study
ProActive 試験	PROspective PioglitAzone Clinical Trial In MacroVascular Events
RECORD 試験	Rosiglitazone Evaluated for Cardiovascular Outcomes in Oral Agent Combination Therapy for Type 2 Diabetes
PERISCOPE 研究	The Pioglitazone Effect on Regression of Intravascular Sonographic Coronary Obstruction Prospective Evaluation
REWIND 試験	REsearching Cardiovascular Events with a Weekly INcretin in Diabetes
STOP-NIDDM 試験	the Stop non insulin dependent diabetes mellitus
TECOS 試験	Trial Evaluating Cardiovascular Outcomes with Sitagliptin
UKPDS	United Kingdom Prospective Diabetes Study
VICTORY 試験	Voglibose intervention clinical trial in IGT on the Reduction of onset of type 2 diabetes

付録3　本書に出てくる主な略語一覧

略語	欧名	和名
α-GI	α-glucosidase inhibitor	α-グルコシダーゼ阻害薬
ACE阻害薬	angiotensin converting enzyme inhibitor	アンジオテンシン変換酵素阻害薬
ADA	American Diabetes Association	米国糖尿病学会
ADAS-J cog	Alzheimer's Disease Assessment Scale-cognitive subscale	認知機能障害評価指標
AMPK	AMP-activated protein kinase	AMP活性化プロテインキナーゼ
BG薬	biguanide薬	ビグアナイド薬
BIA法	bioelectrical impedance analysis	生体電気インピーダンス法
BMI	body mass index	体格指数
BOT	basal supported oral therapy	基礎インスリン・経口血糖降下薬併用療法
BPT	basal supported prandial GLP-1 receptor agonist therapy	短時間作用型GLP-1RA・基礎インスリン併用療法
CGM	continuous glucose monitoring	持続血糖モニター
CIR	insulin carbohydrate ratio	カーボインスリン比
CIT	combination injectable therapy	併用注射療法
CPI	CPR index	CPRインデックス
CPR	C peptide immunoreactivity	C-ペプチド免疫活性
CSII	continuous subcutaneous insulin infusion	インスリン持続皮下注入
CV	cardiovascular	心血管
DPP-4	dipeptidyl peptidase-4	ジペプチジルペプチダーゼ-Ⅳ
EASD	European Association for the Study of Diabetes	欧州糖尿病学会
FDA	Food and Drug Administration	米国食品医薬品局
FPG	fasting plasma glucose	空腹時血糖
GEF	guanine nucleotide exchange factor	グアニンヌクレオチド交換因子
GIP	glucose-dependent insulinotropic polypeptide	グルコース依存性インスリン分泌刺激ポリペプチド
GLP	glucagon-like peptide	グルカゴン様ペプチド
GLP-1RA	GLP-1 receptor agonists	GLP-1受容体作動薬
IGT	impaired glucose tolerance	耐糖能異常
IRI	immunoreactive insulin	免疫インスリン
ISF	insulin sensitivity factor	インスリン効果値
JDDM	Japan Diabetes Clinical Data Management Study Group	日本糖尿病データマネジメント研究会
MAGE	mean amplitude of glucose excursion	平均血糖変動幅
mTOR	mammalian target of rapamycin	哺乳類ラパマイシン標的蛋白質
NASH	nonalcoholic steatohepatitis	非アルコール性脂肪肝炎
PKA	protein kinase A	プロテインキナーゼA
PPARγ	peroxisome proliferator-activated receptor γ	ペルオキシソーム増殖因子活性化受容体
PPG	postprandial plasma glucose	食後血糖
RCT	randomized controlled trial	無作為化比較対照試験
SAP	sensor augmented pump	リアルタイムCGMセンサー併用型インスリンポンプ
SDF	stromal cell-derived factor	ストロマ細胞由来因子
SGLT2阻害薬	sodium glucose cotransporter 2 阻害薬	ナトリウム・グルコース共役輸送体2阻害薬
SMBG	self-monitoring blood glucose	血糖自己測定
SSRI	selective serotonin reuptake inhibitors	選択的セロトニン再取り込み阻害薬
SU薬	sulfonylurea薬	スルホニル尿素薬
TZD薬	thiazolidine薬	チアゾリジン薬

索 引

和　名

あ行

アカルボース　129, 131, 133, 134
アディポネクチン　2, 86, 90, 94
アデニル酸シクラーゼ　35
アテローム性動脈硬化症（ASCVD）　215
アドヒアランス　11, 129, 149, 184, 186
アルコール多飲者　2, 45
アンジオテンシン受容体阻害薬（ARB）　212
アンジオテンシン変換酵素（ACE）阻害薬　212
アンジオテンシンⅡ1型受容体拮抗薬　225
胃運動麻痺　230
胃内容物排出速度　171
胃不全麻痺　229
移植後糖尿病（NODAT）　206
イプラグリフロジン　204
インクレチン　4, 9, 50, 53, 58, 60, 62, 66, 122, 132, 167
　——関連薬　10, 30, 66, 170, 175, 200
インスリン　30, 64
　——アスパルト　204
　——アナログ製剤　16
　——依存状態　9, 42, 117, 179
　——強化療法　28, 30, 160, 161, 194, 199
　——効果値（ISF）　154
　——自己注射　19, 157, 158
　——使用量の減量　114
　——抵抗性改善薬　9, 12, 61, 89, 94, 148, 224
　——デバイス　19
　——導入　9, 74, 90, 152, 156, 160, 194
　——非依存状態　7, 8, 73, 91
　——分泌促進薬　3, 10, 62, 68, 92, 96, 108, 138, 139, 141, 143, 144, 148, 180, 193
　——分泌不全　10, 68, 86
うつ　11, 187, 196, 226
ウルソデオキシコール酸　225
エキセナチドLAR　24, 26, 27
エゼチミブ　225, 237
塩分制限　233
オレキシン受容体拮抗薬　228

か行

家庭血圧　231
カーボインスリン比（CIR）　154
カルシニューリン阻害薬　184, 205
肝機能　110
　——改善　109
　——障害　2, 40, 45, 60, 80, 89, 134
肝硬変　40, 77, 113, 180, 221
肝細胞癌　221
肝生検　221
肝線維化マーカー　222
感染症　8, 40, 78, 198, 199
基礎インスリン注入量　162
基礎分泌補充　21, 23
急性膵炎　169, 175
急性発症1型糖尿病　203
休薬　2, 40, 46, 95, 108, 118
空腹時血糖　6, 21, 52, 87, 92, 110, 138, 155, 162, 171, 182
グリクラジド　60, 73, 74, 76
グリニド薬　2, 23, 64, 73, 79, 93, 132, 138, 139, 140, 141, 142, 144, 178, 186
グリベンクラミド　11, 74, 79, 81, 132, 180, 182
グリメピリド　11, 76, 79, 132, 150, 178, 204
グルカゴン　62, 64
グルコーススパイク　125
グルコース排泄閾値　106
経口血糖降下薬　148
経腸栄養剤　198
劇症1型糖尿病　203
血圧管理　210
血圧低下　25, 108, 110
血圧変動抑制作用　213
血管浮腫　60
血小板低値　222
血糖降下作用　54, 106, 127, 172
血糖降下療法アルゴリズム　5, 6
血糖自己測定（SMBG）　21, 116, 153, 157, 160, 191, 193
血糖プロファイル　30, 106, 125
血糖変動幅　67, 69, 140
ケトアシドーシス　12, 76, 78, 112, 117
ケトーシス　40, 76, 113, 183
ゲノムワイド解析　235
下痢　133, 231, 238
厳格血圧管理群　210
検査値　8, 55, 109
降圧薬　212, 231
抗うつ薬　187
口腔内崩壊錠　150
高血圧治療ガイドライン2014（JSH2014）　210, 212
抗血小板薬　217, 219
抗酸化作用　126
甲状腺機能低下　234
抗精神病薬　187
交代性便通異常　238
抗動脈硬化作用　89
高齢者　11, 19, 29, 45, 58, 63, 68, 74, 77, 79, 91, 95, 112, 115, 118, 131,

索　引

133，157，184，187，196
呼吸鎖複合体 I　34
骨折　12，90，91，92，94，96，97，185

さ行

サルコペニア　12，112
サルコペニア肥満　117
持効型インスリン　16，21，23，25，126，152，155，160，183，195
自己効力感　113
脂質異常症治療薬　215，234，236
脂質管理　213
持続血糖モニター（CGM）　22，42，43，106
シタグリプチン　52，53，56，65，67，70，169，204
シックデイ　12，40，46，80，95，108，112，116，140，192，207，208
──ルール　192
脂肪肝　221
脂肪酸β酸化　35
瀉血療法　224
惹起経路　4，50，60，142，167
周期性四肢運動障害　228
周術期　22，199，200
熟睡感欠如　227
消化管機能障害　229，230
消化器症状　10，25，26，40，44，60，64，94，131，167，192
食塩感受性高血圧　213
食後高血糖　69，124，141
食事療法　59
食直前低血糖　125
食道運動異常　229
女性　2，40，90，91，94，96，97，108，116，178
腎機能　42，59，110
腎機能改善　109
腎機能障害　2，40，45，80，89
腎近位尿細管　106
心血管イベント　5，39，52，65，75，86，87，88，109，152

腎排泄　143，178，180
心拍数　25，171，174
心不全　2，12，40，45，61，65，68，89，91，92，94，96，181，185
心理的障壁　158
膵炎　60
膵癌　175
推定糸球体濾過量　233
睡眠障害　225，227
睡眠不足　226
ステロイド糖尿病　182
ストロングスタチン　235
スライディングスケール（SS）　199
スルホニル尿素（SU）薬　64，67，68，69，70，71，72，73，74，75，76
生活習慣　212
精神的ストレス　226
責任インスリン方式　183
絶対的適応　8
選択的セロトニン再取り込み阻害薬（SSRI）　188
総脂肪量　111
創傷治癒　199
相対的適応　8
早朝覚醒　227
早朝高血圧　231
増幅経路　142，167
速効型インスリン分泌促進薬　3，10，62，108，138，139，141，143，144，148，193

た行

体液量減少　111，115
大規模調査研究　54
大血管障害　114，124
体重減少効果　110，114，117，172，183
体重増加　2，10，96
体組成　111
耐糖能異常（IGT）　37，123，131，152，190
体液貯留　10，12，92，178
脱水　4，12，40，46，57，68，95，108，112，115，192
胆汁排泄　11，144，178

男性　40
チアゾリジン誘導体　224
チアゾリジン（TZD）薬　2，86，87，89，91，92，94，96
治療抵抗性高血圧　234
チロシンキナーゼ阻害薬　207
昼間高血圧　231
中途覚醒　227
超速効型インスリン　22，70，152，153，160，183，194
腸閉塞　133
追加インスリン量　162
追加分泌補充　21，23
低血糖　3，6，9，11，40，58，60，62，66，70，76，79，108，133，185，186
デュラグルチド　24，27，166
糖吸収・排泄調節系薬剤　4，148，162
糖新生　2，34，38，93，94，110，117
糖毒性　2，9，42，62，76，77，127，155
糖尿病性ケトアシドーシス（DKA）　202
糖尿病性下痢　230
糖尿病性心筋症　181
糖尿病性神経障害　229
糖尿病と癌に関する委員会報告　46
動脈硬化性疾患予防ガイドライン　213，216
トランジェント・エラストグラフィー（フィブロスキャン）　233

な行

ナテグリニド　73，138，144，145，178
二次無効　77，79，80
ニボルマブ　202
乳酸アシドーシス　2，12，40，44，58，68，94，117，178，180，185
入眠困難　227
尿路感染症　4
尿路・性器感染症　108，115
妊娠　6，8，22，40，78，188，

索 引

190
認知機能 12, 185, 187
　──障害 97
認知症 11, 98, 184
脳卒中治療ガイドライン 2015 218
脳卒中抑制効果 210

は行

配合薬 148, 149
発癌率 223
ピオグリタゾン 23, 87, 89, 91, 92, 94, 96, 97, 181, 204
ビグアナイド（BG）薬 2, 34, 36, 38, 39, 40, 42, 44, 46, 77, 94
ビタミン D 237
　──E 224
ヒトインスリン 16, 153
肥満 8, 9, 11, 23, 36, 38, 40, 54, 68, 77, 89, 92, 112, 114, 117, 118, 123, 148, 194
標準血圧管理群 210
ビルダグリプチン 60, 65, 125, 169, 178, 180
風船状変性（炎症を伴う肝細胞の）223

腹部エコー 221
腹部症状 39, 125, 127, 129, 133, 186, 201
腹部膨満感 133
服薬アドヒアランス 213
服薬コンプライアンス 236
浮腫 86, 87, 91, 92, 94, 96, 178
不眠症状 226
フルクトース -1, 6- ビスホスファターゼ 35
分子標的治療薬 207
平均血糖変動幅（MAGE） 69
閉塞性睡眠時無呼吸症候群（OSAS） 227
併用療法 213
便秘 133, 231, 238
　──症 230
便通障害 229, 230
膀胱癌 94, 97
放屁 133
ボグリボース 124, 129, 130, 134, 144, 179, 204

ま行

慢性膵炎 80, 175
ミグリトール 62, 129, 130, 132, 133, 134, 179
ミチグリニド 73, 138, 144

むずむず脚症候群 228
メタ解析 210
メタボリックシンドローム 223
メトホルミン 34, 36, 40, 46, 62, 67, 73, 94, 204
メラトニン受容体作動薬 228
免疫チェックポイント阻害薬 202

や行

夜間高血圧 231
薬剤性肝障害 180
薬剤の一包化 185
輸液製剤 197
ユビキノン（CoQ10） 237

ら行

リキシセナチド 24, 26, 166, 172
利尿 212
罹病期間 53
リラグルチド 24, 26, 30, 166, 170, 171, 176, 204
レパグリニド 62, 73, 138, 143, 144, 178, 180
レニン - アンジオテンシン系（RA 系）阻害薬 212, 232

欧　名

数字

4 T 研究 152
6 ％ルール 235
24 時間血圧測定 231

A

α- グルコシダーゼ阻害薬（α-GI） 4, 125, 127, 129, 130, 132, 133, 141
ACC/AHA ガイドライン 214
ACCORD 研究 210, 216
acetyl -CoA carboxylase（ACC） 35
ACE 阻害薬 212
APA2016 210
ADVANCE 75

ALTITUDE 研究 213
AMP 活性化プロテインキナーゼ（AMPK） 34, 48
ARB 212
ASCVD（アテローム性動脈硬化症） 215
ASSET-K 54
AST/ALT 比高値 222
ATIS（アテローム血栓症） 219

B

Basal Bolus 195
Basal Plus 156, 195
basal supported oral therapy（BOT） 23, 68, 155, 185
basal supported prandial GLP-1 receptor agonist therapy（BPT） 172
bedtime insulin 追加 23
BG 薬 2, 34, 36, 38, 39, 40, 42, 44, 46, 77, 94
BMI 53
BOT（療法） 156, 205

C

Ca 拮抗薬 212
CAPRIE 試験 218
CGM（持続血糖モニター） 22, 42, 43, 106
CK 236
combination injectable therapy（CIT） 195

continuous subcutaneous insulin infusion（CSII） 153, 154, 161
CPR インデックス（CPI） 9, 170
CREB 調節性転写共役因子 2（CRTC2）（TORC2） 34
CSPS2 試験 218
CTLA-4（cytotoxic T lymphocyte antigen-4） 202

D
DAPC 試験 218
DAPT 218
DAWN JAPAN study 158
DCCT 152
Diabetes Prevention Program（DPP） 37
DKA（糖尿病性ケトアシドーシス） 202
DPP outcome study 37
DPP-4 50, 166
――阻害薬 4, 50, 52, 53, 55, 58, 60, 61, 63, 66, 132, 141
drug naïve 126, 138, 142
DURATION-1 試験 168, 174
DURATION-3 試験 168

E
EDIC 153
eGFR 233
ELIXA 試験 169, 176
EMPA-REG OUTCOM 試験 182
Epac2 72, 82
EXAMINE 試験 52, 66, 182
exendin-4 24, 166
EXSCEL 試験 169

F
FIELD 研究 216

G
GABA$_A$ 受容体作動薬 227
Get-Goal-Asia 試験 168
GIP 50, 55, 66, 70, 122, 123, 126, 132, 166
GLP-1 4, 24, 50, 54, 57, 62, 66, 72, 122, 123, 126, 132, 144
GLP-1 受容体作動薬 9, 24, 26, 28, 30, 166, 168, 169, 171, 172, 175, 200

H
HbA1c 5, 21, 29, 64, 111
HMG-CoA 還元酵素阻害薬 225

I
impaired glucose tolerance（IGT） 123
IMPROVE-IT 214
――試験 215
insulin carbohydrate ratio（CIR） 154
ISF（インスリン効果値） 154

J
JELIS 216
JPAD Trial 218
JUPITER 研究 217

K
K チャネル 73

L
LDL-C 234
LEADER 試験 169
long acting GLP-1 受容体作動薬 171

M
mealtime insulin 196
mean amplitude of glucose excursion（MAGE） 69
mTOR 阻害薬 207
Multicenter Metformin Study 36

N
NASH 肝硬変 223
NAFLD/NASH 221, 223
NCEP-ATP III 214
NODAT（移植後糖尿病） 206

O
OD 錠（口腔内崩壊錠） 150

ORIGIN 研究 152

P
PCSK9 阻害薬 235, 237
PD-1（programmed death-1） 202
PD-L1 202
PPARγ 2, 86
PRACTICAL 研究 89, 96
PROactive 試験 87, 89, 97, 181
QOL 226

R
RA 系阻害薬 212, 232
――の併用 213
REACH Registry 219
REWIND 試験 169

S
SAMS 236
SAVOR-TIMI53 試験 52, 182
Second meal phenomenon 141, 143
sensor augmented pump（SAP） 154
SGLT1 102, 132
SGLT2 102
――阻害薬 4, 10, 102, 104, 106, 108, 110, 112, 114, 115, 117
SHARP 216
short acting GLP-1 受容体作動薬 171
SMBG（血糖自己測定） 21, 116, 153, 157, 160, 191, 193
SSRI（選択的セロトニン再取り込み阻害薬） 188
STARS 試験 218
statin-induced muscle symptoms（SAMS） 236
step-down 29, 31
step-up 29, 31, 156
STOP-NIDDM 試験 123, 131
stromal cell-derived factor（SDF）-1 51
SU 薬 64, 67, 68, 69, 70, 71, 72, 73, 74, 75, 76

T

tachyphylaxis 25
TECOS 試験 52, 66, 182
TZD 薬 2, 86, 87, 89, 91, 92, 94, 96

U

UKPDS 75, 153
——34 36
——80 36

V

VA NEPHRON-D 研究 213
VICTORY 試験 123

- [JCOPY] 〈(社)出版者著作権管理機構 委託出版物〉
  本書の無断複写は著作権法上での例外を除き禁じられています．
  複写される場合は，そのつど事前に，(社)出版者著作権管理機構
  (TEL：03-3513-6969，FAX：03-3513-6979，E-mail：info@jcopy.or.jp)
  の許諾を得てください．
- 本書を無断で複製（複写・スキャン・デジタルデータ化を含みます）
  する行為は，著作権法上での限られた例外（「私的使用のための複
  製」など）を除き禁じられています．大学・病院・企業などにお
  いて内部的に業務上使用する目的で上記行為を行うことも，私的
  使用には該当せず違法です．また，私的使用のためであっても，
  代行業者等の第三者に依頼して上記行為を行うことは違法です．

糖尿病治療薬クリニカルクエスチョン120　　ISBN978-4-7878-2224-6
2016年5月25日　初版第1刷発行

編　　集	寺内康夫，田島一樹，近藤義宣
発行者	藤実彰一
発行所	株式会社　診断と治療社
	〒100-0014　東京都千代田区永田町2-14-2　山王グランドビル4階
	TEL：03-3580-2750（編集）
	03-3580-2770（営業）
	FAX：03-3580-2776
	E-mail：hen@shindan.co.jp（編集）
	eigyobu@shindan.co.jp（営業）
	URL：http://www.shindan.co.jp/
表紙デザイン	株式会社　クリエイティブセンター広研
印刷・製本	広研印刷　株式会社

©Yasuo TERAUCHI, 2016. Printed in Japan.　　　　　　　　　　　　　　　　　［検印省略］
乱丁・落丁の場合はお取り替えいたします．
『クリニカルクエスチョン』は，株式会社診断と治療社の登録商標です．